La salud
de la mujer

Dra. Barbara Edelstein

La salud de la mujer

Guía médica para vivir mejor después de los 40

EDICIONES GRIJALBO, S. A.
BARCELONA - BUENOS AIRES - MÉXICO, D. F.

Título original
THE WOMAN DOCTOR'S MEDICAL GUIDE FOR WOMEN
Traducido por
ESTHER DONATO
de la edición norteamericana de
Bantam Books, Inc., Nueva York
Revisado por
DOMÈNEC GUIMERÀ

Primera edición

ISBN: 84-253-1694-4
Dep. Legal: B. 13.392-1985
Impreso en Hurope, S. A., Recared 2, Barcelona.

ÍNDICE

A David, Jeffrey y Heidi

Las indicaciones médicas, sanitarias y dietéticas que contiene esta obra están basadas en la investigación y en las recomendaciones de fuentes médicas responsables. No obstante, la autora y la editorial declinan toda responsabilidad por los efectos negativos producidos por una aplicación poco juiciosa de las indicaciones aquí expuestas, y recomiendan a los lectores que consulten siempre a su médico personal.

AGRADECIMIENTOS

He de dar las gracias a mis asesoras editoriales, Eunice Riedel y Grace Bechtold, por hacerme redactar el texto una y otra vez; a David Edelstein, por su revisión concienzuda e impaciente (con razón); a los colegas que me dedicaron su tiempo para responder a preguntas urgentes; a Carol Mull, mi especialista en nutrición, por su excelente trabajo de investigación; al doctor Frank Davidoff, profesor de medicina de la Universidad de Connecticut y médico jefe del Hospital General New Britain, que aceptó amablemente leer el original y darme sus valiosas opiniones; y a todos los pacientes y amigos que han compartido conmigo su tiempo y sus ideas.

INTRODUCCIÓN

Hace cien años, nadie habría escrito un libro para la mujer de edad mediana. Por término medio, las mujeres sólo vivían entonces hasta los cuarenta y cinco años, y muchas veces morían antes, de parto; se consideraba que una mujer de más de treinta años había dejado atrás la juventud. Pero en nuestro siglo han ocurrido dos cosas: la medicina ha dado pasos de gigante, prolongando la vida media de la mujer hasta los setenta y cinco años; y, en los países desarrollados, las mujeres han empezado a exigir —y a conseguir— un papel más activo en la vida social, en vez de consagrar su vida a la crianza de los hijos y al cuidado de los hombres.

Pero hoy en día el mayor enemigo de la mujer no es el hombre, sino su propio cuerpo reproductor. Por desgracia, la biología no ha previsto nada para ella una vez han dejado de funcionar sus ovarios (hecho que denominamos «menopausia»): sus huesos se vuelven frágiles; a veces cambian los procesos químicos de su cerebro; y de pronto se ve expuesta a un gran número de súbitas enfermedades y molestias que minan sus fuerzas. No existe un modelo «natural» para la menopausia. En la naturaleza, la hembra de los animales está embarazada mientras es capaz de estarlo, y cuando finaliza su capacidad reproductora se ve apartada: se la deja morir o ser muerta por otros animales una vez la han debilitado la anemia y las infecciones.

Actualmente, gracias a la medicina, la mujer puede sobrevivir en muchos años a su ciclo ovárico. Pero muchas mujeres —simbólicamente— siguen desempeñando el papel que les ha asignado la naturaleza. Aunque no mueren físicamente cuando se atrofian sus ovarios, mueren en cuanto a valor, ambición, imagen de sí mismas, sexualidad, vitalidad y resistencia.

Nos encontramos en un terreno nuevo. Ahora que una mujer puede vivir un tercio, o más, de su vida en situación no reproductiva, ha llegado el momento de hacer que esos años sean *mejores*: más vitales, productivos y sanos.

Al fin y al cabo, no todo es cuesta abajo. Después de los cuarenta años una mujer es mucho más interesante de lo que era hace veinte, y no sólo porque haya vivido más tiempo. Hasta ahora, ha estado pendiente de sus órganos reproductores y, en cierta medida, dominada por ellos. Si ha seguido las normas, ha tenido hijos. Si no las ha seguido —por falta de deseo o de oportunidad—, se preocupa a menudo por lo que ha dejado pasar, y por las consecuencias de no haber cumplido su función «natural». A los cuarenta años esta preocupación suele haber pasado, y la mujer empieza a desatar los vínculos psíquicos que la ataban a su útero. Aparece una personalidad nueva: una mujer más independiente, más consciente de sí misma.

Es trágico que una mujer llegue a *creerse* —y a vivir— el estereotipo de la mujer mayor, olvidada, asexual, ese cliché indignante que nuestra sociedad le ha colgado a la «mujer menopáusica». A veces son los médicos varones los que perpetúan esta imagen: los anuncios de estrógenos de las revistas médicas representan a la mujer mayor de cuarenta años sentada en su casa mirando por la ventana, mientras su esposo continúa una vida laboral agitada y productiva. Pensemos de qué maneras tan diferentes percibimos a un hombre maduro y a una mujer madura: lo que en el hombre son canas interesantes y arrugas que le dan carácter, en la mujer son feas canas y simples arrugas.

Cada día veo en mi consulta a mujeres aterrorizadas por las limitaciones y cambios que les impone la edad, cuando en realidad deberían estar ilusionadas ante la perspectiva de una vida nueva y más plena. En una época en la que es posible elegir a un hombre de setenta años para la presidencia de cualquier país, ¿no retiramos a las mujeres demasiado pronto de la circulación?

La mayoría de las cartas que recibí después de la publicación de mi primer libro, *Cómo aplicar una dieta femenina,* eran de mujeres mayores de cuarenta años. Aquellas mujeres se encontraban confusas y preocupadas por lo que estaba ocurriendo en su cuerpo. Me contaban que su silueta cambiaba, que les aparecía grasa en lugares extraños. Se veían aquejadas por dolores y molestias que nunca habían padecido, y que a veces las obligaban a guardar cama. Algunas tenían que someterse a la extirpación de las mamas, el útero o la vesícula biliar, y temían las consecuencias. Algunas sufrían violentos accesos de calor y no sabían a quién recurrir: ¿a un psiquiatra?, ¿a los estrógenos?, ¿a Dios? Muchas temían perder su atractivo y verse rechazadas por sus maridos; y algunas dedicaban extraordinarios esfuerzos y gastos a mejorar su aspecto con ayuda de tintes, cremas antiarrugas o cirugía estética.

En resumen, sus necesidades cambiaban —sus necesidades físicas, emocionales, sexuales y dietéticas—, y a todas les costaba enfrentarse a este cambio. No sabían lo que les deparaba el futuro, qué problemas serían reales y cuáles resultarían «imaginarios», qué cosas debían considerar normales y cuáles alarmantes.

Este libro te ayudará a entender lo que le está ocurriendo a tu cuerpo; qué cambios debes esperar y cómo tendrías que enfrentarte a ellos; qué riesgos corres de contraer ciertas dolencias y cómo reducir algunos de esos riesgos. Te diré cuándo pueden ayudarte los medicamentos —que a veces incluso quizá cambiarán tu vida— y cuándo no harán más que empeorar la situación; y cuándo el ejercicio y los hábitos dietéticos pueden cambiar radicalmente tu estado de ánimo.

También hablaré de los traumas psíquicos que padecen

muchas mujeres al llegar a los cuarenta y pico, a los cincuenta, y más allá; traumas que muchas veces llevan al divorcio, a la depresión o a la bebida si no están preparadas para hacerles frente.

Además, te ayudaré a vencer un problema dietético que se te presentará: la obesidad. Te propondré una serie de dietas para perder peso, para mantenerlo y para conservar la salud, tanto si eres normal, diabética o tienes un problema cardíaco, como si has sufrido siempre problemas de peso o has aumentado diez kilos de golpe.

La manera de ganar el juego de la edad es funcionar bien, luchar por un ideal, irradiar vitalidad, y conocer y estar preparada para las molestias, graves o leves, que te reserva la naturaleza. Unos cuantos conocimientos pueden darte la seguridad necesaria para afrontar el paso de los años con mayor energía, gracia y sensualidad.

Primera parte

EL ARTE DE ENVEJECER

1

EDADES Y ETAPAS

En un libro muy interesante destinado a los padres primerizos, se dividían los primeros meses de un bebé, desde el nacimiento hasta los dos años, en varias etapas, para ayudar a los padres a vigilar el desarrollo de la criatura. Aunque sería cómodo que una mujer de cuarenta y tres años u otra de sesenta y uno pudiesen consultar un esquema similar, lo cierto es que existen grandes diferencias físicas entre dos mujeres de cuarenta y tres años, o de sesenta y uno. Cada una posee sus rasgos de personalidad específicos, su herencia, su estado de salud, y cada uno de estos factores puede influir en su modo de hacerse mayor. Así pues, es imposible dividir la madurez y la vejez en demasiadas etapas; la verdadera razón que me ha movido a dividir estos años en cuatro etapas —de los cuarenta a los cincuenta, de los cincuenta a los sesenta, de los sesenta a los setenta, y de los setenta en adelante— es para daros una introducción general a algunos de los síntomas y procesos fisiológicos que trataré más a fondo en capítulos posteriores.

Primera etapa: de los cuarenta a los cincuenta

Los cuarenta años son una sorpresa agradable para muchas mujeres que miraban con inquietud la llegada de la madurez. Existen pocas diferencias físicas claras entre una mujer de cuarenta años y pico y una de treinta y pico. La mayoría de las mujeres se encuentran bien, tanto que muchas empiezan un deporte nuevo. Liberadas por primera vez del cuidado de los hijos, o del trabajo frenético que exige una carrera, a menudo practican *hobbies* nuevos y fatigosos, y gozan plenamente del sano cansancio que sigue al esfuerzo. Lo bueno de los cuarenta años es que una todavía puede sufrir una caída sin romperse necesariamente un brazo o una pierna. Los huesos, las articulaciones y la piel conservan gran parte de su elasticidad (y, bien mirado, envejecer es perder elasticidad). En esta etapa, la estructura celular y el metabolismo permanecen intactos, y los tejidos siguen funcionando eficazmente. No obstante, la biología es inexorable, y se dan pequeños indicios de que el organismo trabaja más despacio.

En esta etapa, el cambio más molesto que se produce suele ser la pérdida de agudeza visual, que resulta más fastidiosa para las mujeres que nunca han llevado gafas. La conciencia de que algo anda mal puede llegar cuando buscas un número en el listín telefónico y lo ves todo borroso, o la primera vez que te cuesta enhebrar una aguja. Cuando esto ocurre, la mayoría de las mujeres no corren a hacerse unas gafas. Quieren creer que se trata de algo pasajero, y a veces esperan hasta que tienen que ponerse de pie para leer un periódico que está sobre la mesa. A veces dejan de leer. Probablemente, esta pérdida de visión angustia a las personas por ser el primer cambio físico que no pueden controlar en absoluto. Para muchas mujeres, esta deficiencia es la única que sufren durante esta etapa.

También por estos años se dan a veces leves fallos de la memoria. Una amiga mía, Helen, me decía: «En mi vida me he encontrado mejor. Salgo a correr todos los días, no como grasas y mi matrimonio va estupendamente. Pero estoy perdiendo la memoria. A veces me encuentro con unos amigos y no recuerdo cómo se llaman, o voy a la compra y me olvido de la mitad de las cosas que quería».

A mí también me han aquejado súbitas pérdidas de memoria, que pueden ser muy molestas. A menudo las cosas que más fácilmente se olvidan son las series de números. He aprendido a *anotar las cosas,* y es una gran ayuda. Si estás presentando a dos matrimonios y te olvidas del nombre de uno, agárrate al nombre que recuerdas y di: «Éstos son los Menéndez y éstos son los...», y seguramente la otra pareja se apresurará a ayudarte. Éste es el único cambio mental importante que se produce. Es muy frecuente, y no alcanza mayor gravedad.

En esta etapa la piel empieza a perder su elasticidad, y aparecen arruguitas en torno a los ojos y a la boca. No son arrugas antiestéticas, y muchas veces hacen interesantes por primera vez caras que eran bonitas pero insulsas. Peor que esto es la relajación de la piel de la parte interna de los muslos. No sé por qué se produce con tanta rapidez este proceso; no es una zona expuesta al sol, el cual, según nos asegura la literatura médica, es la única cosa que envejece rápidamente la piel. Tal vez lo que ocurre es que el pequeño músculo de esa zona, primitivo y no desarrollado, se encoge considerablemente y deja la piel sin apoyo. A menos que seas una fan de los bañadores, esto no debería preocuparte mucho, aunque a muchas mujeres las angustia.

Los cuarenta años constituyen la época en que pueden empezar a aparecer bultos en el útero, la tiroides y otros lugares, pero sólo el 60 por 100, más o menos, requieren intervención quirúrgica. Los fibromas uterinos, como se los llama, suelen ser tumores benignos que aparecen en la capa muscular de la pared del útero. Suelen quedarse donde están, respondiendo al flujo y reflujo de los estrógenos. No interfieren en la regularidad de los períodos ni en los embarazos, y la mayoría de las veces no implican ningún peligro. Por lo general se reducen entre los cincuenta y los sesenta años, cuando el nivel de estrógenos en el organismo es menor, por lo cual no hay razón para hacerlos extirpar quirúrgicamente, si no hay signos de que sangren o se desarrollen rápidamente.

El cabello empieza a adquirir una textura más débil y a volverse gris. Esto sucede de acuerdo con un reloj genético inexorable, y no tiene mucha relación con el estrés, la fatiga, el trabajo duro o el ambiente. El cabello largo no sienta demasiado bien a las mujeres de esta edad, pues adquiere un aspecto desordenado. El único tratamiento posible es de orden cosmético: un buen corte y una ondulación. Los tintes y acondicionadores prometen mucho pero no cumplen prácticamente nada. La calvicie femenina casi nunca es tan completa como la masculina, pero el pelo puede clarear bastante por toda la cabeza. A diferencia de los hombres, las mujeres no tienen la «corona» (el círculo externo de cabello espeso que le queda a un hombre aunque se quede completamente calvo en lo alto de la cabeza), de modo que no queda ni una zona de la que tomar cabello para un trasplante.

La pérdida de cabello y, en menor medida, la de vello púbico, puede ser muy traumática para algunas mujeres, sobre todo si antes poseían una cabellera abundante. Una amiga mía estuvo a punto de caer en una depresión cuando empezó a perder su espeso cabello. Se gastó miles de dólares y de horas haciéndose aplicar inyecciones y cremas en el cuero cabelludo, sin ningún resultado.

Aunque mi amigo especialista en periodoncia niega que se trate de una norma general, tengo la impresión de que todas mis conocidas de más de cuarenta años se hacen tratamientos de las encías. Quizá se deba a que antes no podían pagárselos, pero yo pocas veces he visto a una mujer mayor de cuarenta años dejar la silla del dentista sin pagar una cuenta muy elevada y todo por unos descostramientos de capricho. Es lógico que a esta edad se deterioren las encías, pues la sustancia que constituye la base de todo tejido conectivo empieza a relajarse. Es posible que se descubra pronto un colágeno que pueda reforzar las encías debilitadas. El colágeno es una variedad dura, resistente, de tejido conectivo. La investigación biogenética ha hecho posible, hoy, sintetizar este material a fin de que se pueda usar para reparar daños en los tejidos vivos, de un modo parecido a como se usa el cemento para tapar las grietas de un suelo. Desde luego, es posible evitar todas estas complicaciones y gastos con una buena higiene bucal y un uso vigoroso de la seda dental. Las encías responden bien a las dos cosas. De vez en cuando, será necesario que el dentista te quite la placa y te limpie las encías.

Las células de grasa constituyen el único grupo biológico de células —a excepción de las cancerosas— que simplemente se van reproduciendo con la edad. La mayoría de las veces, la grasa recién formada se acumula en zonas completamente inadecuadas (desde el punto de vista estético), y las tradicionales curvas se hacen más amplias. También es más difícil perder peso; de este tema hablaré extensamente en la segunda mitad del libro.

En esta época de la vida, muchas mujeres, sobre todo las casadas, hacen una nueva valoración de sí mismas. Las mujeres solteras seguramente habrán pasado por esta fase varios años antes, y ahora ya tienen práctica en materia de adaptaciones. Ésta es la razón de que puedan lograr magníficos éxitos en estos años si no se preocupan demasiado por su edad. Todas las mujeres se dan cuenta de que ésta es la última vez que pueden contar con la colaboración casi total de su cuerpo y con unos niveles altos de energía, y las más afortunadas se las arreglan para encontrarle una buena aplicación.

Muchas mujeres casadas dicen: «Me siento mejor que nunca»; «Ahora sé quién soy»; y «Por fin tengo tiempo de pensar en mí misma». Pero estos asomos de libertad a menudo van acompañados de un sentimiento de culpa: «Mi marido y mis hijos me necesitan, pero yo también me necesito a mí misma»; «¿Debo volver a la universidad y no estar en casa cuando mis hijos vuelven de la escuela?»; o bien «Tengo derecho a distraerme un poco, pero, ¿podrá estar mi familia sin mí?» Estas cosas pueden sonar a pieza de televisión, hasta el día que las piensas tú o alguna conocida tuya. Tu marido y tus hijos pueden ser bellísimas personas, pero quizá tienen una actitud posesiva hacia ti, aunque al mismo tiempo aplaudan tu renovada vitalidad y las cosas que haces. No te apartes de tu camino ni reafirmes tu dependencia; esto equivaldría a encerrarte en casa y a correr las cortinas para el resto de tu vida. Éstos son, quizá, los últimos años en que *puedes* afrontar cualquier problema que se te presente.

Llámese como se quiera el final de esta etapa —cese de la función ovárica, vida posreproductiva, climaterio o menopausia—, suele comenzar con un estallido de energía física y emocional que constituye el cambio más violento desde la adolescencia: reglas excesivas o escasas, fuerte tensión premenstrual, tensión mamaria, accesos de calor, falsos síntomas de embarazo, ansiedad, depresión, alivio, tristeza y alegría; fuerzas que van en un sentido y después en otro, un verdadero *Ben Hur* bioquímico. Ésta es una década en la que hay que vivir lo más plenamente posible, para poder recordar, por difícil que sea la siguiente etapa, las mil sensaciones de una vida rica y activa.

Segunda etapa: de los cincuenta a los sesenta

Para algunas mujeres termina ahora la luna de miel de los cuarenta. Esto es lo que significa realmente el paso de los años. Si no has hecho cambios importantes en tu forma de vida durante la década anterior, ahora los cambios te resultarán más difíciles. Los cambios requieren una buena cantidad de energía, y a esta edad la energía disminuye. En el aspecto biológico, los sistemas energéticos envejecen también: ya no rinden tanto, y pierden su capacidad de reserva. El espíritu está dispuesto, pero la carne es débil. Cosas pequeñas representan verdaderas luchas con tu cuerpo.

Durante los años cincuenta tienes que integrar tu vida pasada con tu vida futura, y hacer ajustes para mantener el equilibrio biológico, social y psíquico. La fatiga de combate es algo frecuente. Debes abandonar los métodos de trabajo que requieran un gran desgaste de energía. La aceptación y la adaptación se convierten en norma: las mujeres que se encuentran en esta etapa prefieren abandonar a luchar. «Me importa un pito —racionalizan muchas mujeres—. Por fin tengo claras mis prioridades. Ya no pierdo tiempo relacionándome con gente que no me interesa.»

Muchas veces están, por un lado, los padres ancianos con sus enfermedades, y por el otro, los hijos adolescentes con su vitalidad. La muerte y la vida. Y, precisamente cuando necesitas equilibrarte en el centro del columpio, tu nivel de energía desciende.

En esta época termina tu vida reproductiva, de manera tranquila si tienes suerte, de manera accidentada si no la tienes. La menopausia puede ser una gradual extinción de las reglas, que se van haciendo menos abundantes y más espaciadas; o puede conllevar violentas e irregulares alteraciones hormonales, que causarán problemas que trataré con detalle en el capítulo siguiente.

Ésta es la década en la que tu estómago de hierro se rebelará. Las comidas que solías liquidar tranquilamente pueden causarte todo tipo de molestias digestivas. Algunos alimentos se vuelven irritantes para el intestino (la cebolla, por ejemplo); otros provocan alergia (como los zumos de los cítricos); otros requieren enzimas para ser digeridos, enzimas que se pierden en el proceso normal del envejecimiento. La lechuga, algunas frutas crudas, la leche y los productos lácteos, pueden producir súbitos dolores de vientre y diarrea.

Por fortuna, la mayoría de estos problemas intestinales «funcionales» (pues no se trata de una dolencia propiamente dicha) se pueden resolver cambiando de hábitos dietéticos. Casi todos los alimentos a los que hay que renunciar para proteger el sistema gastrointestinal tienen un sustitutivo adecuado, o bien pueden ser alterados para hacerlos más aceptables para el sistema digestivo. Por ejemplo, las espinacas crudas son un buen sustitutivo de la lechuga, en caso de que ésta te irrite el intestino. Y las frutas crudas pueden hacerse más digestivas simplemente pelándolas. A otras comidas tendrás que renunciar.

Tampoco tienes por qué convertirte en una mártir de la comida, en una persona que se rinde sin luchar y que declara: «Todo lo que como me produce gases, diarrea o dolor de vientre». No se trata de que no puedas comer *nada.* Generalmente es fácil averiguar cuál es el alimento que te hace daño, pero esta búsqueda debe ser sistemática, eliminando cada alimento y sustituyéndolo después en la dieta. Si no quieres renunciar a lo que te hace daño, puedes recurrir a la ayuda de algunos preparados comerciales. Las mezclas de enzimas digestivas tomadas después de las comidas, pueden facilitar la digestión. Estas enzimas se pueden conseguir en pequeñas cantidades en las tiendas de artículos de régimen, o por prescripción médica. (Si no toleras la leche pero te gusta tomarla con cereales y necesitas el calcio y las sustancias nutritivas que contiene, hay muchos preparados artificiales de lactasa que puedes tomar; consulta la sección sobre la intolerancia a la lactosa, en el capítulo 5.) Acostúmbrate a tu nuevo aparato digestivo. Recuerda que, por ser seres humanos, tenemos muchas más opciones que otros mamíferos en lo referente a la dieta. ¡Imagínate los problemas que tendría una vaca alérgica a la hierba!

En estos años es cuando aparece con mayor frecuencia la diverticulosis intestinal. Los divertículos son «bolsas» que se forman en los intestinos, a consecuencia de la debilidad intrínseca de la pared intestinal y de la pérdida de elasticidad que se produce con los años. Estas pequeñas bolsas pueden llenarse de comida no digerida e infectarse, causando fiebre y dolores en el bajo vientre. Una vez tratada la infección con antibióticos, una dieta rica en fibra y baja en grasas estimulará el intestino y hará que los alimentos pasen por él con mayor rapidez.

Todos los problemas intestinales pueden causar cambios en los hábitos de evacuación. Informa a tu médico de cualquier cambio importante que observes, aunque creas conocer la causa. Por lo menos, debes tomar una muestra de heces para ver si hay sangre oculta, que es sangre que no se puede ver a simple vista. Esto deberías hacerlo cada año a partir de los cuarenta. Cualquier médico te dará unos pequeños envases que puedes llevarte a casa, llenar con la muestra y enviar a analizar. Si el resultado del análisis es negativo (es decir, si no se encuentra sangre), no necesitas hacer nada más, a no ser que persistan los síntomas. En ese caso, lo mejor sería que te hicieses una revisión general.

Muchas mujeres mayores de cincuenta años creen padecer artritis, pero la mayoría no tienen una enfermedad definida. Sólo tienen dolores y molestias, a veces intensos. Este problema es tan general, que he dedicado a él un capítulo del libro (el capítulo 8), pero lo menciono aquí porque invariablemente empieza entre los cincuenta y los sesenta años. En la mayoría de los casos estos dolores no causan invalidez; no es que sea muy agradable caminar entre dolores, pero al menos se puede caminar. Se trata de un problema grave, pues los tratamientos que existen por el momento no son muy eficaces. No es de extrañar que las mujeres se compren pulseras de cobre y aceite de serpiente; no hay remedios que sirvan de gran cosa. Por ahora, lo mejor que puede ofrecer la ciencia para estos dolores es una bañera con agua caliente y aspirinas.

Ésta es la época de la vida en que se producen los cambios más importantes, y con estos cambios viene la conciencia de que no se puede volver atrás. Hay que avanzar: con la corriente si puedes aceptarlo, o contra corriente si eres una luchadora. Pero tienes que avanzar. Desde el punto de vista biológico, tu cuerpo está en un estado degenerativo, pero este proceso puede ser lento, y probablemente te quedan muchos años. Desde el punto de vista social y psíquico, seguirás desarrollándote mientras tú lo quieras.

Tercera etapa: de los sesenta a los setenta

¿Qué es lo que limita la vida de una célula? A la mujer que ha rebasado los sesenta años le interesa esto más que a las demás, y en muchos casos el médico se convierte en la persona más importante de su vida. Pero, si no padece ninguna enfermedad crónica, se encontrará bien; a menudo se encontrará mejor que una mujer de cincuenta años.

Para el año 2000 casi la mitad de nuestra población tendrá más de sesenta años, y entonces, quizá, la mujer de esta edad no tendrá tanto la impresión de que «el mundo es de los jóvenes». Pero, hoy en día, la mujer casada que llega a esta edad ha perdido en la mayoría de los casos la ilusión y el deseo de realizarse, y cada vez se ve más a sí misma en función de su familia. Yo tuve que entrevistar a más de treinta mujeres antes de encontrar a una que no definiese sus sentimientos hacia sí misma refiriéndose a su matrimonio o a las actividades de sus hijos. Desde luego, pocas de esas mujeres tenían «profesiones», aunque muchas habían trabajado. A medida que las mujeres profesionales vayan alcanzando esta edad, es posible que la población femenina mayor de sesenta años se vuelva más vital y activa en la sociedad.

La etapa tercera es la edad en que empieza a hacerse más frecuente el cáncer. Todos los organismos pueden contraerlo, si sobreviven lo bastante para verse expuestos a suficientes estímulos nocivos. Ya sea ambiental o vírica la agresión a la célula, algo la hace cambiar y se pone a multiplicarse locamente, con la total aprobación de las demás células, las cuales en otros casos no vacilan en rechazar un trasplante que podría salvar la vida de la persona si les parece que es un «cuerpo extraño». No es justo ni es lógico, pero el cáncer es algo perverso e implacable, y no se puede hacer gran cosa contra él. Se ha afirmado que las dosis relativamente altas de vitaminas A y C protegen el organismo contra algunos tumores. Ya no hay duda de que el sol no sólo envejece rápidamente la piel sino que estimula el desarrollo de tumores que pueden ser malignos. Las dietas bajas en grasas y ricas en fibra vegetal parecen tener un efecto preventivo contra el cáncer de colon.

Son esenciales las revisiones regulares y el examen inmediato de cualquier cambio, bulto, hinchazón o endurecimiento. Algunos investigadores creen que el estrés puede debilitar el sistema inmunológico del cuerpo, que de todos modos a esta edad ya es bastante débil. Recuerda pues que, si vives tranquila, es posible que vivas más años.

Entre los sesenta y los setenta años los huesos se hacen más finos, sobre todo si la mujer es esbelta y de raza blanca. Si no has tomado estrógenos para prevenir esta debilidad, llamada osteoporosis, ahora ya es tarde. Pero es posible que la medicina encuentre pronto en el fluoruro una solución al problema del reforzamiento de los huesos. El calcio, las dosis adecuadas de vitamina D y el ejercicio, el máximo que puedas, son tres cosas que retrasan la desmineralización.

El sistema nervioso central se ve muy afectado después de los sesenta años. Los temblores y la pérdida del equilibrio no tienen casi tratamiento. El oído y la visión pierden agudeza, y de vez en cuando hay pequeñas pérdidas de memoria. Pero el pensamiento, el razonamiento, la intuición y el interés por las cosas permanecen intactos en la mayoría de las mujeres; incluso a veces mejoran. Recuerda que sólo el 10 por 100 de los ancianos se vuelven realmente «seniles». Muchos otros que a menudo lo parecen es que simplemente se apartan de la realidad, por miedo, frustración o depresión.

Muchas veces afectan el sistema nervioso dolencias no diagnosticadas pero tratables. Conocí a una anciana que padecía pérdidas de equilibrio y fuertes temblores. Se averiguó que sufría una grave deficiencia en potasio, provocada por la toma de un diurético (medicamento que ayuda al riñón a excretar agua). Otra mujer, de sesenta y pocos años, se sentía muy confusa y perdía la memoria. Resultó que tenía episodios de latidos irregulares del corazón (arritmia), que dificultaban la llegada de oxígeno al cerebro, provocando así la confusión mental. Otra paciente, a la que se había diagnosticado senilidad sin tratamiento posible, resultó padecer insuficiencia tiroidea. La tiroidina eliminó en quince días su «demencia senil», y estuvo más lúcida que nunca.

Aunque, en las mujeres —unos diez años más tarde que en los hombres—, ésta es la edad de las enfermedades cardíacas de origen coronario (endurecimiento de las arterias), las afecciones cardíacas femeninas suelen ser menos graves y responden muy bien a los medicamentos (que son excelentes en este campo y mejoran cada día). Por cierto, la dolencia cardíaca no impide la actividad sexual. El acto sexual viene a causar la misma fatiga que el subir dos o tres tramos de escaleras. Pero no intentes hacerlo bajo el agua o mientras estás comiendo.

Aunque en esta tercera etapa la mujer se siente a veces dolida por su situación biológica, pronto se da cuenta de que, con tranquilidad, puede hacer las mismas cosas que ha hecho siempre. Sabe que tarda más en recuperar la energía después de un esfuerzo, pero ha aprendido a tener paciencia con su cuerpo. Quizás ha adquirido una actitud más filosófica ante la vida y la muerte. A esta edad, la renuncia —que significa realismo, no «abandonismo»— es mucho más sana que la rebeldía. Las mujeres que se retraen en la unidad familiar son las que más peligro corren de quedarse solas. La apertura a los demás y la relación social son en extremo importantes para todas las mujeres de esta edad, y su círculo de amistades no debe limitarse a otras personas de la misma edad. Una de las características más tristes de nuestra sociedad es la tendencia de los ancianos a confinarse en «comunidades para la tercera edad».

Cuarta etapa: a partir de los setenta

En los varones, la duración media de la vida es de 68,7 años; en las mujeres, de 76,4. Así pues, es lógico suponer que la mayoría de las personas mayores de setenta años son mujeres. No obstante, se ha investigado muy poco sobre el bienestar general (no sólo la salud física) de la mujer de esta edad. ¿Cómo es realmente esta mujer? ¿Cuáles son sus necesidades, sus deseos, sus ambiciones, sus conflictos, sus temores? Hasta ahora, los médicos les han *hablado,* pero no las han *escuchado.*

El envejecimiento biológico por sí solo, aunque sin duda es importante, ha dado a todo el mundo una imagen inexacta de la capacidad, voluntad y fortaleza de las mujeres de esta edad. Es indudable que el tamaño de las células disminuye, que las fibras de colágeno (tejido conectivo) pierden su elasticidad, y que el organismo se hace más vulnerable. Lo que la gente no ve es que el organismo físico oculta a menudo una considerable agudeza mental. Muchas personas —incluyendo a las mismas mujeres— se fijan más en lo negativo que en lo positivo. Se sorprenden cuando ven que una mujer que está en la octava década de su vida es lista y comunicativa, y se interesa por las ideas nuevas. Por ejemplo, en la desgarradora pieza teatral de Arthur Kopit, *Alas,* una mujer que ha sufrido un ataque de apoplejía no puede hablar ni moverse, pero sus pensamientos son coherentes e inteligentes. El público puede seguir esos pensamientos, y se ve obligado a presenciar cómo la mujer se ve infantilizada y tratada con condescendencia por el hecho de ser físicamente incapaz de expresarse. Lo único que puede hacer es llorar.

En un viaje que hice recientemente, y debido a una falta de mesas, desayuné en compañía de una maestra retirada. Cuando intenté conversar con ella me di cuenta de que padecía alguna dolencia neurológica y de que apenas podía hacerse entender. «Pobre mujer —pensé—, ¿cómo ha podido emprender un viaje tan incapacitada y tan sola?» Más adelante me di cuenta de que aquella «pobre mujer» podía caminar más aprisa y llegar más lejos que otras personas mucho más jóvenes, incluyéndome a mí. Era capaz de ir de compras durante más rato y de regatear mejor que aquellos que podían hablar con claridad, y era la única de su grupo que volvía un par de horas al hotel, no para echar una siesta, sino para nadar. Era una mujer valiente, y yo la había considerado estúpida. Aquella mujer había desarrollado sus puntos fuertes; conocía sus limitaciones y había aprendido a vivir con ellas. Y asumía riesgos, cosa que no se atreven a hacer muchos ancianos.

La literatura médica que trata de la octava década de la vida adopta un tono que puede ser definido como «cauto» o de «disculpa». Se ha hecho creer a los investigadores que los ancianos hacen las cosas con mayor lentitud y menor eficacia, que tienen menos memoria y aplican peor la información almacenada, y que, en general, no son tan inteligentes ni competentes como las personas más jóvenes.

Sería absurdo afirmar que, cuando las personas envejecen, no disminuyen su rapidez, su energía y su eficiencia. Pero recordemos que esta disminución se da en relación con *ellos mismos* y no con los demás. Una mujer de setenta y cinco años puede no ser tan rápida en su comprensión de las cosas como era a los veinte años, pero puede ser mucho más rápida que algunas personas de veinte años. La afirmación general de que las personas de setenta años son menos competentes que las de veinte no dice gran cosa sobre los *individuos* de setenta años. No se trata sólo de una afirmación inhumana, sino del todo engañosa.

La calidad de la vida y de la percepción disminuye a menudo después de los setenta años, pero este hecho tiene muchas más causas culturales y sociales que físicas. La mayoría de las mujeres de esta edad han perdido algo de visión, pero una buena parte de ellas no se hacen modificar las gafas. Leen menos, y el leer es una fuente importante de ideas nuevas. La visión nocturna también es un problema, y esto las mueve a dejar de conducir o de ir al teatro, al cine o a conciertos. Así se eliminan otras fuentes de ideas nuevas. ¿Piensas que es lo mismo ver las películas de la televisión? Pues no lo es, en absoluto. La mayoría de los programas de televisión son pura porquería, e, incluso cuando no lo son, el hecho de quedarse en casa significa perderse la experiencia colectiva de responder a una obra de arte con otras personas. Hasta el hecho de hacer cola es una experiencia, pues se puede hablar con otras personas o escuchar lo que dicen, y el relativo estrés que se siente es el que mantiene el pulso firme y las arterias limpias: el que le mantiene a uno joven. La cultura desarrollista, de los países avanzados, se vuelve cada vez más privada, más enfocada hacia el entretenimiento hogareño; pero las personas muy caseras tienden a ser más ignorantes, egoístas, suspicaces y reacias a las ideas y experiencias nuevas.

En la mujer, la pérdida de capacidad auditiva empieza hacia los cuarenta años, y pasados los setenta esta pérdida será seguramente perceptible. Si uno no oye bien, puede interpretar mal muchas cosas que suceden a su alrededor; o, peor aún, puede imaginar o inventar cosas en torno a lo que cree haber oído. También se tiende a las actitudes suspicaces o paranoides, pues a la persona que no oye la mente le juega malas pasadas. A veces, los problemas auditivos afectan también al equilibrio. Las personas de más de setenta años tienen a menudo problemas de equilibrio, y ésta es una de las principales razones por las que no les apetece salir: les da miedo caerse. Para una mujer de esta edad, una caída puede tener consecuencias serias, pues tiene los huesos frágiles. Naturalmente, esta fragilidad será mayor cuanto menos ejercicio haga.

En esta etapa de la vida es importante conseguir toda la ayuda técnica que puedas. *Hazte unas buenas gafas.* No te resignes a soportar opacidades ni cataratas. Busca un oftalmólogo que esté dispuesto a luchar para conservarte la vista. Entérate de los avances de la cirugía. Usa un audífono. Por desgracia, la mayoría de los audífonos no son muy eficaces, pero siempre es mejor algo que nada; siempre me ha sorprendido ver a cuántas mujeres les molesta llevar audífono y en cambio no les importa llevar gafas. El oído es la esencia de la comunicación, y debes hacer *todo lo que puedas* por mantener tu capacidad de comunicarte.

Una de mis experiencias profesionales más felices tuvo por protagonista a una señora de setenta años. Su hijo, ya desesperanzado, la trajo a mi consulta para que yo intentase hacerle perder peso. La mujer vivía recluida en su casa y no hacía ningún ejercicio: «Mi madre es como una planta

—me explicó el hijo—, pero quizá si pierde peso mejorará un poco.» Pues bien, no sólo perdió la «planta» treinta y seis kilos, sino que descubrimos que veía mal. Llevaba unas gafas pequeñas, anticuadas e incómodas. Debido a mi insistencia, cambió de oftalmólogo y logró que se le prescribiesen las gafas adecuadas (aunque no dejó de hacerme notar lo mal que le sentaban «aquellas gafas tan modernas»). Ahora, pasados dos años, viene a menudo por mi consulta. Pero viene sola, en su coche. Es una mujer activa y sociable, se ocupa de una exigente tía de ochenta y cinco años y le encanta lo que ella llama «su esclavitud».

La alimentación también juega un papel muy importante para la energía y para la salud en general de la mujer mayor de setenta años. Los ancianos comen demasiadas harinas. Deberían consumir más fibras para tener unos intestinos sanos y fuertes y para eliminar el estreñimiento (véase, en el apéndice 2, la dieta rica en fibras); mucho más calcio y las dosis adecuadas de vitamina D para los huesos; y más vitamina B_{12} (nunca hay que subestimar las vitaminas del grupo B, a excepción de la niacina, porque dan a la persona una sensación de bienestar). Deberían consumir menos calorías y hacer comidas más ligeras y más frecuentes.

Uno de los problemas que menos se tienen en cuenta en las mujeres de edad es su extrema sensibilidad a todas las medicaciones. Las reacciones adversas a los medicamentos prescritos se denominan *yatrógenas,* que significa «causadas por el médico». Una aspirina puede causar una hemorragia intestinal; esto puede dar lugar a anemia, y esto a su vez puede provocar debilidad, fatiga y confusión. Los medicamentos que hacen descender la presión sanguínea pueden tener un efecto excesivo, dificultando la llegada de oxígeno al cerebro y provocando una especie de pequeño ataque de apoplejía. Los tranquilizantes a menudo acaban por provocar atontamiento. Es muy triste que las personas que más necesitan de ayuda farmacológica sean las que menos la toleran.

Si tienes algún síntoma desagradable y el médico no encuentra una causa evidente, asegúrate de que no presentas una reacción excesiva a un medicamento, o de que no reaccionas mal a la combinación de dos o más fármacos. Una señora que conocí se desmayaba repetidamente, y todo el mundo pensaba que tenía un ataque de apoplejía. Cuando la hospitalizaron y la sometieron a análisis, los médicos descubrieron que se había vuelto muy sensible a un medicamento que tomaba para un fuerte temblor. Su cuerpo había dejado de producir plaquetas (un elemento necesario para la coagulación de la sangre, que impide que las personas mueran desangradas), y sus desmayos los causaba una pérdida de sangre por el intestino.

El ejercicio es extremadamente importante después de los setenta años. Mantiene el cerebro bien oxigenado y los huesos fuertes. No es necesario que sea un ejercicio frenético: levantar unas pesas pequeñas (de un kilo) para fortalecer los frágiles músculos; caminar al aire libre cuando el tiempo es bueno o soportable, y en un espacio cerrado (como por ejemplo unas galerías de tiendas) cuando el tiempo es malo. (Si no vives cerca de unas galerías, pasea por unos grandes almacenes.) Y no olvides desperezarte, para flexibilizar las articulaciones entumecidas.

Después de los setenta años es posible que tu capacidad de resolver problemas sea menor; quizá tengas que aprender nuevas maneras de hacer las cosas, y quizá tus reacciones no sean tan rápidas. Pero todavía eres una persona inteligente y capaz, y probablemente tienes por delante muchos años productivos y agradables. Aunque estés delicada de salud, la civilización y la tecnología moderna pueden devolverte lo que la naturaleza te ha quitado. Aprovéchate de las dos.

El año pasado, mi amiga Birdie, que tiene setenta años, hizo un curso de mitología griega y romana en una escuela universitaria de la comunidad. (Los mayores de sesenta y cinco años podían seguir cursos gratuitamente.) Birdie estaba preocupada porque se hacía un lío con todos aquellos nombres de dioses y diosas. ¿Debo decirle que yo también me hacía un lío con aquellos nombres cuando sólo tenía veinte años?

2

LOS TRASTORNOS HORMONALES DE LA MENOPAUSIA

«Hemos cometido una tremenda injusticia con las mujeres. Es un milagro que muchas no se hayan vuelto locas. Durante años hemos creído que los síntomas menopáusicos eran puramente emocionales, y no les hemos dado importancia.»

Un ginecólogo en una conferencia sobre endocrinología

Cuando yo iba a la escuela de medicina, se solía decir que las mujeres activas, bien adaptadas y productivas no tenían síntomas menopáusicos; se afirmaba que las que lo pasaban tan mal eran las psíquicamente inestables. Se nos enseñó que a las mujeres les debíamos decir con toda seriedad que, si estaban psíquicamente preparadas para el fin de su vida reproductiva, no padecerían aquellos síntomas. ¡Qué risa! La razón por la cual las mujeres «estables» no se quejaban tanto como las «inestables» era que tenían que mantener su reputación de estabilidad. Sufrían solas y en silencio porque, de lo contrario, las habrían tachado de débiles y neuróticas como las demás.

La mayoría de las mujeres experimentan acusados síntomas menopáusicos, *por bien adaptadas que estén.*

El síndrome de la vida posreproductiva (expresión que utilizaré, siempre que pueda, para sustituir la palabra «menopausia») tiene dos fases: la aguda y la crónica. En la fase aguda, los síntomas pueden aparecer diez años antes de que cesen las reglas y persistir hasta un año o dos después de la última gota de sangre menstrual. Una paciente mía de treinta y seis años me confió un día que su ginecólogo le había dicho que era «demasiado joven para tener síntomas menopáusicos». ¡Pero los tenía! Estaba aterrorizada pensando qué terrible enfermedad le estaba causando accesos de calor, debilidad, aguda tensión premenstrual y tensión mamaria. En esta fase se dan a menudo hemorragias de ritmo irregular. Las hemorragias excesivas pueden ser reducidas con hormonas o con una operación quirúrgica menor llamada dilatación y legrado, en la que se raspa la pared del útero. A veces, si las hemorragias persisten, se hace necesaria la histerectomía.

Para entender los cambios hormonales que se producen en la menopausia, es necesario saber algo del sistema reproductor femenino. Básicamente, el ciclo reproductivo es controlado por la producción en el cuerpo de cuatro hormonas, sustancias químicas que tienen un efecto específico en ciertos órganos. Estas hormonas son los estrógenos y la progesterona, producidos por los ovarios; y la FSH (hormona folículo-estimulante) y la LH (hormona luteinizante), producidas por la glándula pituitaria. Estas dos últimas hormonas se denominan gonadotropinas, que significa «alimentadoras de las gónadas» (las gónadas son los órganos sexuales).

Los estrógenos tienen muchas funciones en el cuerpo, pero su papel más importante es el de estimular el desarrollo del aparato reproductor femenino, que comprende el útero, los senos, la uretra, la vagina y los ovarios. Contribuyen a conservar todos estos órganos reproductores para que funcionen con regularidad. También afectan al corazón, al sistema nervioso central y a los músculos del esqueleto.

Las gonadotropinas regulan la actividad de los ovarios. En el interior de los ovarios están los folículos, que son pequeñas cavidades que contienen óvulos. En la primera etapa del ciclo menstrual, la FSH estimula el ovario para que haga madurar un folículo para la ovulación, proceso que culmina en el paso de un óvulo maduro a la trompa de Falopio, para ser fertilizado. El folículo en desarrollo y el ovario, a su vez, producen cantidades crecientes de estrógenos. Los estrógenos, junto con la FSH, estimulan entonces la segunda hormona pituitaria, la LH. En el momento preciso, cuando el óvulo está lo bastante maduro para desprenderse del ovario, se produce una oleada de FSH y de LH. Esto provoca la ovulación. El óvulo, no fertilizado pero maduro, está preparado para su viaje hacia el útero. Después de la ovulación, el folículo vacío es luteinizado (por la LH, naturalmente) y se convierte en el llamado cuerpo amarillo. El cuerpo amarillo es una glándula de vida corta que segrega grandes cantidades de progesterona y pequeñas cantidades de estrógenos durante catorce días. La progesterona construye la membrana interior del útero (el endometrio), como preparación para el óvulo. Si no hay fertilización, el cuerpo amarillo degenera, descienden los niveles de estrógenos y de progesterona, y la membrana uterina se desprende. Esto es la menstruación. Después, vuelve a ser activada la FSH y comienza otra vez el ciclo.

EL SÍNDROME DE LA VIDA POSREPRODUCTIVA

PRIMERA ETAPA: LA ETAPA LH

(Se da normalmente entre los treinta y cinco y los cincuenta años, y puede durar hasta diez años.)

¿Qué tiene que ver todo esto con la menopausia? El principal acontecimiento físico de la menopausia es el cese de la actividad ovárica, lo que significa que *no se producen más óvulos*. Los folículos están agotados o muertos. Al no existir folículos en desarrollo, los niveles de estrógenos descienden. Recuerda que las gonadotropinas estimulan los ovarios para que produzcan estrógenos; por esto, el brusco descenso en los niveles de estrógenos provoca un gran aumento de gonadotropinas, y es el aumento de LH y quizá la activación por parte de ésta de otros elementos químicos del cuerpo en un intento de activar el ovario atrofiado, lo que causa los accesos de calor que experimentan el 80 por 100 de las mujeres durante este período. Estos accesos pueden consistir en un calor incesante cuando antes se tenía más bien frío, en una sensación de calor en la cara que hace pensar que se tiene fiebre, o simplemente en un calor pasajero, con un principio, un punto máximo y un final. Puede haber sudoración. Pero lo peor del acceso de calor es que puede despertar parcialmente a la mujer diez o doce veces durante la noche, interrumpiendo el sueño REM (sueño con movimientos rápidos de los ojos), que es una fase del sueño especialmente profunda, relajada y abundante en sueños. A menudo no se recuerdan estos momentos y a la mañana siguiente la mujer despierta se pregunta por qué está tan cansada, irritable y deprimida, por qué no puede pensar con claridad ni dar abasto al trabajo. Ésta es la época en que muchas mujeres se vuelven adictas a los tranquilizantes o al alcohol, para aliviar la increíble tensión que, según se les ha dicho, es puramente imaginaria.

Hay también síntomas psíquicos, como la ansiedad, la depresión y los dolores de cabeza, que no se supone que sean consecuencia de las alteraciones hormonales. *Se supone* que son reacciones al abandono del hogar por parte de los hijos, a los signos de la edad y a la proximidad de la muerte. Yo estoy segura de que todo esto interviene, pero también creo que estas reacciones se ven exacerbadas por la situación química del cuerpo.

El aumento de peso es otro problema propio de estos años. Una mujer que pesaba 55 kilos hace un año puede pesar ahora 60. También cambia la distribución de las grasas en el cuerpo, como consecuencia del cambio hormonal.

La mujer con exceso de peso no se ve tan afectada por los síntomas físicos del síndrome de la vida posreproductiva, pues sus grasas transforman una cierta cantidad de estrógenos. Antes, los médicos creían que, una vez el ovario dejaba de producir estrógenos, éstos ya no estaban presentes en la sangre. Ahora sabemos que, aunque el nivel de estrógenos ha descendido considerablemente, queda cierta cantidad en la sangre. Se producen estrógenos en ciertos tejidos por la transformación de otra hormona, la androstenediona, que sigue siendo segregada por el ovario y por las glándulas suprarrenales, incluso después de la menopausia. Uno de los tejidos más importantes en la producción de estrógenos es la grasa. Parece que, cuanta más grasa se tiene, más estrógenos se producen. Es un esfuerzo del cuerpo por compensar la pérdida de estrógenos. Las mujeres metidas en carnes suelen tener una piel bonita y sin arrugas (también porque la grasa la tensa). Sus problemas sexuales de estos años son menos graves porque tienen mayor lubricación vaginal, y no experimentan dolor, sequedad ni pérdida de respuesta orgásmica. Esto ocurre porque la hormona femenina asegura una buena afluencia de sangre a la vagina, y esto constituye un factor importante a la hora de alcanzar el orgasmo. Éste es el aspecto positivo de la obesidad. El aspecto negativo es que la mujer posreproductiva obesa tiene cuatro o cinco veces más probabilidad de contraer cáncer de útero que una mujer delgada; éste es el principal inconveniente de la presencia constante de estrógenos en el organismo.

Segunda etapa: la etapa de deficiencia de estrógenos

(Puede empezar entre los seis meses y el año después del cese total de los períodos menstruales, y persiste durante toda la vida.)

Los síntomas crónicos empiezan a aparecer uno o dos años después del cese de las reglas. Estos síntomas son: sequedad y pérdida de elasticidad de las paredes de la vagina, incontinencia (pérdida de orina al toser o reír), espasmos uterinos dolorosos, aumento del vello facial y creciente descalcificación de los huesos. Todos estos efectos pueden atribuirse a la pérdida de estrógenos.

La menopausia es sólo una crisis hormonal. Según todo lo anterior, el problema del síndrome de la vida posreproductiva es la reducción del nivel de estrógenos. Pero la actitud de los hombres puede agravar este poblema. Cuando un matrimonio ha durado, supongamos, veinticinco años, el marido, por lo general varios años mayor y en el auge de su profesión (si ha tenido éxito) o en lo más profundo de su depresión (si no lo ha tenido), puede retirar su amor, su apoyo y su atención a la esposa, la cual, por otro lado, ya sufre agudos síntomas físicos (por no hablar de las inquietudes *normales* que conlleva el envejecimiento). La combinación de estas dos cosas es muy grave. Un esposo o compañero amante no podrá aliviar los síntomas físicos, pero sí podrá ayudar a atenuar los psíquicos. Los hombres son los responsables directos de muchas ansiedades de la mujer durante estos años; las estadísticas demuestran que las mujeres solteras de esta edad sufren menos ansiedad y depresiones, aunque padezcan los mismos síntomas físicos.

Primera intervención: estrógenos. ¿Qué puede aliviar estos síntomas físicos? La terapia a base de estrógenos. La palabra *hormona* suena hoy como una palabrota para muchas mujeres a las que se ha hecho creer que deben abandonar la única cosa que puede ayudarlas a mantenerse físicamente más jóvenes. Sí, el tratamiento hormonal es una cosa artificial. No, no es una cosa natural. Recordemos que la naturaleza no ha previsto que las mujeres vivan más años que sus órganos reproductores. Pero el hecho es que viven más años, y la ciencia médica debe esforzarse por hacer más agradables estos años. Si puedes someterte a una terapia de estrógenos, te hará bien de los pies a la cabeza: entre sus beneficios se cuentan un aumento de energía, mayor elasticidad de la piel, la ausencia de accesos de calor, la mejora del sueño, el alivio de la depresión, el aumento de la concentración y de la memoria, y una mayor lubricación y sensibilidad vaginal (lo que elimina el dolor durante el coito).

Pero lo más importante de todo es que los estrógenos son necesarios para tus huesos, sobre todo si eres de constitución esbelta, de raza blanca, de vida sedentaria y adicta al tabaco. Los estrógenos protegen los huesos contra la hormona paratiroides, que es una especie de Robin Hood del calcio que roba este elemento a los ricos (los huesos) para dárselo a los pobres (la sangre). Sin la presencia de una buena cantidad de estrógenos, la hormona paratiroides desgasta la matriz del hueso y reduce su resistencia, dando lugar a una afección llamada osteoporosis: la disminución del contenido mineral del hueso, sobre todo del calcio. Esto da lugar a un aumento de la incidencia de las fracturas óseas, con los sufrimientos e incluso los fallecimientos que conllevan en las mujeres mayores de cincuenta años. Hay otros factores hormonales y químicos que intervienen en la osteoporosis, pero se trata de un proceso muy complicado y no se sabe con certeza cómo ocurre.

Pero, ¿qué pasa si los estrógenos producen cáncer? Los científicos creen que cuanto mayor es la dosis, mayor es el riesgo. Parece que, administrados en dosis muy bajas, no producen aumento de los casos de cáncer de útero. Por desgracia, las dosis demasiado bajas no protegen contra la osteoporosis. Por esto es muy importante, cuando se sigue una terapia a base de estrógenos, tomar las dosis más pequeñas que se necesiten. Estas dosis pueden variar de una mujer a otra. Existe un pequeño riesgo de que la acumulación de estrógenos en la pared del útero sea causa de cáncer. Pero miremos las estadísticas: en Estados Unidos, tres mil mujeres mueren anualmente de cáncer de útero, y *cincuenta mil* mueren como consecuencia directa de las fracturas osteoporóticas. La incidencia de las fracturas de cadera aumenta de modo espectacular después de los cincuenta años; también son frecuentes las fracturas de pelvis y de los huesos largos, y los problemas de columna. Y a menudo la osteoporosis no se diagnostica hasta después de producida la fractura, cuando el recurso a los estrógenos ya no sirve de nada. (Algunos investigadores informan de que el tratamiento a base de fluoruro puede contribuir a restaurar el hueso dañado; es un tratamiento interesante, pero aún no difundido.) La terapia a base de estrógenos puede detener el avance de la enfermedad, y muchas veces corregirá la pérdida de calcio, pero no reparará el hueso ya destruido.

Yo creo que los estrógenos son tan útiles para la mujer posreproductiva que casi vale la pena que la mujer a quien le preocupe el posible cáncer de útero se haga extirpar éste. Pero la nueva terapia, según la cual se toman estrógenos durante veintiún días y progesterona durante diez, podría hacer esto innecesario. Recuerda que la progesterona es lo que hace que la membrana uterina se desprenda cada mes, haciendo así casi imposible la acumulación de estrógenos. Seguirías teniendo reglas, artificiales. ¿No sería divertido, a los ochenta años, tener la regla la misma semana que tu nieta? Según estudios recientes, la incidencia del cáncer de útero en las mujeres que toman la combinación estrógenos más progesterona es *menor* que entre las mujeres que no toman nada. La progesterona puede también fortalecer los huesos. Pero algunos estudios parecen indicar que aumenta el riesgo de ataque cardíaco o de trombosis. Este riesgo se podría reducir mediante la toma de progesterona a intervalos menos regulares, cada dos o tres meses, por ejemplo.

No son éstos los únicos problemas que plantea la terapia a base de estrógenos. Otro más es que favorece el aumento de peso. Pero, de todos modos, en la vida posreproductiva es fácil ganar peso, así que, si no se puede estar delgada, sí se puede, por lo menos, encontrarse bien.

Los estrógenos suelen administrarse en forma de píldoras, y la terapia debería iniciarse al cabo de uno o dos años del cese de las menstruaciones, o antes si se padecen síntomas menopáusicos agudos.

Segunda intervención: terapia alternativa. Si no puedes tomar estrógenos debido a hemorragias vaginales, tumores previos relacionados con los estrógenos, flebitis, cardiopatía, apoplejía, afección hepática grave, o, quizá, riesgo grave de alguna de estas cosas, o bien si sencillamente no quieres tomarlos, puedes tomar progesterona sola. Pero esto probablemente será menos eficaz, y puede causar más complicaciones. Aunque alivia los accesos de calor, también causa aumento de peso, retención de líquidos, depresión y posiblemente formación de coágulos en la sangre. Fuera de los estrógenos y la progesterona, pocas cosas han demostrado efectividad para aliviar los accesos de calor. La única sustancia que ofrece una posibilidad en este sentido es la clonidina, un medicamento utilizado principalmente para bajar la tensión arterial, utilizada en dosis pequeñas.

Si no puedes, o no quieres, tomar estrógenos, el *ejercicio* puede mantener tus huesos en mejor estado. Esto, además del calcio —al menos 1.500 miligramos al día— y de la vitamina D para facilitar su asimilación, constituye un régimen eficaz. Si no toleras la leche o los productos lácticos, come otros alimentos de alto contenido en calcio, como el brócoli, las almejas, las ostras, las berzas, el salmón en lata (espinas incluidas) y las espinacas. La hormona paratiroidea, que roba calcio a los huesos, es conocida como «el ladrón que actúa de noche» porque es más activa durante el sueño; por ello sería una buena idea tomar estas comidas (o calcio en píldoras) antes de acostarse. Si el calcio te causa molestias gástricas, como hace a veces, tómalo durante las comidas.

¿Qué pasará con tu vagina si no puedes tomar estrógenos? Pues bien, como dijo una vez un sexólogo, «Siempre se puede escupir». Los sexólogos varones afirman que lo que mantiene la lubricación vaginal es el sexo, el sexo y el sexo, pero, por alguna razón, las mujeres con las que yo he hablado no están de acuerdo. Las cremas vaginales a base de estrógenos son eficaces y menos peligrosas que otras terapias de estrógenos. Sin embargo, como los estrógenos pueden ser absorbidos por la vagina y pasar así a la sangre, hay motivo para creer que la cantidad recomendada por el fabricante es demasiado grande. Muchos doctores prescriben entre la quinta y la décima parte de esta cantidad, con resultados excelentes.

3

LA SEXUALIDAD

La libido o apetito sexual es como el apetito de comida: varía mucho de unas personas a otras. Hay personas muy sexuales y otras menos sexuales; el problema consiste en que, en nuestra sociedad, se espera que todo el mundo sea muy sexual, o al menos que se ajuste al promedio de tres orgasmos semanales de los países económicamente desarrollados. Cuando una persona poco sexual se casa con otra persona poco sexual, los dos están contentos hasta que se ponen a comparar su experiencia con ese promedio. Cuando una persona muy sexual se casa con otra muy sexual, los demás nos vemos inundados de relatos sobre las proezas que realizan cada noche, hasta que las personas muy sexuales se sienten insatisfechas con sus compañeros.

La libido femenina parece girar en torno a tres cosas: la sensibilidad, la receptividad y la relajación. Por eso la sexualidad femenina mejora con la edad. Algunos investigadores creen que la mujer no puede alcanzar el verdadero apogeo de su sexualidad hasta que ha tenido hijos, es decir, cuando tiene una mayor capacidad de congestión pélvica, lo que significa que tiene más vasos sanguíneos en el aparato genital, vasos que se llenan de sangre durante el coito y hacen el orgasmo más intenso.

Orgasmo ha sido la palabra mágica de estas últimas décadas. ¿Hay que tener orgasmos? ¿Cuántos se pueden tener en una noche? Virginia Johnson creó un alboroto al definir el orgasmo masculino diciendo que «un orgasmo es un orgasmo». La población masculina se sintió gravemente ofendida, y aseguró que también en sus orgasmos había niveles. Yo no sé nada de eso, pues nunca he tenido un orgasmo masculino, pero lo que es indudable es que en el orgasmo femenino hay niveles. Los hay de muchas clases: orgasmos tranquilos, orgasmos enfadados, miniorgasmos, orgasmos dolorosos, orgasmos de agradecimiento, y hasta orgasmos de «gracias», que son los que se tienen cuando a una acaban de regalarle una pulsera de brillantes o una lavadora nueva.

¿Es mejor la actividad sexual para la mujer madura o es peor? Como en el pasado se consideraba que el único objeto de la sexualidad femenina era la reproducción, las mujeres que habían pasado sus años de fertilidad eran automáticamente consideradas asexuales. Si se espera que una mujer pierda el interés por el sexo, es probable que lo pierda. Disminuirá su autoestima («Soy mayor y ya no soy atractiva»), se dejará desanimar por las limitaciones físicas («Ya no puedo hacerlo colgada de la lámpara»), y se sentirá inhibida por los cambios que se producen en su cuerpo («Tengo la barriga como un globo»). Esto último suele ser la gota que colma el vaso.

La mujer madura empieza a perder su identidad sexual cuando asume los papeles tradicionales de su edad. El papel más destructivo para su feminidad es el de abuela. Es difícil para una mujer hacer de abuela y al cabo de un rato pasar a hacer de esposa, pues es sabido que las abuelas no hacen el amor. Nuestra cultura las considera «simpáticas» y merecedoras de afecto, pero desde luego no las considera objetos sexuales, y a menudo ellas pasan a verse a sí mismas tal como las ven los demás. Pero una abuela *tiene que ser* un objeto sexual, al menos para un abuelo. Un antiguo compañero de universidad de mi padre, a sus setenta y cuatro años, ha fundado hace poco una nueva familia. Tiene dos hijos de dos y cinco años, de lo cual se deduce que alguna mujer debe de considerarle muy viril. Los hombres son capaces de separar los diferentes roles que desempeñan en la vida; el padre, el abuelo, el amante y el trabajador pueden coexistir en el mismo cuerpo. Pero a las mujeres les cuesta hacer lo mismo, quizá porque tradicionalmente se han definido a sí mismas según la manera en que las veían *los hombres*. Quizá con el tiempo ellas también podrán distinguir sus diferentes roles.

Los cambios físicos

La nueva dirección que toma la actividad sexual suele estar muy relacionada con lo que era antes de la menopausia. Si de joven eras sexualmente activa y orgásmica, es más probable que lo sigas siendo de mayor, a pesar de los cambios que se produzcan en tus reacciones físicas. Los labios menores no se congestionan; las glándulas de Bartholin, causantes de parte de la lubricación vaginal, dejan de segregar; la vagina se dilata menos; y la mucosa interior de la vagina es más delgada y sensible. En otras palabras, la vagina se reseca, se relaja y se vuelve vulnerable. Esto hace que el coito resulte doloroso.

Pero, ¿se quejan las mujeres? En su mayoría, no. Hacen pasar sus gemidos de dolor por gemidos de placer.

Si el hombre se da cuenta del dolor y la incomodidad que experimenta su compañera, puede sentir resentimiento e incluso llegar a la impotencia. Entonces la esposa se preocupa por el problema de su marido. El marido lo atribuye a la sequedad vaginal de ella. Aunque es *ella* la que ha estado sufriendo, es la insatisfacción de *él* lo que la decide a visitar al ginecólogo.

La mujer no pierde su potencial orgásmico con el paso de los años, y sigue siendo capaz de experimentar orgasmos múltiples. Puedes ser una compañera sexual ideal si no tienes problemas vaginales, y éstos pueden resolverse en muchos casos mediante la terapia de estrógenos o con una crema vaginal a base de estrógeno (que se venden sólo con receta médica). Pero las mujeres de esta edad tienen dificultades para encontrar compañeros sanos y afectuosos. Por desgracia para ellas, los hombres de su edad están muchas veces ocupados en perseguir a mujeres más jóvenes.

Algunas mujeres se vuelven irritables durante los años posreproductivos, sobre todo antes del climaterio. Experimentan cambios en su percepción y en su conciencia sensorial, y a veces no les agrada como antes que se las toque o acaricie. Emiten el mensaje «No entres en mi terreno». Esto podría significar una exigencia de aislamiento; después de muchos años de consentir y someterse, la mujer quiere un poco de tiempo para sí misma, para reorganizar sus ideas respecto a su cuerpo que cambia.

Dos partes de tu cuerpo pueden volverse en extremo sensibles: el clítoris y el pecho. Mujeres a las que antes agradaba la estimulación clitórica pueden encontrarla ahora irritante, dolorosa y desagradable. La estimulación de los pezones, que siempre ha sido sobrevalorada en lo referente a la mujer, puede volverse molesta. La estimulación de los pezones excita al hombre, pero su efecto en la mujer es imprevisible. Hay muchas mujeres a las que nunca excita el que les pellizquen o mordisqueen los pechos. Pero, conscientes de la delicada vanidad masculina, son reacias a interrumpir a su entusiasmado compañero por temor a ofenderle, y se sienten culpables por tener los pechos «insensibles». Otro problema muy real es que a ninguna mujer le gusta que se manipulen sus senos cuando éstos están fláccidos y caídos; esto le recuerda cómo era antes y la hace sentirse poco atractiva. La solución está en la comunicación sincera con el compañero, y en hallar otras formas de hacer el amor.

Los problemas con la propia imagen

Es difícil que una mujer que ha tenido una vida sexual poco satisfactoria la tenga después de la menopausia. Es probable que nunca haya tenido mucha seguridad en sí misma, y la edad no hará más que agravar esta situación. Y una mujer cuyo marido la ha engañado, raramente se sentirá atraída hacia él en la cama. Hay quien cree que una relación extramarital mejora la vida sexual en casa, pero esto no suele ser así para la mujer madura, cuyos sentimientos de rechazo y cólera pueden disminuir su capacidad de excitación sexual.

La depresión puede disminuir el interés de la mujer por la sexualidad. La enfermedad, el desengaño, el temor al futuro, la preocupación por los padres ancianos o el envejecimiento en general pueden también reducir la libido. Pero, si el compañero es sexualmente activo, la mujer sabe fingir, y lo hace, demasiado. Por desgracia, las mujeres fingen mucho. No se les permite el lujo de no tener ganas. Muchas veces, el compañero interpreta esto como una acusación de ineptitud sexual. Muchos hombres creen ser capaces de llevar a una mujer al orgasmo en cualquier momento.

Una señora de sesenta y dos años acudió a mi consulta, enviada por su internista, para que la ayudase a perder peso. Me confió que había perdido el interés por el sexo, y que le daba vergüenza hablar de ello con su médico, porque éste era un hombre. Estaba tomando un medicamento antihipertensivo, y no quería dejarlo porque a su médico le preocupaba su tensión arterial. Pero *a ella* le preocupaba su vida sexual. Como estaba siguiendo un programa de adelgazamiento (la pérdida de peso causa a menudo un descenso en la tensión arterial), y como su tensión arterial era estable, le retiré el medicamento en cuestión a fin de que se reavivasen sus deseos sexuales. El internista se enfadó mucho y volvió a prescribirle el medicamento. Entretanto, la paciente estaba cada vez más preocupada porque a su marido le dolía su desinterés sexual.

Yo no podía volver a retirarle el medicamento, de modo que le receté una pequeña dosis de testosterona para ver si ello la estimulaba. La estimuló, en efecto, pero el internista se puso furioso porque le había prescrito «una hormona», y me hizo saber que la pérdida de la libido en una mujer de su edad no tenía excesiva importancia, y que a las mujeres siempre les queda el recurso de fingir durante la relación sexual.

Esta afirmación la hizo un hombre que *se atreve* a tratar a mujeres. Una cosa así nunca se habría dicho de un paciente masculino. Cuando un hombre pierde interés por el sexo debido a alguna medicación, se produce una gran lucha por encontrar otros medicamentos que corrijan el problema. Cuando una mujer mayor pierde la libido, se dice: «Mala suerte. De todos modos, no necesita la libido para nada. Puede fingir.»

Los psicoanalistas creen que las mujeres que necesitan una actividad sexual frecuente a esta edad buscan seguridad; quieren comprobar que se las quiere, que alguien cuida de ellas. Y los psicoanalistas llaman a esto «dependencia». Suponen que estas mujeres se sienten solas e inhibidas —como adolescentes—, y que se aferran a la sexualidad para superar estos antiguos sentimientos de inferioridad, en una lastimosa búsqueda de la felicidad después de evaluar sus éxitos y fracasos pasados. En otras palabras: con los psiquiatras siempre se pierde. A la mujer de pocas necesidades sexuales la llaman neurótica y a la mujer de necesidades considerables le dicen que padece una «dependencia».

Mirando la cosa con más realismo, observamos que las mujeres sienten más deseos sexuales cuando ya no temen quedar embarazadas, cuando ya no tienen a los hijos en casa interrumpiéndolas a cada momento, cuando pueden hacer el amor por la tarde, y cuando se han atenuado las preocupaciones económicas. Una paciente mía mayor de sesenta años me dijo que, cuando una se despierta por la mañana y descubre que no le ha caído encima un rayo, que no tiene ninguna enfermedad espantosa, y que no está embarazada, el sexo es agradable. A algunas mujeres se les ha hecho sentirse tan culpables de «ser calientes» que llegan a consultar al médico para asegurarse de que no ocurre nada malo.

La tarde es un afrodisíaco muy bueno para las mujeres.

El amor nocturno es un invento de nuestros antepasados puritanos, que creían que había que relegar el sexo a la oscuridad. Pero la noche no es la hora apropiada para la mujer. Sus sistemas de enzimas están muchas veces disminuidos, y necesitan recuperarse durante el sueño. A los hombres, el orgasmo los deja muy relajados, pero no a las mujeres, sobre todo si han de levantarse de la cama en el frío de la noche, con las piernas temblorosas, para ir al baño y asegurarse así de no contraer cistitis. Muchas mujeres de esta edad sentirían mayor excitación si hiciesen el amor antes de la cena y se durmiesen a su hora.

Los problemas con el hombre de edad mediana

Muchos hombres de edad mediana con los que he hablado han tenido rachas de indiferencia sexual. Si no hay razones (dolencias) orgánicas para la impotencia, este desinterés es consecuencia de haber vivido entre treinta y cincuenta años con la misma mujer. Su aburrimiento tiene poca relación con las cualidades de la esposa. Ésta puede ser afectuosa, innovadora, atractiva, delgada y limpia, pero la inquietud del hombre es la misma. Con la edad, la mujer se vuelve a veces menos «femenina» —es decir, más independiente y segura de sí misma—, y esto puede atemorizar al hombre que se siente menos masculino.

Muchas mujeres cuyos esposos dejan de interesarse sexualmente por ellas, o se vuelven impotentes, se sienten rechazadas y poco atractivas, y muchas prueban todos los excitantes tradicionales: la ropa interior de encaje con aberturas en los lugares estratégicos, las medias con ligas, las películas pornográficas, los libros lascivos, e incluso los afrodisíacos (aunque hasta el momento en que escribo estas líneas no se ha encontrado ninguno que sirva para gran cosa).

Lo primero que tienes que hacer es tranquilizarte. Los hombres que viven tantos años con la misma mujer suelen fantasear en torno a mujeres más jóvenes, babean ante un estriptís y a veces van con prostitutas para demostrarse a sí mismos que aún pueden «cumplir». Qué lástima que su masculinidad dependa tanto de su capacidad sexual. Si no tienes suerte, ésta es la época en que tu marido conocerá a otra mujer capaz de excitarle. Éste es un problema muy grave, pero puedes ignorarlo y esperar a ver si pasa. Algunas amigas mías han perdido (temporalmente), y eran mujeres guapas y agradables. Las leyes de la monogamia fueron concebidas para proteger a las mujeres mayores y a los niños, pero no han servido de mucho.

Por si todo esto no fuese problema suficiente, el mercado está lleno de píldoras que reducen el impulso sexual del hombre. Los medicamentos que peor efecto tienen sobre la sexualidad masculina son los antihipertensivos, que causan pérdida de la libido, impotencia o incapacidad de alcanzar el orgasmo.

¿Qué puede despertar el interés masculino? La testosterona, vendida como el afrodisíaco ideal, no cura ni atenúa la impotencia cuando el hombre no padece ninguna insuficiencia hormonal. Puede estimular la libido femenina, pero ha de administrarse a grandes dosis y provoca efectos secundarios, como aumento del vello y voz más grave. El alcohol inhibe los reflejos sexuales del hombre, causando disminución de la libido e impotencia. Impotencia, sí. Hasta el portero borracho de *Macbeth* afirmó que el alcohol «crea y destruye» los apetitos amorosos, queriendo decir que excita a los hombres pero convierte su órgano en un instrumento flácido. Así que tomar una copa antes de ir a la cama no es la solución. La marihuana sí puede mejorar la relación sexual, de tres maneras: hace parecer más lento el paso del tiempo; aumenta la sensación de proximidad con la pareja; y aumenta la sensibilidad táctil. Pero esto es subjetivo y muy variable.

Un médico famoso me ha dado su fórmula para la libido, a base de ginseng. Yo os la doy a vosotras, pero hago constar que nunca ha dado resultado a las personas conocidas mías que la han probado: 6 cápsulas de ginseng, 1.200 unidades de vitamina E, 6 miligramos de ácido fólico y 60 miligramos de zinc.

La diabetes es la causa orgánica más importante de la impotencia masculina. Causa interrupciones en ciertas vías neurógenas que afectan la afluencia de sangre al pene (que es el mecanismo de la erección masculina). Aunque algunos sexólogos afirman que la diabetes interfiere también en la sexualidad femenina, estudios recientes muestran que esto apenas es cierto. Las mujeres diabéticas, no obstante estar expuestas a las neuropatías más graves, no parecen carecer de interés sexual ni de capacidad para llegar al orgasmo. La erección del pene, la espada de la sexualidad masculina, depende mucho más de los estímulos externos —psíquicos, biológicos y físicos— que la vagina de la mujer.

Y ahora, a la cama

Por lo general, las mujeres de edad mediana y avanzada pueden tener una vida sexual excelente si: *1*) han tenido una vida sexual satisfactoria cuando eran jóvenes; *2*) saben comprender y complacer la delicada vanidad masculina; *3*) toman estrógenos localmente o por vía oral si experimentan sequedad y dolor vaginal; *4*) tienen un compañero afectuoso y amante; *5*) se sienten atractivas; y *6*) no están deprimidas ni crónicamente preocupadas. En estas épocas de la vida la relación sexual puede ser especialmente gratificante, pues no hay temor al embarazo. Por muy eficaces que sean los métodos anticonceptivos, muchos no son infalibles.

También debes ser lo bastante madura y lo bastante liberada como para superar tus inhibiciones y probar algunas formas diferentes de hacer el amor. Puedes tener sorpresas agradables. Y no olvides que se puede sustituir satisfactoriamente a los hombres: muchas mujeres mayores se vuelven a otras mujeres en busca de afecto, de amor e incluso de placer sexual.

Si has tenido una vida sexual deficiente antes de los cuarenta años y tienes el mismo compañero, es improbable que tu vida sexual mejore ahora, *a no ser* que te busques un amante (más joven o mayor) o que cambies de pareja. Para conseguir una pareja, la mujer mayor de cuarenta años debe ser bastante seductora. A esta edad, la sexualidad puede ser en extremo agradable, y dependerá de si la mujer tiene una personalidad vigorosa, sana, afectuosa e interesada por las cosas. Todas las mujeres de edad mediana y avanzada que conozco y que han vuelto a casarse, después de un divorcio o de la muerte de su esposo, poseían estas cualidades. Las actitudes maternales, el masoquismo y el narcisismo no se venden bien a estas edades.

4

LA FATIGA

—Estoy cansada —dijo mi paciente.

¿Sabéis cuántas mujeres mayores de cuarenta años dicen «Estoy cansada»? ¿Sabéis lo que piensa el médico cuando una mujer le dice esto? Es algo así: «¿Estará enferma? ¿Estará anémica? ¿Está aburrida, frustrada o deprimida? ¿Trabaja demasiado, o demasiado poco? ¿Está menopáusica? ¿Tiene hipoglucemia? ¿Tiene hipotiroidismo? ¿Duerme bien? ¿La trata bien su marido? ¿Es este cansancio la primera señal de una enfermedad grave? ¿Debo prescribirle una revisión general con análisis de sangre y de orina, o bien tranquilizarla y decirle que está bien?».

La fatiga puede causarla cualquiera de estas cosas, o ninguna de ellas.

El cansancio acusado en la mujer puede estar relacionado con alguna enfermedad vírica, con estados posvíricos, con la anemia o el hipotiroidismo; o puede acompañar a los cambios hormonales que se producen durante la adolescencia, los inicios del embarazo, el posparto o el síndrome de la vida posreproductiva.

Hay cuatro análisis importantes que debe prescribirte el médico para determinar si tu fatiga tiene una causa física:

1. El *análisis de sangre* mostrará si padeces anemia.

También revelará la leucemia, o una infección vírica o bacteriana.

2. El *análisis de potasio en suero* mostrará la deficiencia en potasio, una importante causa de fatiga.

3. El *monostat* revelará la mononucleosis. Según un error muy extendido, esta enfermedad es propia de los adolescentes. La contraen también a menudo las mujeres mayores de cuarenta años, aunque, si se ha tenido una vez, ya no se contrae nunca más.

4. El *análisis de azúcar en la sangre* revelará la diabetes o la hipoglucemia.

Hay un par de teorías interesantes sobre la fatiga esporádica y no específica. Según una teoría, cuando los músculos y los órganos están bajos en enzimas (por la razón que sea), necesitan un tiempo para regenerarse. La fatiga sería la señal que envían al cerebro pidiendo ese tiempo. Según la otra teoría, la fatiga va y viene según unos biorritmos cíclicos. Todos los procesos corporales son cíclicos; la fatiga señalaría el fin de un ciclo y el principio de otro.

¿Cómo tratar la fatiga que no tiene una causa orgánica? Con descanso, alimentación y ejercicio. Éstas son las tres cosas importantes para aliviar la fatiga «vital». Para la mujer, una alimentación adecuada significa una dieta de 1.500 calorías diarias, baja en grasas y rica en fibras vegetales: una cantidad de comida suficiente para sentirse bien, y *no* una dieta adelgazante. Los hidratos de carbono complejos (féculas), que constituyen una buena parte de esta dieta, proporcionan más energía que los azúcares sencillos, y también llenan más. Llamémoslo «comer energía». Las vitaminas, el hierro y una actitud mental positiva pueden también ayudar, pero además de todo lo anterior debes respetar tu cuerpo y permitirle que descanse. Sin embargo, a veces la fatiga puede ser consecuencia del *excesivo* reposo, en cuyo caso un paseo a buen paso durante media hora, por lo menos, cada día, te hará sentirte mejor. Cuenta las horas que duermes. Recuerda que, cuanto menos trabajes, menos sueño necesitas en realidad.

El cansancio empuja a las mujeres a consultar a más de un médico, buscando una explicación inmediata, explicación que el médico no suele encontrar con tanta rapidez. Ante esta situación, el médico serio intenta a menudo aliviar la ansiedad de la paciente y hacer que se sienta algo mejor. Así, una mujer inteligente de cincuenta años puede volver a su casa con un surtido de píldoras que harían la felicidad de una drogadicta adolescente. Una señora conocida mía reunió *quince* medicamentos diferentes, entre los que se contaban somníferos, tranquilizantes, antidepresivos, hierro, extracto de tiroides, un estimulante psíquico, ácido paraminobenzoico, tabletas de calcio e incluso una anfetamina. Y lo más triste era que ninguno de estos medicamentos podía paliar su problema. Estaba cansada a pesar de que dormía bien y consumía una dieta sana. Lo que sucedía era que su cuerpo estaba envejeciendo y ella no quería reconocerlo. Quería recuperar su energía de antes. Después de varios años de oír a médicos que le decían que estaba perfectamente sana, se reconcilió con su cuerpo y aceptó el hecho de tener menos fuerzas que antes. Y, mentalmente, se sintió tan bien como antes.

Cuando la fatiga no la causa dolencia alguna, y cuando persiste durante mucho tiempo, lo más probable es que la causa sea psíquica. Si te sientes agotada durante seis meses y no tienes mononucleosis, anemia ni otra cosa, es posible que necesites un cambio de vida. Es hora de que tomes tú la iniciativa. La solución a tu problema no está en los medicamentos, que a veces pueden hacerte sentir más cansada (a no ser que presentes un síntoma más grave que el cansancio, como por ejemplo el pánico o la depresión). Tampoco el alcohol te solucionará nada. El alcohol tiene un efecto deprimente y actúa sobre todos los músculos; puedes estar segura de que no te dará más energía.

Piensa en tu forma de vida y en lo que hay que cambiar. Estos cambios te serán difíciles, pero recuerda que ahora estás a la defensiva. Si no trabajas, quizá te iría bien hacerlo. Ya sé que esto es fácil de decir, y que buscar un empleo suele ser una lucha. Pero el esfuerzo vale la pena. Al principio, búscate un trabajo de pocas horas; el pasar de no trabajar a trabajar una jornada completa puede ser desastroso. Si ya trabajas, intenta hacerlo de modo diferente, o cambia de trabajo si no quieres perder una serie de ventajas. Pero, aunque pierdas algunas ventajas, quizá vale la pena cambiar de trabajo si estás abrumada de cansancio. También podrías reponerte con unas vacaciones largas, si puedes arreglártelas y permitírtelas.

El cansancio también podría ser la punta del iceberg, el síntoma de una afección más grave. De ser así, no tardarás en saberlo; el cansancio no disminuirá, y la enfermedad avanzará inexorablemente si no es tratada. En las páginas siguientes comentaré las dolencias más frecuentes y graves que afectan a la mujer madura, y te daré importante información que podría cambiar tu vida.

Segunda parte

LOS PROBLEMAS MÉDICOS

5

LAS MOLESTIAS DE MENOR IMPORTANCIA

Aunque resultan física o psíquicamente desagradables, hay una serie de molestias que no suelen ser graves. Pero las mujeres corren a ver al médico al primer indicio de anormalidad. En mi opinión, debes darte cuenta de que la vida no está libre de dolor, y de que cuanto más sepas lo que ocurre en tu cuerpo, menos ansiosa te sentirás. La ansiedad puede agravar los pequeños problemas. Y no tienes por qué gastarte una fortuna yendo de un médico a otro en busca de respuestas.

La intolerancia a la lactosa

Yo tuve una vez un virus intestinal de lo más corriente que tardó mucho tiempo en desaparecer. Los síntomas eran dolor en la cintura, por encima del ombligo, y una constante sensación de náuseas. Se me formaban gases en todas las zonas de los intestinos, y los dolores abdominales eran insoportables. Aunque tomaba los alimentos más digestibles que podía —natillas, pasteles caseros y yogures—, no mejoraba, sino que me encontraba peor. Por fin, después de varias semanas de sufrir y de tratarme a mí misma, fui a consultar mi problema con un gastroenterólogo (especialista del aparato digestivo). Lo primero que me preguntó fue:

—¿Qué comes?

—Derivados de la leche, fáciles de digerir —contesté.

—¡Ah! —exclamó—. Habrás desarrollado una intolerancia a la lactosa. (La lactosa es el tipo de azúcar que contiene la leche.)

Le miré con incredulidad. Yo, que había sido una amante de la leche durante años, no sólo de la leche sino de la leche con cereales, con galletas, con pastel de chocolate... Pero me encontraba muy mal y estaba dispuesta a probar cualquier cosa, así que eliminé totalmente la leche de mi dieta... y los síntomas desaparecieron. Mi estómago quedó tan tranquilo como el mar después de la tempestad. «¿Cómo me ha podido provocar esto la leche? —me pregunté entonces—. ¿Cómo puedo tener esta absurda intolerancia?»

Suele ser difícil abandonar la idea de que la leche es «el alimento perfecto», como quiere hacernos creer el gremio de lecheros. Es cierto que contiene la mayoría de las sustancias nutritivas, vitaminas y minerales que necesitan los bebés. Pero la cantidad de *lactasa,* la enzima intestinal necesaria para la descomposición de la lactosa, disminuye con la edad. La mayoría de las mujeres maduras, sobre todo las de raza negra y las de origen europeo oriental, tienen muy poca lactasa en el organismo, es decir, la suficiente para digerir pequeñas cantidades de productos lácteos pero no más.

Normalmente, la lactasa descompone el azúcar de la leche para que éste pueda ser absorbido. Si el azúcar de la leche no se descompone en el intestino delgado, que es donde debería darse este proceso, pasa, sin digerir, al intestino grueso. Allí es atacado por unas bacterias, dividido y fermentado, y el resultado de todo esto es la producción de gases, la distensión abdominal, dolor, espasmos y diarrea. Es probable que, durante muchos años, la leche que se recomendaba a los enfermos de úlcera —para «recubrir y proteger el estómago»— causase tantas molestias como eliminaba.

La lactosa no se encuentra sólo en la leche sino en sus derivados, como el yogur y el queso fresco, las salsas preparadas, los pasteles, las comidas deshidratadas, el puré de patatas instantáneo y las bebidas instantáneas para el desayuno.

Algunas veces una afección vírica destruye temporalmente la lactasa. Esto es lo que me ocurrió a mí. Después, la actividad de la lactasa vuelve a producirse, pero pocas veces en la misma medida que antes. Ahora, cuando sobrepaso una cierta cantidad de leche, vuelvo a encontrarme mal.

Un problema relacionado con la deficiencia en lactasa es que, a medida que la mujer envejece, sus necesidades de calcio pasan de los 800 a los 1.500 miligramos por día, debido al deterioro potencial de sus huesos. La leche era una manera rápida y agradable de tomar calcio, pero deja de ser agradable si no se tolera la lactosa. La solución a este problema es tomar calcio directamente. Si quieres tomar leche a pesar de todo, existen preparados comerciales de lactasa que te ayudarán a digerirla.

Los síntomas de intolerancia a la lactosa se confunden a veces con el síndrome del colon irritable (antes llamado colon espasmódico). Los síntomas de esta dolencia son también la distensión abdominal, el dolor abdominal que se alivia con la defecación, la diarrea, la mucosidad y la sensación de que la evacuación ha sido incompleta. Probablemente, el síndrome del colon irritable es consecuencia de una interrupción de la movilidad intestinal, causada por los hábitos dietéticos, la herencia o el estrés. A veces mejora con una dieta baja en grasas y rica en fibra vegetal, sobre todo si se hacen comidas más ligeras. También puede ser útil una medicación antiespasmódica.

Tanto la intolerancia a la lactosa como el síndrome del colon irritable son más frecuentes en la mujer, sobre todo la mujer de edad mediana, y las dos afecciones se hacen más graves y frecuentes con la edad.

El estreñimiento

Uno de los peores recuerdos de mi carrera médica es el de los quince días que pasé como interna en un servicio de urología. El pabellón estaba lleno de viejecitos que se recuperaban de operaciones de próstata. (La próstata es una glándula situada en la base de la vejiga, que segrega el fluido que contiene los espermatozoos.) A consecuencia de la operación, la anestesia, la inactividad y la pérdida temporal de tono intestinal, todos aquellos hombres padecían estreñimiento. Mejor dicho, padecían algo más grave que estreñimiento; tenían impacciones fecales. Esto significa que las heces eran tan duras y resecas que no podían deslizarse fuera del recto, y, como una hilera de vagones de tren, se iban acumulando en el intestino nuevas heces hasta que se producía un verdadero «embotellamiento fecal». Aquellos pobres hombres sufrían mucho, pues a los dolores que aún sentían a causa de la operación se añadían la hinchazón y distensión abdominal.

¿Qué hacer? ¿Una lavativa, dices? Ni hablar. Era imposible que una boquilla atravesase aquella masa densa y oscura. Adivina. De algún modo había que quitar aquellas heces, y el único modo era con la mano. Y adivina a quién le tocó aquel trabajo sucio. Así que me pasé dos semanas con las manos metidas en la mierda. Perdonadme, pero no hay otra manera de expresarlo. Pero no me compadezcáis a mí, sino a aquellos pobres pacientes en cuyo ano había que introducir un brazo. Una vez retirada la impacción, podíamos pasar a administrar una lavativa. Aquella experiencia me infundió un sano respeto por la movilidad (tono y movimiento) intestinal.

Me complace informar que en los países desarrollados el cambio de los hábitos dietéticos ha reducido el estreñimiento. La razón es el aumento de consumo de fibra vegetal, que es residuo no digestible que da volumen a las heces. Se ha observado que en las culturas en las que se consume poco azúcar refinado y cantidades importantes de cereales integrales y verduras, pocas personas sufren de estreñimiento.

Mis pacientes me dicen a menudo que, cuando llevan unos días sin ir de vientre, se sienten pesados e intoxicados, casi como si estuviesen absorbiendo malos humores de los intestinos. A los médicos solía hacerles mucha gracia esto: decían que era una típica tontería de la gente. Pero ahora ya no se ríen. Ahora parece estar claro que las evacuaciones regulares son beneficiosas para el bienestar general de la persona. La acumulación de materia fecal en el intestino puede determinar que ciertas grasas se vuelvan tóxicas, y ello puede predisponer para los cambios en las células del interior del intestino. Y ésta suele ser la primera etapa del cáncer intestinal. Toda persona mayor de cuarenta años que se vea afectada de estreñimiento considerable después de una vida de hábitos regulares debe someterse inmediatamente a una revisión. Esto se aplica también a toda persona con tendencia al estreñimiento que sufra de pronto un acceso muy doloroso o persistente.

¿Qué es lo que hace que las deposiciones sean compactas, duras y resecas? Además de la dieta, muchas cosas; por ejemplo, el no desayunar. El hecho de desayunar hace que el intestino se contraiga y que libere una hormona llamada colecistocineína (la cual, por cierto, parece que reduce el apetito). A esto le sigue una deposición, y la totalidad del proceso se denomina reflejo gastro-cólico. Las mujeres que tienen la costumbre de no comer nada hasta el almuerzo impiden este movimiento reflejo del intestino.

Además, a muchas mujeres no les gusta ir al lavabo en lugares extraños o en momentos inoportunos, por lo cual retrasan las deposiciones y alteran el ritmo natural de sus intestinos. (Estos retrasos en las visitas al baño también pueden causar cistitis.)

Los medicamentos que toman habitualmente muchas mujeres, como el hierro, los diuréticos, e incluso algunos tranquilizantes, pueden favorecer el estreñimiento, pues resecan el intestino o bien hacen más lentos sus movimientos.

Y, hablando de sequedad, recordaré ahora que las mujeres tienden a no beber el agua suficiente, por temor a orinar mucho. La ingestión suficiente de líquidos contribuye notablemente a la movilidad intestinal. También los regímenes adelgazantes provocan estreñimiento a las mujeres. Esto se debe a que, en un régimen de este tipo, las féculas, que contienen residuos no digestibles como las pectinas y la celulosa, son eliminadas. Estos residuos pasan intactos por los intestinos y dan volumen a las heces, que se hacen así más blandas y se mueven con más facilidad. Además, durante un régimen de adelgazamiento, el cuerpo pierde agua. ¿Recuerdas la frecuencia con que orinas durante los primeros días de un régimen? Esto te reseca el intestino. Las mujeres que están haciendo régimen tienen el intestino reseco y producen unas heces escasas y secas, y esta combinación da lugar a estreñimiento.

Si aún tienes menstruaciones, eres propensa al estreñimiento en los días anteriores a las mismas. Cuando baja el nivel de ciertas hormonas, tu cuerpo pierde agua y esto reseca las heces y también el intestino.

Actualmente, los métodos aceptados para tratar el estreñimiento son los basados en los productos que ablandan las heces y los que les dan volumen. Los laxantes corrientes están desacreditados, pues tienden a producir el movimiento del intestino por irritación. Esto se interfiere con el ritmo natural del movimiento intestinal, ritmo que es importante mantener durante toda la vida.

En la mayor parte de los casos, el estreñimiento puede corregirse con la inclusión de salvado, o alimentos que lo contengan, en la dieta. Esto favorece la movilidad y el tono intestinal, que son en extremo importantes en las edades medianas y avanzadas. Las paredes del intestino tienen una tendencia natural a perder su elasticidad y a volverse fláccidas, y las propiedades estimulantes del salvado pueden mantenerlas en mejor funcionamiento. El salvado finamente molido de la tienda de alimentos dietéticos suele ser mucho más fácil de tolerar, porque presenta más superficie al ataque de las bacterias intestinales, y por ello provoca menos gases. Empieza con dos cucharaditas de café al día, y pasa gradualmente a dos cucharadas soperas de salvado bien molido. Esto suele asegurar el buen funcionamiento intestinal, y probablemente contribuye a prevenir la diverticulitis y el síndrome del colon irritable. Además, como el salvado reduce la absorción de grasa por el cuerpo e impide la acumulación de grasa tóxica, podría constituir incluso una protección contra el cáncer de colon.

Las personas que conozco que se niegan en redondo a tomar salvado son las únicas que dependen de los laxantes enérgicos. Muchas veces llevan años tomándolos, e incluso si acceden a dejarlos transcurre algún tiempo antes de que se reanuden los movimientos intestinales naturales. A menudo, durante este tiempo hay que recurrir a las lavativas.

Los gases intestinales

Un grosero relato corto de Mark Twain, «1601» o «Una conversación junto al fuego social en la época de los Tudor», comienza con la presentación de un prestigioso grupo de nobles y de personalidades literarias que están reunidos junto a la chimenea real en compañía del rey y de la reina. En plena conversación, alguien expele una ventosidad, una ventosidad extraordinaria. «En el calor de la conversación, uno de los presentes soltó una flatulencia, causando un hedor repugnante e intensísimo.» La reina pregunta quién, de la noble compañía, ha producido un ejemplar tan magnífico. Todos niegan haber emitido aquel «trueno», aquel «huracán», etcétera, hasta que sir Walter Raleigh se confiesa autor del hecho. Pero Raleigh no cree que su pedo haya sido algo tan notable; afirma que ha sido poca cosa para honrar a una compañía tan augusta. Y, para reforzar su afirmación, pasa a emitir «un espantoso rugido semejante a un terremoto, que obligó a todos a taparse los oídos».

Nunca se han descrito de manera tan elocuente o gráfica las ventosidades humanas. Por desgracia, en la vida real no siempre podemos tomarnos el tema en broma, pues se trata de algo muy embarazoso e incluso doloroso. ¿Por qué algunas personas tienen más problemas que otras? Por las diferencias naturales en su capacidad digestiva, dieta e incluso en la personalidad.

Todo el mundo tiene una cierta cantidad de gas en el intestino; algunas personas tienen una cantidad anormal. El gas abdominal tiene cinco componentes: nitrógeno, oxígeno, hidrógeno, metano y dióxido de carbono. Sólo el oxígeno y el nitrógeno proceden de la atmósfera y probablemente llegan al aparato digestivo por deglución. La deglución de aire, llamada aerofagia, es frecuente entre las personas que respiran sobre todo por la boca, que suspiran mucho, que hablan o beben mucho mientras comen, que comen de prisa y que mastican chicle. Pero yo no creo que el hecho de tragar aire sea una causa de gases tan importante como piensan algunas personas, pues tanto el nitrógeno como el oxígeno son difundibles mientras pasan por el aparato digestivo, y no deberían causar muchas molestias.

Los demás gases, los molestos, son probablemente los generados por la descomposición de ciertos alimentos: las alubias, las hortalizas «aromáticas» (col, brócoli y coliflor) y las bebidas carbónicas, sobre todo. Todas estas cosas desprenden gases durante la digestión.

Pero la principal fuente de gas intestinal es cualquier alimento que pase al intestino grueso sin estar totalmente digerido. La digestión debería completarse prácticamente en el intestino delgado, que es la etapa anterior, pero eso puede verse impedido por tres factores: *1*) la excesiva movilidad intestinal, que hace que una cierta cantidad de comida pase demasiado aprisa por el intestino delgado; *2*) la irritación, que inflama el intestino y le impide absorber los alimentos como es debido; y *3*) una deficiencia en ciertas enzimas digestivas, lo que implica que algunos alimentos no se descompongan completamente. El intestino grueso es una especie de compresor de basura que extrae el líquido de los residuos de la comida y convierte éstos en las heces que serán evacuadas. Contiene una cantidad normal de bacterias (llamadas bacterias colónicas) que, en principio, no tienen papel alguno en la digestión, pero lo hacen si llega comida sin digerir al intestino grueso. Y este proceso produce gases. Las personas tienen diferentes cantidades y tipos de bacterias, lo cual explica las diferencias en cuanto a ventosidades.

Si tus gases intestinales te causan molestias (o las causan a quienes te rodean), examina primero lo que comes. Si comes o bebes demasiadas cosas de las que he enumerado antes, redúcelas. Si los gases persisten, prueba los preparados de enzimas que se venden en las tiendas de productos dietéticos. O bien prueba la simeticona, una sustancia inerte que absorbe los gases y que se encuentra en las farmacias.

Los investigadores han descubierto recientemente una nueva cura para los gases intestinales. La hallaron por casualidad y *después* averiguaron lo que había ocurrido. Se trata de la cimetidina, un medicamento para la úlcera que reduce la formación de ácido clorhídrico en el estómago. Muchos médicos la emplean para tratar los gases, aunque no exista úlcera. También es útil la ranitidina.

La cistitis

La primera vez que tuve cistitis pensé que me moría. Cuando me hube curado, consideré muy valiosa la experiencia, porque a partir de entonces nunca me he equivocado en el diagnóstico de un caso. Esa penosa infección de la vejiga nos convierte inmediatamente en expertas. Pero entonces lo pasé muy mal. Tenía un súbito y terrible deseo de orinar, y, cuando lo hacía, me parecía que alguien me pinchaba la vagina con una horquilla al rojo vivo. Y, cuando salía del baño, no experimentaba alivio alguno. Me parecía que aún tenía que orinar algo más, pero intentaba hacerlo y no podía. El dolor y la necesidad de orinar no cesaban. No podía sentarme, no podía tenerme en pie, no podía rascarme. Era un «caso típico» de cistitis.

Se puede decir que la cistitis es una enfermedad femenina, seguramente porque la uretra —el conducto por el que sale la orina— es muy corta y está muy cerca de la vagina y del recto. A los gérmenes que están en el recto y en la vagina les resulta fácil desplazarse hasta la uretra y hasta la vejiga. Una vez las bacterias están en la vejiga, causan irritación o inflamación, lo que provoca un espasmo en la vejiga. Esto es lo que impide la expulsión de toda la orina. Las bacterias se quedan allí, en un estanque calentito, y hacen lo que hace toda bacteria que se respete: multiplicarse locamente. Antes de darte cuenta tienes una infección muy dolorosa.

Si la infección está en sus primeras horas, puedes intentar tratarte tú misma. Bebiendo mucha agua (más de ocho vasos al día), puedes hacer que parte de las bacterias se vayan con la orina y evitar así que se multipliquen. Y bebiendo zumo de arándano (un decilitro dos veces al día) puedes alterar el pH de tu orina para hacerla más ácida. (Algunas bacterias tienden a multiplicarse más aprisa.) Si esto no da resultado y la infección persiste, tendrás que ir al médico, que te recetará seguramente un antibiótico, como las sulfamidas o la nitrofurantoína. Dispónte a tomar dosis grandes de sulfamidas en un principio, y a seguir el tratamiento hasta después de que hayan remitido los síntomas. Éstos pueden desaparecer en treinta y seis horas, pero ello no significa que la infección haya sido eliminada; puede existir aún. Si los síntomas se repiten después de dejar la medicación, es que la cistitis no ha sido tratada el tiempo suficiente o con el antibiótico preciso. Esto es algo muy frecuente. Algunos médicos prescriben un anestésico para la vejiga que colorea la orina de naranja y calma inmediatamente el dolor. A veces, al cesar éste, la paciente cree que la infección ha sido controlada y deja de medicarse; naturalmente, la infección y el dolor reaparecen.

La actividad sexual es causa importante, aunque indirecta, de cistitis. Ya habrás oído hablar de la «cistitis de la luna de miel» (o quizá la tuviste, con un poco de mala suerte). Con el acto sexual, la uretra puede quedar traumatizada, y esto facilita a las bacterias la invasión de la vejiga. Después de hacer el amor, tú te dispones a dormir, satisfecha, y entretanto las bacterias empiezan a multiplicarse. La solución está en ir a orinar después de la relación sexual, para no proporcionar a las bacterias su caldo de cultivo. Quizá tengas que beber algo de agua antes para poder orinar después. Algunas mujeres piden a su médico que les recete nitrofurantoína, para tomarla después del coito y eliminar así las bacterias, y parece que da muy buen resultado.

Hay otras muchas cosas que pueden ser causa de cistitis. He aquí algunas de las más representativas:

La col fermentada. Cualquier alimento que irrite el intestino puede irritar la uretra. Ésta es un cistitis química y no una cistitis bacteriana, pero una irritación química puede facilitar el paso a las bacterias.

Los pantys. El nylón es un irritante químico, y además impide la circulación del aire en la zona de la vulva y los genitales. Un lugar caliente y húmedo, además de una irritación química, es favorable al desarrollo de las bacterias.

El marisco. El marisco puede causarte una uretritis alérgica (inflamación de la uretra), que puede actuar del mismo modo que una uretritis química.

El papel higiénico de color. El colorante del papel higiénico puede dar lugar a una irritación química cuando lo usas. Si eres propensa a las infecciones, compra sólo papel higiénico blanco.

El limpiarse de atrás hacia delante —que es algo que suelen hacer las mujeres, no sé por qué— contamina la uretra con heces y bacterias fecales, introduciendo así millones de gérmenes en la vejiga.

La ropa interior sucia. La ropa interior sucia hace que entren en contacto con la uretra las secreciones vaginales y rectales.

La retención de la orina. El cruzar las piernas y reprimir la necesidad de orinar permite que las bacterias se multipliquen en la vejiga. Debes intentar orinar al menos cada tres horas.

El 10 por 100 de las mujeres mayores de cuarenta años experimentan un episodio de cistitis, muchas por primera vez. El mejor tratamiento es la prevención, pero no te preocupes demasiado si detectas en ti los síntomas. El tratamiento es eficaz y no presenta complicaciones.

El insomnio

El insomnio es la incapacidad de dormirse o de permanecer dormido. Afecta a ambos sexos, pero más a las mujeres. De los varios tipos de insomnio, el más frecuente es el causado por el estrés o por una situación determinada. Puede aparecer debido a un cambio de turno en el trabajo o al cambio de horario por un viaje en avión. Puede nacer de la ansiedad o de la depresión; un cierto tipo de insomnio es uno de los síntomas más frecuentes de la depresión. También puede venir dado por afecciones tan diversas como la artritis, el dolor de muelas o el cáncer. Una molestia que a menudo afecta a las mujeres por la noche es el «síndrome del canal carpiano», que es un hormigueo o entumecimiento del pulgar y de los otros dos dedos. Lo causa la presión sobre el nervio mediano en su paso por los ligamentos de la muñeca, y muchas veces hace que la mujer despierte. El insomnio puede incluso estar provocado por algo tan sencillo como un colchón incómodo o un refrigerio nocturno con cafeína (pues hasta un pastel de chocolate puede contenerla).

El insomnio situacional, que acompaña a un cambio de forma de vida, a unas vacaciones o a un período breve de estrés (como por ejemplo un examen o una boda), suele corregirse por sí solo. El insomnio de origen psíquico puede corregirse con una medicación contra la ansiedad o la depresión, o con una terapia, si se tiene tiempo y dinero. El insomnio médico puede ser eliminado tratando la afección que lo provoca. Si la causa del insomnio es el colchón, se puede probar un colchón de agua.

El insomnio no es una enfermedad, sino un síntoma, y a veces es difícil precisar su importancia. Una de las cosas más corrientes en los estudios sobre el sueño es la gran discrepancia entre el tiempo que la gente cree haber dormido y el tiempo que ha dormido en realidad. Muchas personas duermen más de lo que creen. Otros piensan que necesitan dormir ocho horas para no encontrarse fatigados al día siguiente, y a veces se sugestionan a sí mismos con esta idea y están efectivamente cansados al día siguiente. Lo cierto es que se puede pasar con menos de ocho horas. Muchas personas necesitan sólo seis.

En el laboratorio de investigación del sueño del Hospital Montefiore, de la ciudad de Nueva York, los científicos han descubierto un nuevo tipo de insomnio: el «sueño retrasado». Las personas que lo padecen no pueden dormirse hasta las dos, las tres o las cuatro de la madrugada, y en muchos casos son incapaces de acostarse antes. Después de estudiar sus ritmos circadianos (que son ciclos biológicos que se repiten, aproximadamente, cada veinticuatro horas), Montefiore ayuda a algunos pacientes a reajustar su reloj biológico («cronoterapia»). La primera noche, el paciente con insomnio se acuesta tres horas más tarde de lo habitual, por ejemplo a las cinco de la mañana. Se le permite dormir las horas que acostumbra, y a la noche siguiente se le hace acostarse tres horas más tarde que la noche anterior (a las ocho de la mañana). Parece que esta cronoterapia da buenos resultados, y es una solución mucho mejor que la de echar siestas durante el día, que es lo que hacen muchas de estas personas cuando sólo han podido dormir cuatro horas la noche anterior.

Si padeces insomnio, piensa cuáles pueden ser las causas. Es mejor que intentes solucionarlo sola antes de correr al médico de cabecera o a un psiquiatra. Anota, durante dos semanas, tus actividades de cada día, la hora a la que te duermes y la hora a la que despiertas. Anota también lo que comes y bebes por la noche, incluyendo los medicamentos, si tomas alguno. Cualquier medicamento puede desvelarte, pero los que suelen hacerlo son los anticongestivos y los antiinflamatorios no esteroideos. También pueden desvelarte el alcohol y cualquier cosa que contenga cafeína. Una buena norma es no tomar cafeína a partir de media tarde.

Si no puedes averiguar la causa o causas de tu insomnio, habrá que tratar el síntoma. Los barbitúricos, somnífero clásico, *no* son la solución. Antes, los somníferos estaban compuestos por un «sedante» y un «hipnótico»: el sedante tranquilizaba a la persona, y el hipnótico le daba sueño, provocando un estado similar al sueño del que podía despertar fácilmente. Los barbitúricos no actúan específicamente sobre el sistema nervioso central, sino que deprimen también otros tejidos excitables (aunque el cerebro es quizá el más sensible), y su efecto se combina rápida y peligrosamente con el de otros fármacos. Su efecto en los insomnios con depresión era que aumentaban la depresión, y, como los pacientes desarrollaban rápidamente la tolerancia —es decir, que debían tomar dosis cada vez mayores para lograr los mismos efectos—, el índice de abusos era enorme. Algunas veces, incluso, su efecto agudizaba las tendencias suicidas de algunos pacientes hasta el punto de que éstos se quitaban la vida.

Las benzodiacepinas (Valium y otros) son hoy lo mejor en materia de somníferos. Ayudan a lograr un sueño relativamente normal con muy poca o ninguna resaca. Aunque se han creado ciertas alarmas sobre las posibilidades de abuso que implican, su nivel de seguridad es relativamente alto. Su utilidad es excelente a corto plazo, pero su eficacia a largo plazo no está demostrada.

Las alergias

A medida que la mujer se hace mayor, tiende a desarrollar más alergias. Las alergias pueden provocarlas una inmensa variedad de sustancias (polvo, mohos, comida, medicamentos) y pueden causar una inmensa variedad de síntomas (erupciones, asma, diarrea, urticarias, hinchazones). A veces, la reacción alérgica la provoca una combinación de factores. Por ejemplo, tengo un amigo que es alérgico a la combinación de la langosta con el alcohol, pero no a las dos cosas por separado.

La comida es la principal culpable de las alergias. Si te hinchas cuando has comido naranjas, o te aparece una urticaria cuando has comido fresas, o tienen que llevarte corriendo al médico porque has comido nueces, ya sabes que eres alérgica a estas cosas y que tienes que prescindir de ellas.

Recientemente los investigadores han descubierto que las alergias a algunos alimentos pueden ser la causa de algunas afecciones que antes se creían de origen psíquico o infeccioso; por ejemplo, las jaquecas, que los médicos solían atribuir a las personalidades rígidas y perfeccionistas, tienen relación con la ingestión de chocolate, cacahuetes y alcohol.

La sensación de pesadez, leve náusea y cansancio que experimentan muchas mujeres podría ser una alergia al moho. Recientemente algunos investigadores han empezado a ver una relación entre la ingestión de productos que contienen moho —debido a procesos de curación o fermentación, o al paso del tiempo— y una serie de síntomas físicos en mujeres, unos síntomas no específicos pero muy molestos. Según esta información, han elaborado una dieta carente de mohos que se puede adaptar a la dieta normal o a un régimen adelgazante. Es ésta:

Tomar: todos los alimentos frescos, todas las frutas frescas y todas las verduras frescas.

No tomar: queso de ninguna clase; setas; vinagre (aliñar las ensaladas con zumo de limón); sidra, vino o cerveza; zumos de fruta enlatados, y menos el de tomate; restos de alimentos cocidos; carne o pescado ahumados (jamón, carne curada, tocino); col fermentada; yogur o crema agria; hamburguesa, a no ser que sea recién picada y cocida; mostaza, catsup; frutos secos; restos de atún en lata (se puede comer atún cuando acaba de abrirse la lata.

Si te encuentras mal y no sabes por qué, prueba esta dieta durante unas semanas. No te hará ningún daño, y puede que cambie tu vida.

La prueba intradérmica, o intracutánea, es aún el mejor método para determinar la alergia. Los resultados debe interpretarlos un alergólogo competente, porque muchas veces se exagera su valor. En la prueba intradérmica se inyecta debajo de la piel una pequeña cantidad de un antígeno específico (alergeno), extracto de polen o de pelo de gato, por ejemplo. Si la persona es alérgica a la sustancia inyectada, a los quince minutos presentará una reacción. Esta reacción es una roncha, es decir, una protuberancia roja, y aparece, lógicamente, en el lugar de la inyección. (Estas inyecciones se suelen poner en el antebrazo.) El grado de alergia se mide por el tamaño de la roncha. Una rojez pequeña pero clara es una reacción «uno positivo». Si su diámetro es de 6 a 10 milímetros, es una «dos positivo», y así sucesivamente. Más allá de los 15 milímetros, se considera una reacción muy fuerte. Son cifras muy pequeñas y que a menudo se miden con poca precisión; es fácil ver que esta prueba puede ser mal interpretada.

¿Qué es lo que ocurre en estas pruebas cutáneas? La sustancia inyectada (el antígeno) provoca una respuesta alérgica, o de anticuerpos. Los científicos no saben exactamente por qué algunas personas se vuelven sensibles a ciertos antígenos. Cuando un antígeno se encuentra con un anticuerpo —que es una especie de perro guardián celular— se produce una lucha. Algunas células resultan dañadas, y se produce en el cuerpo una sustancia química llamada histamina. Esto provoca una «reacción congestiva»: enrojecimiento de la piel, hinchazón, etc.

El propósito de las pruebas de la alergia es identificar la sustancia que causa la afección, a fin de poder eliminar dicha sustancia de la vida de la persona —como en el caso de un determinado alimento o una almohada de plumas—, o bien de inmunizarla al alergeno mediante una desensibilización química. Pero este proceso de desensibilización es largo y costoso, y hoy día muchos alergólogos lo han abandonado en parte. Estos médicos consideran que las inyecciones antialérgicas sólo son efectivas en algunos estados alérgicos, por ejemplo en las alergias estacionales, causadas por los árboles, el césped, las malas hierbas y el polen, y que no son tan efectivas para combatir las alergias al polvo, a los hongos o a la caspa animal. La mayoría de los alergólogos recurren a los antihistamínicos (para bloquear la producción de histaminas e impedir así el daño a las células) antes de pasar a la inmunoterapia.

Las pruebas cutáneas no son algo absoluto; deben valorarse junto con los síntomas del paciente y teniendo en cuenta dónde y cuándo se producen tales síntomas. Los médicos y los profanos que no se han especializado en alergias tienden a interpretar como positivas casi todas las pruebas, independientemente de los síntomas (o de la ausencia de síntomas).

En los centros de nutrición y de salud ha habido una proliferación de unas denominadas pruebas de alergia. Una mujer acude a uno de esos centros porque no se encuentra bien y le suelen hacer una prueba de hipoglucemia, un análisis de cabello, y al menos una o dos pruebas de alergia. Casi nunca sale sin uno o varios de los siguientes diagnósticos:

1. Un tipo de hipoglucemia, de los doce que se supone que hay.
2. Alergia al trigo, las patatas, el maíz u otros alimentos.
3. Deficiencias en cromo, magnesio, selenio y manganeso, y exceso de cadmio, plomo o mercurio.

Examinemos estos diagnósticos.

1. No hay doce tipos de hipoglucemia, sino dos. Uno es la verdadera hipoglucemia, y en ella el nivel de azúcar del paciente en ayunas es inferior a 50 miligramos por 100. Pero en esta dolencia los números no significan nada si no se tienen en cuenta además los síntomas físicos. El bajo nivel de azúcar en la sangre lo causa la secreción excesiva de las células beta (células del páncreas que producen insulina), a consecuencia de un tumor o hiperplasia (aumento numérico de las células secretoras). Este tipo de hipoglucemia es peligroso y requiere una evaluación cuidadosa y un diagnóstico y tratamiento activos. El otro tipo es la hipoglucemia *relativa*; en ella el nivel de azúcar en ayunas es normal, pero después de una prueba con una cantidad de azúcar de 100 gramos, el nivel de azúcar asciende y después baja rápidamente hasta niveles hipoglucémicos. Este tipo se trata con un régimen. Pero esos centros de alimentación y salud han inventado unas formas extrañas de hipoglucemia que, según ellos, sólo pueden tratarse comiendo aguacates y piñones y administrando lavativas.

2. Estos centros identifican el alergeno de la paciente con un alimento corriente, para estar seguros de que sea algo que ella come regularmente. Así, por ejemplo, si una mujer se siente mal, le dirán que es alérgica al trigo. Es casi seguro que la mujer toma alimentos que contienen trigo, mientras que sería arriesgado decirle que es alérgica a la papaya, por ejemplo. Es cierto que algunas personas tienen alergia al maíz o al trigo, pero las pruebas que se hacen en esos centros no son las adecuadas para averiguarlo.

3. Nadie ha definido lo que es una «deficiencia» en esos elementos, y, con respecto a muchos de ellos, nunca se ha establecido cuál es el nivel humano normal. Si no se sabe cuánto cadmio necesitan las personas ni se sabe lo que les pasa cuando les falta, ¿cómo se puede decir a una mujer que tiene una deficiencia en cadmio y que por esto está deprimida?

La frecuencia de las pruebas de alergia poco serias es tan alarmante, que algunos organismos médicos especializados se han pronunciado desautorizando las pruebas más corrientes. Por ejemplo, en el «test de citotoxicidad» se extrae al paciente un poco de sangre y se le añade un alergeno. Si se observa destrucción de leucocitos, se considera que el paciente es alérgico. Pero lo cierto es que es muy fácil hacer que los leucocitos se destruyan a sí mismos introduciendo en la sangre cualquier anticuerpo extraño, de modo que esta prueba no sirve para nada. En la «prueba de neutralización provocada» (subcutánea), se inyecta en la sangre un antígeno, en cantidad suficiente para provocar síntomas similares a los que el paciente suele mostrar. Después se diluye el antígeno y se le inyecta al paciente otra cantidad, afirmando que esto curará los síntomas originales. Se trata de una actuación irracional, irresponsable e inútil, pero la gente la paga.

Hablando de pagar, existe un «test de neutralización provocada» que es carísimo. Se colocan al paciente, debajo de la lengua, tres gotas de un extracto alergénico. Al cabo de diez minutos aparecen «síntomas de alergia». ¿Qué síntomas son ésos? En muchos casos, una aceleración del pulso. Entonces se administra una dosis «neutralizante», en espera de que los «síntomas» desaparezcan por el mismo orden en que han aparecido. Pero, en primer lugar, la aceleración del pulso no es un indicio claro de alergia. La cafeína, por ejemplo, que está en el café, en las bebidas de cola y en el chocolate, acelera el pulso a cualquier persona. En segundo lugar, ningún mecanismo inmunológico conocido puede explicar el efecto «neutralizante». En otras palabras, esta prueba es un engaño.

En esos centros se administran también a los pacientes inyecciones de su propia orina, alegando que esto los aliviará de su alergia, ictericia, estreñimiento, asma y jaquecas. Esto no es sólo ineficaz e irracional, sino peligroso.

La gente defiende mucho el valor de esas pruebas y de los centros que las realizan. Una mujer me dijo que su centro de nutrición le había descubierto alergia al maíz, a las patatas, a los fritos, a la harina blanca y al azúcar. Abandonó todos estos alimentos y se encontró mucho mejor. Además, perdió siete kilos. Cuando le dije que había perdido peso porque había dejado de comer una serie de cosas que contienen muchas calorías, no me creyó. Se empeñó en que lo que la había hecho perder aquellos kilos era el prescindir de unos alimentos a los que era *alérgica*.

6

LA VESÍCULA BILIAR

A mi enfermera, Jackie, le extirparon la vesícula biliar hace un par de años. Pero sigue teniendo dolores dos o tres veces a la semana. «Es el muñón», explica, mientras engulle una píldora antiespasmódica. Yo aprendí en la escuela médica lo que era el «síndrome poscolecistectomía». Según me dijeron, el pequeño conducto que queda después de extirpar la vesícula tiene espasmos igual que los tenía la vesícula enferma.

Pero de esto hace veinticinco años. Ahora sabemos que no existe el tal «síndrome poscolecistectomía», y que, si Jackie tiene ahora los mismos dolores que tenía antes de la operación, los dolores originales no tenían nada que ver con su vesícula. Esos desagradables síntomas que son la hinchazón, los gases, la sensación de saciedad y los espasmos abdominales pueden aparecer al mismo tiempo que los cálculos biliares, pero a menudo el paciente no experimenta alivio después de la extirpación de la vesícula. Es posible que esos síntomas indiquen otra enfermedad, o bien una anomalía en la movilidad estomacal.

Antes se decía que quien presentaba más riesgo de afecciones de la vesícula era la persona «rubia, gorda y cuarentona». Ahora se dice «rubia, gorda, cuarentona y flatulenta». En realidad, no hace falta ser rubio ni flatulento. Es el hecho de ser mujer, gorda y cuarentona lo que parece facilitar la formación de esas antipáticas piedrecitas llamadas cálculos biliares que se aposentan firmemente en la vesícula y se infectan. Esta enfermedad afecta a dos mujeres por cada hombre, y la padece una tercera parte de las mujeres obesas. El 50 por 100 de las personas que tienen cálculos biliares nunca presentan síntomas importantes, y en estos casos no hay necesidad de ocuparse de ellos. Si existe un síntoma, éste suele ser un dolor intenso debajo del esternón, debido a que un cálculo obstruye uno de los conductos biliares. Este dolor, llamado «cólico biliar», puede durar hasta cuatro horas. Puede parecerse al dolor de un ataque cardíaco y extenderse desde la costilla inferior derecha hasta la clavícula. Por lo general, estos ataques se producen después de una comida con muchas grasas, un régimen prolongado o un embarazo (sobre todo un embarazo en una mujer de edad mediana).

Los cólicos biliares repetidos, además de ictericia, vómitos y fiebre, indican la conveniencia de la extirpación quirúrgica. Los ataques ocasionales de dolor, sin otros síntomas, junto con la presencia de cálculos, no significan necesariamente que la vesícula haya de extirparse. Se está perfeccionando un método para disolver los cálculos. Se trata de un proceso largo (de varios años), y no hay seguridad de que los cálculos no volverán a formarse. (Los investigadores creen que, si la mujer pierde peso o atraviesa la menopausia mientras se están disolviendo los cálculos por primera vez, es menos probable que vuelvan a formarse.)

A mí no me atrae especialmente la cirugía, pero creo que, después de unos ataques de cólico biliar —aun sin fiebre ni vómitos—, me pondría a pensar en mi vesícula como si fuese una bomba de relojería. Los cálculos predisponen a la vesícula a la infección y a sus dolorosas consecuencias. Además, si no se extirpan los cálculos, se corre un pequeño riesgo (del 1 por 100) de desarrollar cáncer de vesícula. Tu decisión de optar o no por la cirugía dependerá de cómo veas todas estas probabilidades y de lo cerca que vivas de un hospital si se te presenta una urgencia.

7

LA DIABETES

He aquí la acalorada discusión telefónica que tuve un día con un internista:

YO: Tienes a Abbie con 60 unidades de insulina, y no puede adelgazar. Pesa 110 kilos, y tiene que perder algunos. ¡Casi no puede andar!

EL INTERNISTA: Abbie es diabética. Los diabéticos necesitan insulina para regular su metabolismo del azúcar.

YO: Pero con tanta insulina es imposible que pierda peso. Parece que le bloquea la descomposición de la grasa. Yo le he recortado las calorías tanto como puedo, y no me atrevo a más con esa dosis enorme de insulina. Si le rebajo las calorías, tendrá shock insulínico.

EL INTERNISTA: Y, ¿qué quieres que haga yo?

YO: Hospitalizarla, quitarle la insulina, darle un régimen de 500 calorías y hacerle perder algo de peso. Y después darla de alta con una dosis de insulina mucho más baja.

EL INTERNISTA: ¿Estás loca? Yo tengo que tratar su *enfermedad*. No puede seguir ningún régimen. Mi obligación es controlarle el nivel de azúcar en la sangre.

YO: Es que ni esas dosis tan altas se lo controlan...

EL INTERNISTA: Bueno, ya hablaremos —cuelga.

Esta conversación es una variedad de la discusión sobre el huevo y la gallina: ¿qué hay que tratar primero, la diabetes o la obesidad? En mi opinión, la respuesta está clara. De todas las enfermedades relacionadas con la edad, ninguna guarda tanta relación con la obesidad como la diabetes del tipo II, no insulino-dependiente. Quizás hayas tenido alguna abuela llenita que «tenía azúcar». Hoy se sabe que la diabetes no es una enfermedad única, sino un grupo de enfermedades que tienen en común el nivel excesivamente alto de azúcar en la sangre. Esta anormalidad, si no se trata, causa una variedad de complicaciones en los vasos sanguíneos, sobre todo en los de los ojos y los riñones. También son frecuentes los problemas circulatorios y cardíacos, así como alteraciones sensoriales (picores, hormigueos y entumecimientos).

En los últimos diez años, la diabetes se ha dividido en dos tipos: el insulino-dependiente y el no insulino-dependiente. El tipo I, insulino-dependiente, se solía denominar diabetes «juvenil», porque suele declararse en la juventud. La diabetes no insulino-dependiente, que aparece en la edad mediana —y de la que hablaré en este capítulo—, constituye el tipo II, y representa el 80 por 100 de los casos de diabetes. Suele afectar a personas mayores de cuarenta años, es de transmisión genética, es más frecuente en las mujeres y suele coincidir con la obesidad. El exceso de peso es un factor de riesgo importante en cuanto a la diabetes.

Al clasificar de otro modo los tipos de diabetes, nos hemos hecho más conscientes de la mala tolerancia a los hidratos de carbono que caracteriza a toda obesidad, tanto si el paciente es diabético como si no lo es. Pero sólo el diabético tiene una alteración metabólica crónica, caracterizada por unos niveles de azúcar en la sangre excesivamente altos, de 140 miligramos por 100 o más en ayunas y de 200 por 100 o más después de comer. En cambio, la persona obesa no diabética tiene unos niveles normales de azúcar en la sangre. Pero los metabolismos de las dos se parecen mucho.

¿Qué ocurre en el metabolismo de un diabético del tipo II, no insulino-dependiente? Es complicado. Las células se vuelven resistentes a la insulina, una hormona que segrega el páncreas y que reduce el azúcar en la sangre. No se sabe exactamente cómo ocurre esto. Cuando las células no aceptan la insulina, el cuerpo produce mayores cantidades de esta hormona en un intento de regular el azúcar en la sangre. Pero las células se vuelven aún *más* resistentes cuando se ven inundadas por la insulina, y los niveles de azúcar en la sangre siguen aumentando.

La elevada cantidad de insulina en la sangre del diabético del tipo II tiene una causa opuesta a la que se creía. Se pensaba que toda diabetes era consecuencia de unos niveles *bajos* de insulina. (Sólo el tipo I de diabetes es consecuencia de unos niveles bajos de insulina.) Así pues, hace quince años, antes de que la diabetes se dividiera en dos tipos, se administraba insulina a *todos* los diabéticos.

La resistencia a la insulina también es consecuencia de la falta de actividad física, y las personas obesas suelen moverse menos que las demás. Y, cuando se es resistente a la insulina, no se queman como es debido los hidratos de carbono, las grasas y las proteínas, lo cual facilita el aumento de peso y dificulta el adelgazamiento.

Los síntomas de la diabetes

¿Qué síntomas tendrás si contraes diabetes? Una tercera parte de las mujeres diabéticas presentan los síntomas clásicos: se sienten débiles, beben gran cantidad de agua (polidipsia) y orinan mucho (poliuria). Mientras los diabéticos jóvenes, insulino-dependientes, adelgazan, lo que acompaña o precede a la diabetes de la edad mediana es el aumento de peso. La diabetes puede provocar también infecciones repetidas en torno a la base de las uñas y forúnculos en la ingle o debajo de los brazos o mamas. Complicaciones más graves son la arteriosclerosis (endurecimiento de las arterias), la neuropatía (hormigueos y entumecimiento en las manos y pies), así como problemas renales y cardíacos. La mujer diabética adulta tiene muchas más probabilidades de morir de un ataque cardíaco que una mujer no diabética.

El tratamiento

El tratamiento de la diabetes del tipo II, no insulinodependiente, puede centrarse —lógicamente— en el adelgazamiento y alcanzar un éxito total. Reduciendo el consumo de calorías, dividiendo las calorías entre los principales grupos de alimentos, evitando los dulces concentrados para reducir al máximo las fluctuaciones en los niveles de azúcar, y reduciendo la ingestión de colesterol y de grasas saturadas para prevenir los posibles problemas cardiovasculares, podemos solventar el problema con una rapidez asombrosa. Una distribución adecuada de las calorías es: el 20 por 100 en proteínas, el 30 por 100 en grasas y el 50 por 100 en hidratos de carbono. El aumento de la actividad física también es extremadamente importante en la diabetes, pues acelera la reducción de peso, rebaja los niveles de azúcar y aumenta la sensibilidad de las células a la insulina. Obsérvese lo parecidos que son el tratamiento de la diabetes y el de la obesidad.

Si el régimen por sí solo no da resultado, se puede probar un agente hipoglucémico oral, recetado por el médico. Estos agentes, llamados sulfanilureas, tienen relación con la sulfamida. Los médicos descubrieron accidentalmente la capacidad de la sulfamida para reducir el azúcar en la sangre cuando la usaban para tratar la fiebre tifoidea. La sulfamida estimula la producción de insulina por parte del páncreas, y, a diferencia de la insulina, que ha de ser inyectada, los agentes hipoglucémicos pueden ser absorbidos por el aparato digestivo, y por ello pueden tomarse por vía oral. Pero hay que tener en cuenta que muchos médicos no son partidarios de este tratamiento. Para los diabéticos del tipo II, no insulino-dependientes, el régimen es un tratamiento mucho más seguro y en general mucho más eficaz. Los agentes hipoglucémicos de administración oral no son inocuos; pueden estimular el corazón y causar irregularidades.

Estudios recientes han hallado una relación entre la diabetes y cierto tipo de obesidad: la obesidad del tronco, en la cual la grasa se concentra por encima de las caderas: en el estómago, senos, brazos, espalda y pecho. Los médicos han observado que las mujeres afectas de este tipo de obesidad padecen diabetes con mucha mayor frecuencia que las mujeres obesas con otro tipo de distribución de las grasas. Estas mujeres tienen unas células grasas anormalmente grandes, en contraste con el otro grupo de mujeres obesas, que tienen un número anormalmente grande de células de grasa normales. Como explicaré en los capítulos dedicados a la obesidad, éste es el tipo de obesidad más fácil de tratar, pues es posible reducir de tamaño una célula dilatada, pero no librarse de un exceso de células. Para sorpresa mía, al examinar mi propio archivo de casos, he descubierto que esto se aplica especialmente a las mujeres de edad comprendida entre los cincuenta y los sesenta años. A partir de los sesenta años, esta relación no es tan clara, y la diabetes parece igualmente relacionada con todos los tipos de obesidad.

¿Y el tratamiento a base de insulina? No se aplica en estos casos, salvo en urgencias (infecciones o cirugía). No es lógico administrar insulina a quien ya tiene un exceso de ella. Ello haría descender el nivel de azúcar, pero también favorecería el aumento de peso, dando lugar a una resistencia aún mayor a la insulina. Entonces seguirían ascendiendo los niveles de azúcar, la dosis de insulina tendría que ser cada vez mayor, y... Ya os podéis imaginar. La mejor solución sigue siendo el régimen. Hasta puede resultar que la obesidad y la diabetes del tipo II sean la misma enfermedad.

Existe hoy en día un análisis nuevo, el test de la hemoglobina glicosilada, que muestra el nivel de azúcar en la sangre durante los últimos sesenta días. En un principio se consideró como un valioso medio para detectar qué mujeres obesas pasarían a ser diabéticas, pero parece que sólo es válido en los casos de diabetes diagnosticada.

La otra cara de la moneda: la hipoglucemia

La hipoglucemia —es decir, los niveles de azúcar anormalmente bajos— es en realidad un síntoma, no una enfermedad en sí misma. Puede ser grave o leve, según la enfermedad que la cause; también puede no tener ninguna causa, en cuyo caso se llama *hipoglucemia funcional.* Si el nivel de azúcar desciende más allá de los 50 miligramos por 100 (siendo el nivel normal de unos 60 a 120 miligramos por 100), pueden presentarse ciertos síntomas. Éstos suelen ser: ansiedad, palidez, temblores, sudores, palpitaciones, y un subsiguiente aumento compensatorio en el nivel de azúcar. La causa de estos síntomas es probablemente la emisión de adrenalina, provocada por el rápido descenso en el nivel de azúcar: así responde la naturaleza a una petición urgente de azúcar en la sangre. No hace falta decir que estos súbitos síntomas son desagradables y alarmantes.

Desde hace unos años, la mayoría de los casos indefinidos y no específicos de fatiga y depresión en la mujer se diagnostican como hipoglucemia. Por ello, como muchas mujeres presentan esos síntomas, creen firmemente ser hipoglucémicas. Debido a esto, yo me he encontrado a mí misma practicando medicina defensiva y prescribiendo un gran número de tests de tolerancia a la glucosa, no para descartar la diabetes (que es la aplicación que antes le daba al test) sino para descartar la hipoglucemia. Pero descubrí a tan pocas hipoglucémicas, que abandoné prácticamente la búsqueda hace dos años, hasta que me equivoqué en el diagnóstico de dos pacientes que sí padecían hipoglucemia. Ahora, cuando el síntoma más destacado es la fatiga o la depresión, vuelvo a prescribir un análisis de tolerancia a la glucosa.

Durante los tres días anteriores a la extracción de sangre para un test de tolerancia a la glucosa, el paciente debe comer 150 gramos diarios de hidratos de carbono. Muchas mujeres dejan casi de comer porque saben que van a someterse a ese test, o bien, si siguen un régimen para adelgazar, les disgusta que se les ordene comer tantos hidratos de carbono. Pero la privación de azúcar puede hacer que el resultado del análisis sea erróneamente positivo. Así pues, hay que comer.

A la persona que va a hacerse este análisis se le suministra una determinada cantidad de agua azucarada, y después, cada hora, se le toman muestras de sangre y orina. Lo que busca el médico es lo siguiente:

1. Cuánto asciende el nivel de azúcar, y a qué hora. Con esto se evalúa la eficacia con que el organismo metaboliza una cantidad de azúcar conocida, y cuánto tarda en hacerlo. También proporciona un indicio de la respuesta insulínica al azúcar.

2. Si pasa azúcar a la orina. Esto da el umbral renal, es decir, el nivel de azúcar en la sangre en el cual los riñones ya no pueden reabsorber el azúcar. Si hay azúcar en la orina, el médico puede saber aproximadamente lo elevado que es el nivel de azúcar en la sangre sin necesidad de extraer sangre para un análisis químico.

3. Hasta dónde desciende el nivel de azúcar en la sangre, y a qué hora.

Me he encontrado muchas veces con que, cuando el azúcar en la sangre desciende hasta su nivel más bajo en una mujer —pero no hasta el nivel crítico que requiere el diagnóstico de hipoglucemia—, aparecen ciertos síntomas. Algunas mujeres sienten una gran ansiedad, otras rompen a llorar, otras experimentan temblores y otras confusión mental. Estos síntomas no son de origen psíquico, pues la mujer ignora que su azúcar en la sangre está en el nivel más bajo. Por esto creo que una mujer puede padecer un grado *relativo* de hipoglucemia, relativo a su nivel normal de azúcar en la sangre.

Tanto si la hipoglucemia de una mujer es relativa como absoluta, esta afección influye en su estado de ánimo y en su nivel de energía. Por esto es importante, a la hora de evaluar la fatiga, cotejar todos los síntomas con los niveles de azúcar en la sangre. La correlación puede ser sorprendente. A mí me sorprendió.

El tratamiento de la hipoglucemia, tanto la absoluta como la relativa, consiste en una dieta en proteínas y con una cantidad moderada de hidratos de carbono, dividida en comidas pequeñas y frecuentes (por ejemplo, cuatro comidas ligeras y dos pequeños refrigerios al día). Ésta puede ser también una buena manera de reducir peso, y puede convertirse fácilmente en un régimen adelgazante. Así pues, el hecho de seguir un régimen contra la hipoglucemia no significa necesariamente ganar peso. No hay necesidad de comer galletas saladas entre las comidas; la leche descremada o el zumo de tomate cumplen la misma función. Recordad que *el azúcar no es el remedio de la hipoglucemia.* El azúcar eleva momentáneamente el nivel de azúcar en la sangre, pero después este nivel desciende aún más.

8

LOS DOLORES REUMATICOS

—Algo me pasa desde que cumplí los cincuenta —dijo Sara—. Nunca había tenido dolores como éstos. Me duelen un hombro y una rodilla, y ahora mismo me duelen los dedos.

Señaló los huesos pequeños de sus dedos. No había hinchazón, rojez ni inflamación.

—Veremos si hay artritis —le dije.

Pensé en la frecuencia con que escuchaba quejas como aquéllas, y en que, por fortuna, la mayoría de las veces, el test de la artritis inflamatoria resultaba negativo.

—Sabe usted —me dijo—, nadie me dijo nunca lo doloroso que es envejecer. No me refiero a los miedos, ni a la confusión mental. Yo tengo la cabeza clara, o al menos eso me parece. Me refiero a los *dolores*.

Sara era una de las afortunadas. Sus análisis de artritis fueron negativos.

La artritis, aunque no suele ser mortal, puede infligir inconmensurables sufrimientos. ¿Quién sufre más? Otra vez las mujeres ganan. Las mujeres padecen artritis reumatoide, osteoartritis y fibrositis en una proporción de tres a uno, dos a uno y seis a uno, respectivamente, en comparación con los hombres.

La artritis no tiene curación, y existen para ella pocos

tratamientos adecuados. Aunque las conferencias médicas sobre el tema son ahora bastante frecuentes, en las últimas décadas no se han hecho progresos significativos. El único progreso ha tenido lugar en el campo de los analgésicos. Yo me alegré mucho cuando apareció una revista médica nueva llamada *Los dolores reumáticos,* pensando que quizá representaría el principio de algunas investigaciones originales, pero resultó ser un refrito de cosas que ya sabíamos, con una pizca de ortopedia. Además, es un vehículo para la propaganda de nuevos medicamentos antiinflamatorios no esteroideos (NSAID). Supongo que deberíamos agradecer a la industria farmacéutica sus esfuerzos por aliviar los penosísimos síntomas de la artritis, aunque lo hagan por unos enormes beneficios. Por lo menos, hacen algo.

La artritis, o inflamación de las articulaciones, tiene varias formas pero consiste básicamente en la inflamación y/o degeneración de dichas articulaciones. Podría ser consecuencia de una deficiencia del sistema inmunológico. Algunos anticuerpos, que normalmente atacan las sustancias extrañas que haya en la sangre, se vuelven contra el propio tejido conectivo del cuerpo. Los investigadores saben dónde ocurre esto, pero no saben por qué. A veces el ataque es feroz, como en las enfermedades del colágeno más graves (en las que el tejido conectivo es destruido), como la artritis reumatoide. Otras veces se trata de un desgaste muy lento, como en la osteoartritis. En general, la artritis inflamatoria afecta a personas más jóvenes. La artritis reumatoide, la más extendida, afecta a mujeres de edad comprendida entre los veinte y los cuarenta años. Es una enfermedad sistémica y que a menudo es causa de invalidez; los síntomas principales son el dolor, la hipersensibilidad y la hinchazón de las articulaciones de las manos, muñecas, rodillas y tobillos. Los síntomas van y vienen, son muy intensos durante una temporada y después desaparecen para volver a presentarse al cabo de unas semanas o meses. Las afecciones artríticas más frecuentes en la mujer de edad mediana son la fibrositis y la osteoartritis.

La fibrositis: la enfermedad del «me duele todo»

Algunas mujeres sufren muchos dolores en las articulaciones. La bursitis, una inflamación aguda que se produce en torno a la cápsula de la articulación, y la tendinitis, una inflamación similar en torno al tendón, son a menudo una fuente de molestias para las mujeres deportivas entre los cuarenta y los sesenta años. Fíjate en que he dicho «molestias», que no impiden hacer una vida normal. Por lo menos, estas inflamaciones son entidades específicas, pueden ser identificadas y tratadas. Pero, ¿y si te duele todo el cuerpo y no se encuentra la razón? En tal caso podrías tener fibrositis, la enfermedad del «me duele todo».

La fibrositis es una enfermedad femenina, al menos en seis casos de cada siete, y en un estudio reciente se intentaba relacionarla con la tensión y la ansiedad de las mujeres enérgicas, competitivas y meticulosas. Éste es el mismo tipo de personalidad que, al parecer, sufre de anorexia nerviosa, colitis ulcerosa y riesgo coronario del tipo A. Todo esto constituye un conjunto de cosas muy diversas. En el estudio se insinuaba que la fibrositis es un síntoma de neurosis. He aquí, señoras, otro intento de la clase médica masculina de relacionar un proceso patológico real con la personalidad femenina. (Otros ejemplos son la «mujer menopáusica» y la «histérica».) Cada vez que se les escapa la causa de una enfermedad, sobre todo si ésta afecta más a las mujeres, le atribuyen un origen psíquico.

A mí me interesa mucho la fibrositis porque no creo que haya nada imaginario en los dolores de las mujeres que la padecen, como tampoco creo que haya nada imaginario en los dolores menstruales. Desde luego, existen grandes diferencias en la manera en que las mujeres reaccionan ante el dolor y en la manera en que lo interpretan. Pero hay algo que hace que unas mujeres sufran más que otras; quizá se trata de una endorfina o de una prostaglandina especial (las endorfinas son los analgésicos naturales del cuerpo, y las prostaglandinas son sus productores naturales de dolor). Se trata de una dolencia física, no de un estado de ánimo.

Existe también un tipo de fibrositis que se da en conjunción con otras dolencias como la osteoartritis, las enfermedades víricas, el síndrome del intestino inflamatorio y el hipotiroidismo. Sí, incluso la falta de hormona tiroidea puede causar dolores difusos. En estas dos últimas semanas he visto a dos mujeres cuyo problema principal eran los dolores generalizados. Las dos tenían una tiroides poco activa y ninguna de las dos era obesa.

Si los análisis de laboratorio no revelan ninguna otra enfermedad, si no presentas enrojecimiento de la piel ni hinchazón, y si tus dolores son desagradables pero no te impiden la vida normal, probablemente tienes fibrositis. Pero no estamos seguros de *por qué* la tienes.

La fibrositis es la «enfermedad-papelera» de la reumatología, del mismo modo que la hipoglucemia es la papelera de la endocrinología: se echa en ella casi todo lo que no se entiende. En la actualidad hay incluso una controversia sobre el nombre. La terminación *-itis* de *fibrositis* indica inflamación, pero no se ha descubierto inflamación alguna en el tejido conectivo de las mujeres que padecen esta enfermedad. El nombre nuevo que se propone es el de fibromialgia, que significa dolor e irritabilidad en los tejidos fibrosos y en los músculos que rodean la articulación, pero no inflamación.

Si tienes fibrositis o fibromialgia, puedes sufrir dolores generalizados, irritabilidad, rigidez después de períodos de actividad (aunque la rigidez prolongada de las primeras horas de la mañana suele ser una afección diferente), pero no inchazón de las articulaciones. Estos síntomas te afectarán sobre todo las rodillas, la parte inferior de la espalda, los hombros y las manos. El dolor suele ser más intenso al anochecer, y varía con el tiempo, el grado de actividad física y la fatiga. Una característica clave para el diagnóstico de esta enfermedad es la presencia de ciertas «zonas desencadenantes», donde los músculos sufren más tensión, como la parte baja de la espalda, los lados del cuello, la zona situada debajo de los omoplatos, y alrededor de algunas articulaciones importantes.

En las mujeres, la causa de algunos de estos dolores es probablemente mecánica. A menudo las articulaciones no están bien sostenidas por los músculos, especialmente en la mujer que está en mala forma física. En las extremidades superiores, donde las articulaciones están sometidas a tensiones repetidas, son muchas veces los ligamentos y no los músculos los que se ponen en tensión, y esto da lugar a una miniluxación. A esta luxación le sigue el dolor, que afecta también a los tejidos de alrededor. Pero, en las extremidades inferiores, los músculos suelen estar más desarrollados, por lo cual el dolor fibrosítico de la parte baja de la espalda y de las rodillas suele ser consecuencia del esfuerzo adicional causado por la postura incorrecta o por la obesidad. La postura del cuerpo femenino es algo inestable debido a los movimientos laterales de balanceo de las caderas. Las articulaciones sacro-ilíacas de la cadera y parte baja de la espalda son las que más tensión soportan y necesitan la ayuda de los pequeños y poco desarrollados músculos de la espalda. Si tienes problemas en esta zona, son éstos los músculos que debes procurar desarrollar. Yo misma tuve problemas discales hace mucho tiempo, y el neurocirujano me aconsejó que hiciese ejercicios para fortalecer la espalda y evitar una recaída. Explicaré estos ejercicios un poco más adelante, en el apartado *Problemas de la espalda.*

¿Qué más se puede hacer? Si duermes mal, un sedante suave puede ayudarte a descansar mejor, y esto aliviará parte de la tensión y el dolor. También me han dicho que los colchones de agua dan resultados magníficos a este respecto. Algunos estudios recientes han mostrado que las mujeres fibrosíticas pasan menos tiempo en la etapa cuarta del sueño (la de sueño más profundo). Así pues, el hecho de dormir mejor puede aliviar la fibrositis. La aspirina, tomada regularmente —dos comprimidos cuatro veces al día durante varias semanas—, alivia el dolor, y también los medicamentos antiinflamatorios no esteroideos, pero todo esto suele ser un poco duro para el estómago. El problema de tomar demasiados antiácidos para combatir los problemas estomacales es que la aspirina necesita un medio ácido para disolverse y actuar, y el hecho de neutralizar el ácido reduce el efecto de la medicación.

Uno de los mejores tratamientos no medicamentosos de la fibrositis o fibromialgia es mantenerse en forma: reforzar los músculos y aumentar la flexibilidad del cuerpo. Esto puede hacerse mediante ejercicios de estiramiento, como subir las paredes con los dedos (para los hombros), hacer girar un imaginario pomo de puerta (para la muñeca y el codo), o amasar pan (para los dedos). O levantar con los pies un bolso lleno (para las rodillas), o, tumbada de costado con una pesa de un kilo sujeta al tobillo, levantar la pierna de encima (para la cadera). En la enfermedad degenerativa de la rodilla, los ejercicios isométricos para el cuadríceps —apretar la rodilla contra un objeto fijo— pueden ayudar a prevenir una incapacidad mayor.

Las presiones en los puntos que desencadenan el dolor también pueden aliviarte. Tú misma puedes localizar estos puntos. Aprieta suavemente la zona afectada y encontrarás un lugar que, a igual presión, te duele más. El presionar en este punto durante dos o tres minutos, tres o cuatro veces al día, puede relajar la tensión y romper el ciclo del dolor.

Y no te olvides del agua caliente. El mejor analgésico de todos es una bañera grande en la que el calor húmedo te llegue a todo el cuerpo, y es mucho más barato que ese caprichoso aparato de ultrasonidos con el que te dará masajes cualquier técnico indiferente.

La natación es el mejor ejercicio general para la artritis; aunque no sepas nadar, intenta hacer estos ejercicios en agua poco profunda, sosteniéndote con una mano.

Problemas de la espalda

Todos los seres que caminan erguidos tienen problemas de espalda alguna vez. Ello se produce independientemente del estado general de la persona, y el «trauma» que desencadena la cosa puede ser mínimo: girar el cuerpo rápidamente, inclinarse de manera incorrecta o levantar un objeto pesado. El problema puede ser serio, como por ejemplo el desplazamiento de un disco (el pequeño cojín cartilaginoso que hay entre vértebra y vértebra), o leve y pasajero, como un espasmo muscular. Los dos suelen responder bien al reposo en cama, al calor, y, de ser necesario, a los analgésicos o los relajantes musculares.

Para evitar problemas de espalda, aprende a agacharte y a enderezarte correctamente. Puede quedar más bonito inclinarte doblando la cintura, pero eso somete a tu espalda a una gran tensión, si esos pequeños músculos no están bien desarrollados. Así pues, agáchate doblando las rodillas. Cuando levantes algún peso, centra el esfuerzo en los muslos. Y, cuando gires el cuerpo, gira el cuerpo entero y no sólo la parte superior.

Considero muy útiles los siguientes ejercicios para prevenir las recaídas de los dolores de espalda.

Echada de espaldas en el suelo con las piernas flexionadas, levanta un poco la pelvis del suelo. Levanta y descansa, levanta y descansa.

Aún en el suelo y con las piernas dobladas, levanta una pierna hasta formar un ángulo de treinta grados. Haz lo mismo con la otra pierna. Repite cinco veces. Es importante que mantengas las piernas dobladas, porque el estirarlas mientras estás echada en el suelo representa demasiado esfuerzo para los músculos de la espalda.

No te levantes aún. Echada y con las piernas dobladas, levanta una rodilla hacia el pecho y bájala hasta el suelo. Repite con la otra rodilla. Repite todo el ejercicio de cinco a diez veces. Estos ejercicios también son válidos para fortalecer las espaldas sanas.

La osteoartritis

La osteoartritis, la otra afección artrítica importante de las mujeres de edad mediana, también está denominada incorrectamente. No consiste en una inflamación de la articulación, como indica su nombre, sino en una degeneración de la coyuntura, que afecta a dos mujeres por cada hombre, o más. Se produce cuando se desgasta el cartílago protector de los extremos de los huesos, haciendo que las superficies de éstos rocen unas con otras y se irriten. Al ser irritado, el hueso segrega más hueso y da lugar a unos engrosamientos característicos. Estos engrosamientos sobre las articulaciones causan mucho dolor y limitan la movilidad. La osteoartritis se da con más frecuencia en las articulaciones de las rodillas y de las caderas, allí donde hay más tensión. También, por alguna razón que no se conoce, afecta mucho a los huesos pequeños de la mano. La excepción es la articulación del dedo meñique, que tiene su propia variedad de osteoartritis llamada nudosidades de Heberden, un engrosamiento de la articulación normalmente indolora pero antiestética. Sólo las mujeres padecen nudosidades de Heberden; se trata probablemente de una característica genética relacionada con el sexo.

La osteoartritis suele responder bien a un tratamiento corto de aspirina y antiinflamatorios no esteroideos, aunque, en casos de dolor agudo en los que sólo se ve afectada una articulación, una inyección de esteroides proporciona alivio temporal. Pero no existe ninguna medicación que altere el curso de la enfermedad; sólo es posible aliviar el dolor y la inflamación.

Muchas veces es difícil decir dónde acaba la fibrositis o la fibromialgia y dónde empieza la osteoartritis. He visto muchas mujeres a quienes se había diagnosticado una osteoartritis cuando aún padecían fibrositis. Esto es triste, pues decirle a una mujer que tiene artritis significa decirle que tiene una enfermedad degenerativa irreversible que requerirá medicación durante el resto de su vida. Y a las mujeres no les gusta tener que tomar píldoras continuamente, a pesar de lo que quieren hacernos creer los periódicos. Están dispuestas a tomar una medicación para aliviar un síntoma determinado, pero si éste no desaparece se asustan. También se asustan cuando ven que deja de ser eficaz un medicamento que lo ha sido durante un tiempo. Se preguntan si tendrán que tomar cada vez más, si están condenadas a medicarse de por vida, y qué ocurrirá si el medicamento les causa efectos secundarios.

Los reumatólogos se quejan mucho de que las pacientes no siguen sus instrucciones, como la prescripción de tomar grandes cantidades de medicamentos potencialmente peligrosos. Una vez, un reumatólogo me dio un frasco de cien antiinflamatorios no esteroideos y me dijo como si nada: «Tómese esto. La aliviará». La visión de aquel frasco me asustó muchísimo. El hombre no me dijo siquiera durante cuánto tiempo tendría que tomar aquello, ni cómo me encontraría después. Me imaginé dependiendo toda la vida de aquella píldora color naranja y, naturalmente, no tomé ninguna. Preferí pasarlo mal.

Toda osteoartritis parece relacionada con el fin de la vida reproductiva. La aparición de la osteoartritis tan poco tiempo después de la atrofia del ovario podría hacer pensar que los estrógenos constituyen el «lubricante» de las articulaciones femeninas.

Existe otro posible medicamento para el tratamiento de los dolores, pero es difícil predecir su futuro. Me enteré de su existencia cuando un amigo mío sufrió un tirón muscular mientras jugaba al golf. Estábamos de vacaciones en un lugar apartado donde no era fácil encontrar ayuda médica. Y vimos un letrero en la puerta de una farmacia: «Se vende DMSO» (dimetil-sulfóxido). Acordamos que valía la pena probarlo. Entramos en la farmacia y vimos todo un estante de frascos sin etiqueta llenos de un líquido transparente que habría podido ser agua. Mi amigo tomó un frasco y se acercó a la caja.

—¿Podría decirme cómo se usa esto? —preguntó.

—No sabemos nada —respondió el farmacéutico, mientras registraba la venta.

¿Qué es una cosa que se vende en las farmacias, que se anuncia con letras grandes en la puerta, y de la que el farmacéutico no quiere hablar? Dimetil-sulfóxido, naturalmente, el polémico producto derivado de la pasta de madera que quienes lo usan con regularidad consideran el medicamento milagroso del siglo. Pero las autoridades sanitarias prácticamente lo han ignorado. El dimetil-sulfóxido se ha utilizado para todo, desde las enfermedades neurológicas a los traumas cerebrales y la protección de células congeladas. En todos estos campos ha mostrado tener diversos grados de eficacia. También es un poderoso disolvente de la pintura.

El dimetil-sulfóxido reduce los dolores de las articulaciones artríticas e hinchadas, y de las heridas graves en personas y animales. Se frota con él la zona dolorosa o hinchada, y pasa rápidamente a la sangre, retira el agua de la zona afectada y alivia los síntomas. Aparte un sabor extraño, como a ajo, que se nota en la boca unos minutos después de la aplicación, no hay efectos secundarios perceptibles.

¿Por qué la resistencia de las autoridades sanitarias a darle el visto bueno? Aparte de haber aprobado su uso en una infrecuente dolencia de la vejiga llamada cistitis intersticial, existe preocupación por algunos informes según los cuales el dimetil-sulfóxido puede inhibir el sistema inmunológico, dejando al paciente vulnerable a otras enfermedades. Este medicamento parece tener la capacidad de interferirse con anticuerpos descaminados que probablemente causan ciertas afecciones autoinmunes en las cuales el organismo produce unos anticuerpos que atacan las articulaciones musculares, los tejidos conectivos y los órganos. Es posible que la osteoartritis y la fibromialgia tengan un componente autoinmune, y ésta sería la razón de la efectividad del dimetil-sulfóxido. Pero si esta sustancia se interfiere también con los anticuerpos *buenos,* los *protectores,* que son las armas del cuerpo contra las enfermedades, podría ser causa de graves problemas. Por esto las autoridades sanitarias actúan con gran cautela, y el dimetil-sulfóxido se vende sin etiqueta.

¿El dolor de mi amigo? Desapareció en media hora.

9

EL RELOJ (MÁS CONOCIDO COMO EL CORAZÓN)

Oímos constantemente que hombres jóvenes mueren de ataques cardíacos, pero casi nunca lo oímos decir de mujeres. ¿No es ésta una de las afecciones que nos prefieren a nosotras? ¿Tenemos suerte, por una vez? Pues sí. Los hombres tienen cuatro veces más probabilidades de morir de un ataque cardíaco que las mujeres; y, una vez de cada cuatro, el ataque cardíaco es la primera manifestación de la enfermedad de la que morirán.

La razón de esto la constituyen los estrógenos, que tienen algo que ver con una proteína de la sangre llamada HDL. Para entender la importancia de la HDL, hay que saber algo del colesterol.

El colesterol es un tipo de grasa que no se limita a flotar por sí sola en la sangre. Tiene que llevarla algo, y lo que la lleva es lo que determina que vaya a parar a una célula y quede almacenada allí o que vaya a parar al hígado y sea excretada. Las células necesitan una cierta cantidad de colesterol, que forma parte de sus membranas (paredes). También es necesario el colesterol para la formación de algunas hormonas sexuales. Pero un exceso de colesterol puede formar depósitos grasos y voluminosos en las paredes de los vasos sanguíneos, creando una resistencia al paso de la sangre y obligando al corazón a trabajar mucho más.

La HDL (abreviatura inglesa de «lipoproteína de alta densidad») es una de las sustancias que llevan colesterol. Se la ha denominado «el barrendero del colesterol», porque se lleva el colesterol de las células y lo conduce al hígado para ser excretado. Los investigadores han asociado los niveles altos de HDL en la sangre con el riesgo bajo de dolencia cardíaca, y los niveles bajos con el riesgo alto de dicha dolencia. También han descubierto que se tienen niveles altos de HDL si se tienen estrógenos, si se posee una buena herencia, si se es delgado y si se hace ejercicio regularmente... ¡cosas que tradicionalmente se relacionan con un riesgo bajo de afecciones cardíacas!

Los factores de riesgo más altos son los relacionados con la LDL (lipoproteína de *baja* densidad), que lleva el colesterol *a* las células. Los niveles altos de LDL y los niveles bajos de HDL parecen indicar que se deposita en las células más colesterol del que va saliendo de ellas, lo que significa una acumulación de grasa en las membranas. Esto aumenta mucho las probabilidades de que una mujer sufra un ataque cardíaco o algún otro tipo de dolencia cardíaca causada por arteriosclerosis. He aquí los factores de riesgo más importantes:

La herencia. Los genes desfavorables son una de las principales causas de afección cardíaca, pero evidentemente contra esto no se puede hacer nada. La primera autopsia que presencié en la escuela de medicina fue la de un joven médico cuyo padre y hermano mayor habían sucumbido a ataques cardíacos a edades muy tempranas. Él se propuso no estar nunca en mal estado físico, hizo ejercicio moderado y dejó de fumar. Le vi por última vez en la mesa de autopsias; había muerto de un ataque cardíaco a los cuarenta y dos años, después de sobrevivir cuatro o cinco años a su padre y hermano, pero sin haber podido retrasar el avance de la enfermedad. Esto era antes de los días de la medicina cardíaca, y en la actualidad habríamos podido mantenerle en vida mucho más tiempo. Pero aun así habría sido una lucha.

Si en tu familia hay un historial de enfermedad cardíaca, recuerda que afecta a los hombres más que a las mujeres, así que no lo tienes tan mal. Pero lo tienes *muy mal* si tienes alguno de los demás factores de riesgo que expongo en este capítulo. Debes tener mucho cuidado con tu alimentación y estado físico, y, por el amor de Dios, no fumes.

El tabaco. El fumar daña los vasos sanguíneos, y la grasa se acumula más fácilmente en los vasos dañados. El tabaco hace aumentar también la carboxihemoglobina (en la que el monóxido de carbono sustituye al oxígeno) y favorece la producción de catecolaminas (que son sustancias químicas naturales que aceleran el ritmo cardíaco), todo lo cual obliga al corazón a trabajar más de la cuenta privándole de oxígeno y aumentando la necesidad de bombeo. Si fumas un paquete de cigarrillos al día, tus probabilidades de sufrir un ataque cardíaco son tres veces mayores que las de una mujer que no fume. Si fumas dos paquetes al día, ese riesgo es cinco veces mayor. Por favor, déjalo. (Yo lo dejé.) De la manera que puedas.

Un excelente incentivo es mirar una foto de tu hijo menor y preguntarte si le verás casado, o casada, o si conocerás a tus nietos. O imaginarte a tu marido con otra mujer, con una mujer que se pone tu ropa. O haz una visita al pabellón de cancerosos de un hospital. Asústate bien asustada, y después dirígete a una clínica u organización (si quieres que te supervisen la desintoxicación, o si quieres hablar del problema con otras personas), o sométete a una hipnosis, o pasa el «mono» en casa. Prescinde del coche, deshazte de los cigarrillos y espera. Si tienes necesidades orales, métete en la boca hortalizas crudas. Si tienes que elegir entre fumar y comer, come; ya perderás peso cuando hayas dejado el tabaco.

El dejar de fumar te facilitará los ejercicios de *aerobic,* así que te sentirás mejor por dentro y por fuera.

La diabetes. Si eres diabética del grupo II, no insulinodependiente (esta enfermedad suele iniciarse en la edad adulta y en personas obesas), o si tienes mala tolerancia a la glucosa (lo que significa que eres potencialmente diabética), es fundamental que controles tu enfermedad. Tus probabilidades de tener afecciones coronarias son *veinte* veces mayores que las de una mujer no diabética; así pues, la diabetes es, en la mujer, un factor de riesgo mucho más importante que el tabaco. Afortunadamente, este tipo de diabetes va casi siempre asociado con la obesidad, y mediante el adelgazamiento se puede controlar casi totalmente la enfermedad (además de favorecer el bienestar general).

La obesidad. La obesidad no es en sí misma un factor de riesgo de dolencia cardíaca, aunque la obesidad extrema puede representar un gran esfuerzo para el corazón. Pero un corazón sano puede compensar un relativo exceso de peso, *hasta una cierta edad,* sin problemas aparentes. El gran problema de la obesidad es que constituye un factor de alto riesgo para otras afecciones que a su vez constituyen factores de riesgo de enfermedad cardíaca. Casi todas las mujeres adultas diabéticas son obesas, y muchas mujeres obesas tienen niveles altos de triglicéridos y de colesterol, junto a niveles bajos de HDL. Y las mujeres obesas tienden a no hacer tanto ejercicio como deberían. Así pues, la obesidad puede implicar *muchos* factores de riesgo.

La hipertensión. La tensión arterial alta puede darse sola o ir acompañada de obesidad. Se mide en unidades de tensión. El número más alto significa el esfuerzo que ha de hacer el corazón para bombear la sangre por las arterias. El número inferior indica la elasticidad de las arterias. Los límites superiores normales de la presión sistólica (número superior) para las mujeres mayores de cuarenta años son 140 o 150. El límite máximo de la presión diastólica normal (número inferior) es de 90 a 94. Probablemente, la hipertensión leve (una presión diastólica de 90 a 95) no es un factor de riesgo importante de afección cardíaca coronaria, y suele ser reversible, mediante una menor ingestión de sal y/o el adelgazamiento. Un tratamiento más sofisticado es el uso de un diurético a base de tiacida. (Un diurético es un medicamento que elimina agua del cuerpo bloqueando la retención de sodio en los riñones.) El diurético a base de tiacida estimula la excreción de sodio y de cloruro —y por tanto de agua— y hace descender la presión sanguínea. No está claro por qué desciende la presión sanguínea, pero es evidente que ésta tienen algo que ver con los niveles de sodio en el cuerpo.

Algunos investigadores critican los estudios que relacionan la hipertensión con la obesidad, alegando que las personas obesas toman anorexígenos (medicamentos que reducen el apetito) que les elevan la tensión arterial. Esto es absurdo, pues a la mayoría de los pacientes obesos hipertensos nunca se les recetaría ningún tipo de anorexígeno. En mi consulta he visto pocos casos de hipertensión, o ninguno, que pudiesen atribuirse a esos medicamentos.

La alimentación abundante en grasas y en colesterol. Entre los expertos hay una polémica incesante sobre si debería restringirse el colesterol de la dieta de los pacientes, sobre si dicho colesterol tiene algo que ver con los niveles de HDL o de LDL, y sobre si el hecho de comer huevos tiene alguna consecuencia. Ahora, con los nuevos análisis químicos que distinguen entre lipoproteínas de alta y de baja densidad, debería ser más fácil averiguar por qué algunas personas con altos niveles de colesterol nunca tienen afecciones cardíacas, mientras que las padecen otras personas con niveles bajos. Seguramente resultará ser cuestión de colesterol bueno o malo, pero nadie está seguro de cuál es cuál. Algunos investigadores creen que, si se elimina demasiado colesterol de la dieta (recordemos que las células lo necesitan), las células se pondrán a hacer esfuerzos extraordinarios para producirlo, y el nivel general subirá excesivamente. Una alimentación baja en grasas puede reducir los niveles de colesterol en un modesto pero importante 10 o 15 por 100, y contribuye a la pérdida de peso. Pero no se sabe si ésta es *la* respuesta.

Estudios recientes indican que las dietas ricas en fibra son aún más eficaces para bajar los niveles de colesterol que las dietas bajas en grasas. La fibra es el residuo no digerido que llega a la porción terminal del íleon, la última parte digestiva del intestino delgado. Por el camino, la fibra *absorbe* la grasa (esto incluso ha sido estudiado como posible medio para adelgazar), bloquea la absorción de glucosa, y prolonga el tiempo de tránsito fecal (el tiempo que tardan las heces en pasar por el colon). Hay tres tipos básicos de fibra: la de las verduras, el salvado y la purificada químicamente. Todas contribuyen a disminuir las grasas de la sangre, pero las químicamente purificadas, como la celulosa, la pectina y la goma guar, son las más eficaces. Sin embargo, en las ratas, la celulosa daña algunas células interiores del intestino y tales células no vuelven a la normalidad. La goma guar es hasta el momento la fibra más segura y eficaz para rebajar el colesterol. En Inglaterra se vende en forma de un pan muy crujiente, y los resultados han sido espectaculares. También se puede tomar pectina, que se halla en las manzanas y en cualquier tienda de comestibles (se usa para hacer confituras). La celulosa forma parte de algunos preparados adelgazantes que no requieren receta médica, y sirve para darles volumen en el curso de la digestión. El salvado, aunque es excelente para los intestinos, es la fibra cuyo efecto anticolesterol es menor. Y una serie de hallazgos recientes indican que el ajo rebaja el colesterol, por lo cual, en el futuro, el olor a ajo podría ser una señal de salud cardiovascular.

La alimentación debe ser baja en grasas, baja en sal (si se tiene la tensión alta) y rica en fibra. Ésta es la mejor protección dietética contra la enfermedad cardíaca.

La falta de ejercicio. Se ha descubierto que las personas que hacen ejercicio regularmente tienen niveles más altos de HDL que las personas sedentarias. Aunque nunca se ha demostrado que el ejercicio prolongue la vida de los enfermos cardíacos, es indiscutible que ha aumentado la *calidad* de su vida. Los pacientes que hacen ejercicio toman menos medicación y se sienten más seguros de sí mismos.

El ejercicio debería iniciarse a una edad lo más temprana posible, *antes* de desarrollar una afección cardíaca; entonces actúa como profiláctico (preventivo). Se debería hacer ejercicio al menos durante veinte minutos, tres veces por semana. Es muy poco realista hablarle de *jogging* a una mujer mayor de cuarenta años, si no lo ha practicado nunca. El caminar a buen paso es un ejercicio aeróbico perfectamente aceptable cuando se practica durante períodos de tiempo un poco largos (una hora, por lo menos). La danza *aerobic* puede ser divertida, pero no obliga al cuerpo y al corazón a realizar el mismo tipo de esfuerzo que las caminatas largas o el *jogging*.

Los síntomas de la afección cardíaca

¿Cómo saber si tienes un problema cardíaco antes de que sea demasiado tarde? El primer síntoma suele ser un dolor peculiar en el pecho. No se trata de un dolor agudo y punzante, ni de un dolor que llega hasta la espalda y se desplaza entre los omoplatos. Es un dolor intenso, opresivo, angustioso, que puede extenderse hasta el cuello y la mandíbula, hasta los brazos, hasta los dedos, generalmente los de la mano izquierda pero alguna vez los de la derecha, y a veces acompañado de sudor. A menudo se confunde con una indigestión, sobre todo porque suele seguir a una comida copiosa. También se pueden sufrir dolores en el pecho en momentos de estrés o estando en un ambiente muy frío. Son tres circunstancias en las que el corazón ha de realizar un esfuerzo fuera de lo corriente. Pero el 20 por 100 de las personas que sufrieron angina de pecho, esto ocurrió mientras estaban descansando. En estos casos, la angina puede ser consecuencia de un espasmo de los vasos sanguíneos y no de una obstrucción coronaria. Pero la mayoría de las veces la causa es el bloqueo parcial de las arterias coronarias por placas arterioscleróticas (depósitos grasos que reducen la llegada y la salida de sangre del corazón).

El dolor cardíaco lo provoca un desequilibrio: el corazón trabaja desesperadamente por consumir más oxígeno del que le llega. Evidentemente, en el corazón normal, la cantidad de oxígeno que llega es más o menos igual a la que se necesita y consume; esto es así tanto en los períodos de descanso como en los de actividad. Si se tiene suerte, el primer dolor cardíaco será una angina de pecho. Si no se tiene suerte, y el corazón se ve privado de oxígeno durante un tiempo, la primera manifestación de afección cardiovascular será un ataque cardíaco, lo que significa que quedarán dañadas o destruidas partes del músculo cardíaco.

El prolapso de la válvula mitral

La interrupción momentánea de los latidos del corazón, que afecta a muchas mujeres, es sólo una desagradable variación del ritmo cardíaco normal causada por el estrés, la cafeína, el ejercicio o el prolapso de la válvula mitral. Es una cosa molesta y alarmante, pero suele carecer de importancia.

El prolapso de la válvula mitral (MVP) es una afección que se ha diagnosticado hace relativamente poco tiempo. Muchos médicos nos hemos preguntado a menudo por qué muchas mujeres tienen el corazón tan sensible, un corazón que se acelera o que parece pararse de un modo desproporcionado al estímulo. También parece que a estos corazones les cuesta más tiempo de lo normal volver a un ritmo tranquilo. Los médicos, desde luego, han venido considerando que todo esto era consecuencia de las neurosis de las mujeres o de su mal estado general. El latido irregular de algunos corazones va acompañado muchas veces de un leve sonido denominado soplo cardíaco. Dada la ausencia de cambios electrocardiográficos, esta alteración ha sido considerada funcional, es decir, sin importancia clínica. En estos últimos cinco años, mediante un instrumento radiológico reciente basado en los ultrasonidos, se ha hecho posible identificar las válvulas del corazón. Encima de la válvula mitral (la que tiene forma de mitra de obispo y separa las dos cavidades del lado izquierdo del corazón) de algunos de esos corazones hipersensibles, los radiólogos han observado un saliente que no debería estar allí. Esto altera el paso de la sangre por el corazón e impide el ritmo perfecto del cierre de la válvula. Este problema se ha denominado «prolapso de la válvula mitral».

Ésta es hoy la afección valvular más frecuente en los adultos y la padecen más las mujeres, en una proporción de dos a uno con respecto a los hombres. Las puertas de la válvula mitral no se cierran tan bien como deberían y esto da lugar al soplo cardíaco. No está claro qué es lo que causa el MVP. Podría tener relación con una pérdida hereditaria del colágeno (tejido conectivo) que sostiene la estructura de la válvula, lo que hace que ésta se distienda y se vuelva fláccida. El MVP se considera generalmente como una afección sin importancia, pero puede provocar varios síntomas muy desagradables como dolor en el pecho, aliento corto, fatiga, vértigos, desmayos, interrupciones de los latidos, latidos excesivamente rápidos (taquicardia) e irregularidad del pulso durante el ejercicio. Como muchas mujeres experimentan alguna vez estos síntomas, es conveniente saber que la causa es el MVP.

Si tienes este problema, debes tomar algunas precauciones:

1. Cuando te sometas a algún tipo de cirugía dental, toma antibióticos antes y después. La cirugía en la boca libera una gran cantidad de bacterias en la sangre, y las bacterias se apiñan como abejas en cualquier tipo de protuberancia, especialmente la puerta de una válvula cardíaca. Allí

se quedan, vegetando, y pueden causar una infección grave. Pero los antibióticos matan las bacterias inmediatamente, así que no te tomes esto como una excusa para aplazar una intervención que necesites.

2. El único tipo de cirugía que envía gran cantidad de bacterias a la sangre, además de la dental, es la vaginal, y los ginecólogos prescriben por rutina antibióticos en estos casos, o en caso de cualquier operación en el abdomen.

3. La terapia diurética —para la tensión arterial alta o para evitar la retención de agua— tiende a robar potasio al cuerpo, y esto puede afectar el corazón de una persona con MVP. Por ello, los diuréticos, aunque no están absolutamente contraindicados, deben administrarse con sumo cuidado.

Aparte de todo esto, el MVP es una afección llevadera.

Diagnóstico y tratamiento

Si has tenido dolores cardíacos y has sobrevivido debes hacerte un examen coronario. (O, mejor aún, si tienes más de treinta y cinco años, hazte un examen de rutina *antes* de que te pase nada.) El examen consiste en un electrocardiograma (ECG) y quizás en una prueba de estrés si tu médico lo cree conveniente. Pero en algunas mujeres el resultado de la prueba de estrés es bastante inexacto. Muchas veces no se encuentra ninguna afección, y por ello a las mujeres que sufren dolores en el pecho se les diagnostica muchas veces el «síndrome X», un diagnóstico «cajón de sastre» para el dolor similar a la angina cuando no se encuentra obstrucción de la arteria coronaria. Al síndrome X se lo denomina también «afección de los vasos pequeños».

La cardiología se ha convertido en una ciencia extremadamente sofisticada y técnica. Existe hoy, además de la prueba del estrés y del ECG, un nuevo aparato basado en los ultrasonidos, en el que unas ondas sonoras delinean la forma del corazón, el grosor de las paredes de éste y las dimensiones de cada cavidad, y centenares de otras medidas que hasta hoy sólo podían obtenerse por cateterismo cardíaco, lo que significaba introducir un tubo en el corazón a través de una arteria.

El tratamiento de la angina de pecho no complicada es la nitroglicerina, que dilata ciertos vasos pequeños del corazón, permitiendo una mejor distribución de la sangre; el propanolol y otros beta-bloqueantes, que disminuyen el consumo de oxígeno por el corazón (hablaré de ellos en el capítulo 13); y un nuevo tipo de medicación que se ha usado con gran éxito en Japón durante varios años, los llamados bloqueantes del calcio. Los músculos (y el corazón es un músculo) necesitan iones de calcio para contraerse (que es la única función de un músculo). Los bloqueantes del calcio alteran la entrada y la salida del calcio del músculo cardíaco, disminuyendo su sensibilidad y permitiendo la dilatación de las arterias. Son uno de los hallazgos más interesantes de la medicina cardíaca. Se usan para tratar la angina de pecho, los ataques cardíacos, e incluso algunas arritmias muy problemáticas (latidos irregulares que de otro modo serían imposibles de controlar).

Y cuando todo esto no da resultado, queda siempre la cirugía, aunque su utilización en mujeres no es frecuente: de cada nueve personas que se operan del corazón, sólo una es una mujer, según un amigo mío cardiólogo. Explica mi amigo que las mujeres no suelen tener afecciones cardíacas tan graves como los hombres, al menos antes de los setenta u ochenta años. A estas edades, las probabilidades de sobrevivir a una operación tan importante no son muchas, y la mayoría de los cirujanos prefieren no arriesgarse. También dice que la mayoría de los cirujanos prefieren operar a hombres, porque los vasos sanguíneos de las mujeres son mucho más pequeños, y esto hace que la operación sea más difícil y la proporción de éxitos más baja.

Las afecciones coronarias son la causa más frecuente de

fallecimiento en los varones, y en ninguna otra rama de la medicina —aparte las enfermedades infecciosas— se han producido avances tan importantes. ¿Casualidad? No creo que lo sea.

10

LAS MAMAS

Afecciones benignas de las mamas

Si tus pechos tienen muchos bultos y protuberancias que dificultan tus intentos de examinarlos, probablemente padeces una fibrosis quística, la afección más corriente de las mamas. El 5 por 100, más o menos, de las mujeres maduras la contraen, y se da con más frecuencia entre los 30 y los 50 años, cuando los ovarios son más activos y los niveles de estrógenos elevados. Esto puede confundirse mucho a la hora del autoexamen, porque los pechos tienen un tacto «granuloso» y es difícil distinguir un posible tumor. Lo que palpas es en realidad una serie de quistes.

Fibrosis quística de la mama

Un quiste es una bolsa cerrada y resistente que contiene un material líquido o semisólido. Un tumor, en cambio, suele ser sólido. Los quistes tienen formas curvas y regulares y no están unidos a ninguna estructura.

¿Cómo se forman los quistes? El pecho normal está lleno de conductos que van al pezón. Alrededor de cada conducto hay pequeños lóbulos en los que se produce la leche. Estos lóbulos están sujetos a la estimulación hormonal mensual, cuando el aparato reproductor se prepara para la fertilización del óvulo. Esta estimulación da lugar a un cambio en los lóbulos de algunas mujeres. La consecuencia suele ser un quiste.

Los quistes puntean los extremos de los conductos como las yemas la rama de un árbol, y, si eres propensa a la formación de quistes, seguramente los tendrás en las dos mamas. Es frecuente la presencia de muchos quistes de tamaños diferentes. Un quiste puede cambiar de tamaño rápidamente, y suele ser más pequeño después de la menstruación; antes de la menstruación se hincha por causa de la elevación de los niveles de estrógenos.

La fibrosis quística es desagradable pero no grave. Generalmente, los únicos síntomas son la hinchazón y la tensión mamaria premenstrual. El único problema consiste en que estos quistes son a veces difíciles de distinguir de los tumores cancerosos. Esto da lugar a muchas preocupaciones y gastos; a veces, los únicos medios absolutamente seguros para confirmar la benignidad de un tumor son la mamografía, la aspiración (extracción del fluido del interior del quiste), y, en último término, se procede a la extirpación quirúrgica. Algunos investigadores creen que existe una relación lejana entre la fibrosis quística y el cáncer: las mujeres propensas a la formación de quistes serían hipersensibles a la estimulación hormonal, y las hormonas tienen un papel importante en el cáncer de mama.

La fibrosis quística y la cafeína

Tengo una amiga cuyos pechos muestran tantas cicatrices de biopsias, que parecen mapas de carreteras. Se le formaban muchos quistes, y su cirujano, superconservador y superamante del bisturí, le iba cortando un trocito después de otro. Ella temblaba cada vez que le aparecía un quiste nuevo. Pero en 1978 se publicó un estudio en el que se establecía una relación causal entre el café y el avance de la fibrosis quística. Cuando las mujeres sometidas a observación dejaron de tomar té y café (que contienen cafeína, de la familia química de las metilxantinas), la mayoría de los quistes que tenían disminuyeron de tamaño o bien desaparecieron del todo. Naturalmente, este estudio fue criticado, sobre todo porque en él no se tenía en cuenta el carácter crónico e imprevisible de la fibrosis quística y porque no se especificaba la situación hormonal de las pacientes. Pero mi amiga dejó de tomar café y té, e incluso chocolate (que también contiene metilxantina), y, en los últimos cuatro años, ha desarrollado pocos quistes nuevos y ninguno ha requerido intervención quirúrgica.

Si tus pechos aumentan de tamaño, se vuelven dolorosos o desarrollan quistes, especialmente antes de los períodos menstruales, puedes probar prescindiendo del café y del té, o tomando café descafeinado e infusiones de hierbas. Y piensa en los medicamentos que tomas: los medicamentos para los resfriados y algunos que contienen aspirina, entre otros muchos, a menudo contienen cafeína, al igual que muchas bebidas carbónicas, incluyendo las de cola. Si esto no da resultado, no habrás perdido nada, salvo la adicción a la cafeína. Si da resultado, tu vida posreproductiva será mucho más tranquila.

Un problema no debido a los quistes

Entre los 45 y los 50 años, muchas mujeres se encuentran de pronto con que sus senos aumentan de tamaño sin que esto tenga relación, por lo general, con ningún aumento de peso. Se disgustan al ver que se les desabrocha la blusa y se preguntan qué demonios pasa. La razón de este aumento de volumen de los pechos es un desequilibrio en la relación estrógeno-progesterona, lo mismo que causa los cambios en el pecho durante la pubertad. En esta época, las hormonas hacen despertar los ovarios; en la menopausia, cuando los ovarios empiezan a atrofiarse, las hormonas intentan revitalizarlos. Para los pechos, el resultado es el mismo: son los receptores de una grasa recientemente movilizada. Se trata de una situación temporal, y no puedes hacer nada para remediarla, excepto comprarte unas cuantas blusas nuevas. Una vez los ovarios dejen de funcionar seguramente podrás reducir el volumen de tus senos mediante una pérdida de peso general.

El cáncer de mama

En los países desarrollados, la mujer tiene una probabilidad media del 7 por 100 de desarrollar un cáncer de mama, y del 3 por 100 de morir a causa del mismo. No es de extrañar que el asunto sea tema de tanta literatura y de discusiones tan emocionales.

El cáncer de mama podría consistir en dos dolencias distintas. Según algunos estudios recientes, el cáncer premenopáusico es diferente del cáncer posmenopáusico. El primero podría estar relacionado con una anomalía de los estrógenos ováricos y su causa sería probablemente genética. La propensión a esta enfermedad es más fácil de modificar en las primeras épocas de la vida, ya sea por un embarazo temprano, que quizá normalizaría los estrógenos, o por la extirpación de los ovarios.

Grace era una mujer joven, premenopáusica, con una malísima herencia en cuanto a cáncer de mama. Su madre y todas sus hermanas lo habían padecido antes de la menopausia. Sufría una fibrosis quística generalizada que hacía difícil reconocer al tacto los pequeños tumores y confundía las mamografías. Un especialista le aconsejó que, como precaución, se hiciese extirpar los dos pechos. Este consejo la horrorizó, pues era soltera, no tenía hijos y era muy aficionada al deporte. Pero, después de mucha angustia, decidió hacerlo. Cuando los médicos examinaron con el microscopio los tejidos extirpados, descubrieron más de cien grupos de células premalignas, cualquiera de las cuales habría podido condenar a muerte a Grace al cabo de unos pocos años.

El caso de Grace es extremo. La mayoría de las mujeres nunca han de enfrentarse a una decisión tan radical. Pero si a ti te toca hacerlo, *actúa con rapidez,* porque el cáncer de mama premenopáusico puede desarrollarse rápidamente.

El cáncer de mama posmenopáusico parece relacionado con los hábitos dietéticos de los países más desarrollados. Esto significa que se da con frecuencia mucho mayor en Estados Unidos y Suiza, por ejemplo, que en la India o en China. No se trata de una cuestión genética; un estudio ha mostrado que las mujeres chinas que viven actualmente en San Francisco muestran una incidencia de cáncer de mama comparable a la de las mujeres americanas.

El inicio, o nacimiento, de una célula maligna en el pecho puede ser consecuencia de la radiación, de un producto químico ingerido o absorbido de algún otro modo, o quizá de un virus. Pero las células mamarias malignas necesitan un entorno hormonal favorable para crecer y reproducirse. Esto quiere decir que, una vez nacida, la célula maligna puede permanecer inactiva, esperando una estimulación hormonal. En China y la India, donde las personas suelen ser más bajas y delgadas, el cáncer de mama puede estacionarse durante la menopausia, cuando los ovarios dejan de funcionar. Pero en Estados Unidos, por ejemplo, donde la gente es más alta y gruesa, las condiciones hormonales que pueden estimular el crecimiento de un tumor se mantienen incluso después de la menopausia. Esto ocurre porque la grasa convierte otra hormona, la androstenediona (producida por los ovarios y las glándulas suprarrenales), en estrógenos. Así pues, las mujeres gruesas tienen más estimulación hormonal. Para la mujer posreproductiva, una buena manera de reducir el riesgo de cáncer de mama es perder peso.

¿Qué es lo que aumenta el riesgo de contraer cáncer de mama? Dado que la herencia es un factor importante, si tienes antecedentes familiares de esta enfermedad debes controlar tus pechos atentamente. Sobre el cáncer de mama premenopáusico, se dice que el embarazo temprano y/o la castración quirúrgica (extirpación de los ovarios) reducen el riesgo.

Corres un riesgo mayor de cáncer de mama si has tenido en la sangre una gran cantidad de estrógenos durante un tiempo más largo que el normal: períodos menstruales antes de los doce años y/o más allá de los cincuenta. También constituye siempre un riesgo la excesiva o prolongada exposición a la radiación. Las dietas ricas en grasas y las medidas corporales grandes —lo que significa gran cantidad de grasa en el cuerpo (aunque no necesariamente obesidad)— se consideran también, hasta cierto modo, factores de riesgo. El uso de suplementos de estrógenos no parece guardar una relación clara con el cáncer de mama posmenopáusico.

El tener muchos hijos, el tamaño del pecho y los procedimientos de aumento o reducción de dicho tamaño no parecen aumentar el riesgo de contraer la enfermedad. En el pasado se mencionaron todos estos factores, pero los estudios más recientes tienden a descartarlos. El amamantamiento parece reducir el riesgo de cáncer de mama.

Autoexamen de los senos

El noventa por ciento de los tumores mamarios palpables se detectan en el autoexamen, uno de los medios más importantes de la medicina preventiva. Un profesor mío decía que una mujer debe conocer sus pechos como la palma de su mano: cada bulto o endurecimiento. Esto es fácil para algunas mujeres; las que tienen los senos pequeños y compactos notan casi siempre el menor cambio. Otras, cuyos senos son más grandes y presentan más bultos, encuentran desagradable el autoexamen. (Aunque las películas porno quieran hacer creer a los hombres que a todas las mujeres les encanta acariciarse los pechos, esto no siempre sucede así.)

He aquí algunas normas para hacer correctamente el autoexamen:

1. Examínate los pechos delante de un espejo. Esto te permitirá observar cambios tales como: hoyuelos, hinchazón, asimetría, enrojecimiento de la piel o desescamación del pezón.
2. Comprime los pezones para detectar una posible secreción.
3. Pálpate los pechos con firmeza dos veces, una de pie y otra tendida de espaldas.
4. Haz el examen *después* del período menstrual y no inmediatamente antes. Antes de los períodos, los quistes aumentan de tamaño.

La palpación de pie será más eficaz si la haces en la ducha, cuando tienes la piel enjabonada y puedes deslizar la mano fácilmente por el pecho y la axila. Coloca la mano plana sobre el pecho (la mano derecha para el pecho izquierdo y la izquierda para el derecho) y muévela en un movimiento circular desde la periferia hasta el pezón. Completa el examen apretando suavemente el pezón para detectar un posible bulto, nódulo o secreción. Si percibes un bulto, observa su tamaño, forma, consistencia, movilidad y su diferencia con respecto a la misma zona en el otro pecho.

La mamografía

Los grandes pechos de Elsie caían sobre la mesa de reconocimiento.

—¿Cuándo se hizo el último examen? —le pregunté.

—Hace mucho tiempo —respondió.

Le dije que juntase las palmas de las manos y busqué con la mirada alguna asimetría o fruncimiento de la piel. No vi nada, salvo unos montones de carne redonda. Después Elsie unió las manos detrás de la cabeza, sacando el pecho. A simple vista no aparecía ningún bulto. Era imposible que apareciese, pues el exceso de grasa lo ocultaba todo. Empecé a examinarla con las manos, hundiendo los dedos en los gelatinosos senos. Noté un gran número de pequeños quistes granulosos, como perdigones.

—Tiene un montón de quistes pequeños —le dije.

—Ya lo sé —dijo ella—. Y además me duelen.

—¿Algún precedente de cáncer de mama en su familia?

—Sí. Mi madre.

—¿Se ha hecho alguna vez una mamografía?

—No. Dicen que es peligroso.

¡Peligroso! Tan peligroso como un viaje en avión, más o menos, y mucho más prudente que el no hacerse revisiones regulares; esto último equivale a un suicidio cuando existen antecedentes familiares de la enfermedad. Elsie había oído decir que un exceso de radiación puede provocar cáncer. Pero a su edad (cincuenta), con su peso y con su historial familiar, ¿os sorprendería saber que ya tenía cáncer?

De mala gana, Elsie accedió a hacerse una mamografía, y efectivamente se descubrió una lesión sospechosa. Era muy pequeña, tanto que el cirujano que la extirpó hubo de usar unos *markers* muy finos para asegurarse de que quitaba lo que debía quitar. El pequeño tumor era maligno, pero los ganglios linfáticos eran negativos, lo que significaba que el cáncer no había comenzado a extenderse. Elsie tenía una probabilidad de supervivencia mayor del 90 por 100.

Cuando el tumor es perceptible al tacto, es que ya lleva un tiempo desarrollándose. Por esto son tan importantes las mamografías de rutina. Por lo general, con este método se puede detectar un tumor mucho antes que con el examen manual. Consiste en rayos X de baja radiación que pueden mostrar precozmente los cambios en la estructura del pecho, y en un 90 por 100 de los casos permiten distinguir un tumor benigno de uno maligno. Es un método tan sensible que puede detectar un cáncer demasiado pequeño para ser visto por un cirujano en una biopsia de los tejidos extirpados. No obstante, un número considerable de tumores han sido descubiertos en el examen manual después de una mamografía de resultado negativo. Evidentemente, el mejor modo de detectar precozmente el cáncer es utilizar a la vez ambos métodos. Esto permite detectar el cáncer cuando su gravedad es mínima, antes de que invada los tejidos circundantes (metástasis), y las mujeres que se someten a la mastectomía por un cáncer de mama incipiente (como Elsie) tienen muchas posibilidades de curarse del todo.

En un 10 por 100 de los casos, la mamografía no puede distinguir entre una lesión benigna y otra maligna, y cuando ocurre esto se suele pedir a un cirujano que intente aspirar el tumor. Aspirar significa extraer el líquido; si ello reduce la presión del tumor, o bien el fluido aspirado no contiene células malignas, no es necesaria ninguna medida más, excepto exámenes de seguimiento cada tres, cuatro, cinco o seis meses. Si el tumor es sólido o desprende muy poco fluido, o si el fluido contiene células malignas, habrá que extirpar todo el tumor (biopsia) y examinarlo en el microscopio.

De un tiempo a esta parte, las autoridades sanitarias recomiendan que las mujeres mayores de cincuenta años se hagan mamografías una vez al año, y que todas las mujeres mayores de treinta y cinco se hagan al menos una. Esta frecuencia debería ser mayor en el caso de las mujeres de riesgo más alto, por antecedentes familiares o por no haber estado nunca embarazadas. Recuerda que debes someterte regularmente al examen físico *además* de a la mamografía, y no sólo a una de las dos cosas.

El tratamiento

Una vez determinada la malignidad de un tumor, hay que encararse con la discusión sobre el mejor procedimiento quirúrgico para extirparlo. La operación original era el procedimiento Halsted o mastectomía radical, que desfiguraba mucho a la paciente. Fue concebido en 1894 y prácticamente no ha cambiado hasta hoy. Surgió de la idea de que el cáncer de mama avanza de un modo ordenado y gradual, desde el tumor original a los ganglios linfáticos y a zonas del cuerpo distantes. Por esto se extirpaba sistemáticamente todo cuanto estaba al alcance del tumor: senos, ganglios, músculos del pecho y no sé cuántas cosas más.

Hoy en día, el método más habitual es la mastectomía radical *modificada,* que es similar a la original excepto en la extirpación de los músculos del pecho. Recientemente se ha producido un movimiento en favor de la preservación de los senos; se extirpan el tumor (lumpectomía) y los ganglios auxiliares, pero se deja el tejido conectivo. Después se somete el pecho a radiación para intentar matar las células cancerosas que puedan quedar en él y para producir mejores resultados estéticos, funcionales y psíquicos que los que se obtendrían con la cirugía. Este tratamiento radiológico se denomina terapia coadyuvante, lo que significa tratamiento preventivo y se realiza cuando no hay pruebas de que el tumor se haya extendido. La quimioterapia (el uso de una o de varias sustancias químicas) y la terapia hormonal empiezan ahora a ofrecer esperanzas como complementos de la cirugía.

Movidos por la idea de que los cirujanos quieren «desfeminizar» a sus pacientes, ha surgido un grupo muy activo de entusiastas de la lumpectomía. Las mujeres que más probablemente se beneficiarán de esta extirpación quirúrgica limitada con terapia radiológica son las mujeres jóvenes afectadas de cáncer de mama incipiente que desean los mejores resultados estéticos. No obstante, en algunos casos, la extirpación de un tumor de contorno muy concreto puede dar lugar a una deformidad tan grande como la pérdida del pecho entero.

Es muy triste que desde 1894 se hayan producido tan pocos avances en el tratamiento quirúrgico de la afección, sobre todo teniendo en cuenta que los senos de la mujer, que no tienen ninguna utilidad excepto la de amamantar, tienen unas connotaciones sexuales tan importantes en nuestra sociedad. Es justo decir que los cirujanos han trabajado mucho para curar y controlar la enfermedad en sí misma, y que la mastectomía parcial sólo es posible desde hace veinte años, gracias a la sofisticación de la radioterapia. Éste es un tratamiento local, como la cirugía —aunque los médicos pueden irradiar sin peligro una zona mayor de la que pueden extirpar los cirujanos—, y preserva la función de los tejidos tratados. Pero los médicos no pueden medir la cantidad de focos cancerosos que pueden quedar después de la radiación; y además es muy posible que, alteradas por la radiación, algunas células normales se conviertan en cancerosas.

Un progreso esperanzador para las mujeres que han sufrido una extirpación mamaria importante y que, a los dos años, no muestran reaparición del cáncer, es el aumento de volumen de los senos mediante cirugía estética. Esta sofisticada técnica de reconstrucción se ha perfeccionado tanto que la extirpación de un pecho ya no es una tragedia. Y es indudable que los pechos son muy importantes, en el aspecto estético, para muchas mujeres (por no hablar de los hombres).

A mí, personalmente, me cuesta comprender los intensos sentimientos que tienen hacia sus senos la mayoría de las mujeres. Parte de su preocupación, estoy segura, es lo que sentirán sus maridos: «¿Seré tan atractiva como antes, sexualmente?, ¿le causaré repugnancia?». Es triste que las mujeres tengan que ser esclavas de la vanidad masculina en asuntos tan importantes para su salud. Desde luego, a mí no me gustaría que me amputasen los pechos, pero tampoco les he dado nunca mucha importancia, ni estética ni de ningún tipo. Aunque la pérdida de un pecho pueda constituir un shock, piensa que esos apéndices de grasa y de tejido conectivo no son la base de tu feminidad. Si padeces un cáncer de mama, tienes cosas más importantes de que preocuparte que la pérdida de un pecho. Esto no afectará en absoluto a tu sexualidad, y si tu marido no está contento, es problema de él. No dejes que te preocupe *a ti*; según estudios recientes, una actitud positiva y optimista tiene un papel muy importante en la prevención de recaídas de cáncer.

11

LA PROBLEMATICA PELVIS

Afecciones vaginales

La vagina es el túnel que conecta los órganos sexuales externos con la puerta del útero, el cuello. Abundantemente dotada de vasos sanguíneos y de glándulas lubricantes, es oscura, húmeda y cálida, todo lo cual la convierte en el lugar perfecto para el desarrollo de bacterias y de levaduras o para acoger a flagelados (pequeños parásitos). Las bacterias vaginales normales son útiles: como un ejército, protegen a la vagina contra infecciones e invasiones. Pero a veces el delicado equilibrio bacteriano se ve roto por los medicamentos (antibióticos), un trauma natural (a veces el coito), una infección sistémica (resfriados, gripe), o por afecciones metabólicas (diabetes). Hasta el flujo de sangre menstrual puede cambiar la bioquímica de la vagina normal y hacerla alcalina en lugar de ácida, favoreciendo ciertos tipos de infección.

Una vagina sana puede mantener la sexualidad femenina en su nivel máximo. Pero, con los diferentes estilos de vida que adoptan hoy las mujeres y la mayor libertad sexual, las infecciones vaginales —tanto venéreas como no venéreas— son cada día más frecuentes.

Una horrible y popular película realizada en estos últimos años muestra a un ama de casa de edad mediana, una mujer hermosa que se aburre y conoce en un museo de arte a un misterioso desconocido. Después de acostarse con él en su piso, la mujer descubre por casualidad en el escritorio una notificación de las autoridades sanitarias. Dicha notificación informa al hombre de que ha mantenido relaciones sexuales con una portadora de una enfermedad venérea y se le conmina a que acuda a tratamiento.

A muchas mujeres felizmente casadas esto puede parecerles ridículo, pero no lo es. Las afecciones venéreas son cada vez más frecuentes en la mujer madura, y debes pensar en ellas si tú o tu compañero tenéis relación con otras personas. La reciente permisividad sexual y la abundancia de mujeres de edad mediana no casadas hacen que la relación sexual sea parte importante de la relación social. Ésta es un situación sana; las mujeres descubren nuevas dimensiones de la sexualidad. Pero también descubren nuevas dimensiones de los dolores vaginales.

Mucha gente cree que las enfermedades venéreas son la sífilis y la gonorrea, que son las que causan más estragos. Pero existen otras muchas enfermedades de transmisión sexual que no por menos conocidas son menos frecuentes, y unas cuantas han sido definidas como venéreas hace poco tiempo.

Aparte el chancro sifilítico —una lesión ulcerada indolora de bordes levantados que aparece en los genitales o en la boca—, los síntomas de las afecciones sexuales pueden ser muy inconcretos. Los más frecuentes son la secreción vaginal pronunciada, el dolor y el picor. La mujer sana tiene también una secreción vaginal que, con la ovulación, pasa de ser fluida y blanca o densa y mucosa. Pero esta secreción se produce en cantidad muy pequeña.

La secreción anormal propia de la *gonorrea,* la enfermedad venérea más frecuente, es abundante y parecida al semen. De ahí viene su nombre: *gonorrea,* en griego, significa 'flujo de semen'. Para la mujer, el riesgo de contagiarse de un hombre afectado es nada menos que del 85 por 100.

Pero los síntomas son benignos: la mencionada secreción y unas molestias leves. Muchas mujeres no se molestan siquiera en ir al ginecólogo y aquí está el poblema. La dolencia puede estancarse o remitir, pero al cabo de unos meses se convierte en una grave infección pélvica. El tratamiento en la etapa inicial no es nada complicado: con penicilina o tetraciclina, la enfermedad suele curarse del todo.

El *herpes genital* es una infección vírica que causa grandes dolores y problemas, pero que no tiene las graves consecuencias de la gonorrea. No obstante, los investigadores crean que puede existir una relación entre el herpes genital y el cáncer del cuello del útero. Un tipo de herpes causa unos granitos en la boca, y el otro en los genitales. Los granitos de los genitales tienen el mismo aspecto que los de la boca —pequeñas ampollas que se abren y forman costras— pero duelen mucho más. En los genitales son humedecidos por la orina, que es ácida, y se ven constantemente rozados e irritados por las piernas. A diferencia del herpes oral (de la boca), que tarda en curar de siete a diez días, el herpes genital puede tardar hasta tres semanas. No existe para él una medicación específica y eficaz siempre, pero por suerte la mayoría de los casos responden a una buena higiene y a un anestésico local.

Lo más interesante del virus del herpes es que, una vez que la mujer ha quedado contagiada por contacto sexual, puede volver a contagiarse más adelante sin necesidad de contacto sexual. El virus puede quedar con vida y reproducirse. Pero la primera infección es, con mucho, la más dolorosa.

La *trichomonas vaginalis* es una infección producida por un flagelado, que es un pequeño parásito. Suele transmitirse por contacto sexual, y no parece afectar nunca a mujeres adultas vírgenes. El síntoma más persistente es el picor en la vulva y en la vagina, y puede ser lo bastante intenso como para despertar a la mujer por la noche. La infección por tricomonas se manifiesta a menudo después de la menstruación, cuando la vagina está menos ácida de lo habitual.

La secreción es característica: verde, espumosa y maloliente. El tratamiento con una medicación contra los flagelados es muy eficaz.

La *haemophilius vaginalis vaginitis* es una de las afecciones venéreas más frecuentes y contagiosas. Comienza con una secreción no relacionada con el ciclo menstrual, fluida y blanca, de olor desagradable e intenso, como a pescado. No provoca tanta irritación como algunas otras enfermedades venéreas, pero a menudo causa inflamación de la uretra (el conducto por el que pasa la orina), dando lugar a escozor al orinar. Aunque el origen de la dolencia son unas bacterias, no se cura con la clásica terapia de antibióticos. El tratamiento es idéntico al de las *trichomonas*.

Algunas afecciones vaginales acompañadas de secreción no son de transmisión sexual:

La *monilia vaginitis (candidiasis)*. El moho *Candida albicans* se puede encontrar en la vagina en el 25 o 30 por 100 de las mujeres sanas, pero no todas ellas padecen candidiasis. Puedes presentar síntomas de candidiasis si estás siguiendo un tratamiento de antibióticos para otra dolencia, pues los antibióticos matan las bacterias vaginales. No todas las bacterias vaginales son nocivas; algunas sirven para mantener a raya el moho vaginal. Cuando todas las bacterias mueren, el moho se desarrolla libremente y crea una nueva infección. Generalmente, la zona vulvar está enrojecida e hinchada, y la secreción se parece al queso fresco. Las diabéticas son las más propensas a la candidiasis, pues sus niveles de azúcar cambian el pH de la vagina. El tratamiento consiste en un agente fungicida específico que mata el moho, pero la infección, por desgracia, tiende a hacerse crónica.

La *vaginitis senil* (antiguo y horrible nombre) es una vaginitis no específica causada por la falta de estrógenos. Los síntomas son una secreción amarillenta y escozor. El tratamiento consiste en una crema o píldoras de estrógenos.

El cuello del útero

El cuello del útero es la puerta de este último. Es una prominencia con un orificio en el centro, y mira de frente a quienquiera que se asome a tu vagina. Su única función es franquear la salida del útero al niño que nace, momento en el cual se dilata increíblemente. Para tratarse de una protuberancia insignificante, realiza un asombroso esfuerzo.

Una parte del problema es que el cuello del útero tiene dos clases diferentes de células, unas en la parte externa y otras en el canal cervical. La frontera entre los dos tipos de células es tan tranquila como una frontera del Oriente Medio. Esto se debe a que cada tipo de células responde de modo diferente a los cambios de la estimulación hormonal y a la acidez vaginal. La mencionada frontera es confusa y veleidosa, y este caos la hace vulnerable a la infección y a la neoplasia (desarrollo de un cuerpo nuevo, que puede ser un quiste o un tumor).

Las infecciones cervicales pueden causar pérdidas de sangre durante el coito o después de él, y una secreción anormalmente abundante. El ginecólogo puede determinar exactamente de qué infección se trata mediante un cultivo o un frotis de la secreción, pero incluso con la ayuda de una crema vaginal específica, estas cosas son difíciles de curar y suelen alargarse. A menudo se van y vuelven. En este caso, la única solución es la cirugía.

La cirugía cervical es menor y suele dar buenos resultados. Hay tres procedimientos posibles, y cada cual tiene sus partidarios. El más antiguo es la cauterización, por la cual los tejidos infectados son quemados con el equivalente quirúrgico de un atizador al rojo vivo. El segundo es la criocirugía, que consiste en congelar parte del cuello del útero a una temperatura de cuarenta grados centígrados bajo cero, con lo cual el tejido infectado se desprende. El procedimiento más nuevo es la cirugía con rayos láser, mediante la cual las células infectadas se convierten en vapor. La cirugía con láser requiere unos instrumentos muy costosos, que la mayoría de hospitales no tienen; y a la criocirugía, aunque muy eficaz, muchos médicos la consideran demasiado drástica y algunas veces da lugar a complicaciones. La mayoría de los cirujanos que trabajan en ginecología prefieren la cauterización.

El cáncer cervical

Éste es el cáncer interno más fácil de detectar, y si se ataca pronto, antes de que pueda invadir los tejidos circundantes, también es fácil de curar. Es fácil llegar a la cerviz con la ayuda de un espéculo, un instrumento que se introduce en la vagina, y esto hace muy sencillos los análisis de Papanicolaou. En el frotis para este examen se raspan unas células del tejido, se colorean y se analizan al microscopio. En el 90 por 100 de los casos, el Papanicolaou puede revelar la existencia de un tumor maligno, aunque esté en sus inicios. Si se opera a tiempo, no es necesario siquiera extirpar el útero, de modo que una mujer joven puede seguir teniendo hijos. Recientemente la Sociedad Norteamericana contra el Cáncer ha dicho que el análisis de Papanicolaou sólo es necesario cada tres años, después de dos análisis negativos consecutivos realizados con un año de diferencia; esto ha irritado a los ginecólogos de aquel país, que temen que las mujeres no acudan a consulta para el examen pélvico anual, que puede ser vital para descubrir alguna otra enfermedad. La Sociedad Norteamericana contra el Cáncer recomienda un examen pélvico anual a las mujeres mayores de cuarenta años.

Los ovarios y el cáncer de ovario

Los ovarios son órganos sólidos y de forma oval que se encargan de producir los óvulos y segregar las hormonas femeninas (sobre todo los estrógenos y la progesterona). Evidentemente, en la vida posreproductiva su importancia es mucho menor, aunque nunca están del todo inactivos. Siguen segregando una hormona masculina, la androstenediona, que en el tejido periférico se convierte en estrógenos. Pero la extirpación de los ovarios no representa una gran pérdida, pues las glándulas suprarrenales suplen la producción de hormonas.

Los cirujanos suelen pensar que, pasados los cuarenta y cinco años, todas las mujeres deberían hacerse extirpar los ovarios como medida preventiva contra el cáncer, pues el cáncer de ovario es la quinta causa de mortalidad entre las mujeres. Se trata de una enfermedad mortal e imposible de prevenir. Tiene pocos síntomas precoces, o ninguno. En la mayoría de los casos no se descubre hasta que el tumor se ha desarrollado tanto que afecta a otros órganos de la pelvis por presión o bloqueo, o, peor aún, hasta que se ha extendido a órganos distantes.

No todos los tumores ováricos son malignos, pero *todos* deben ser vigilados atentamente, y, en caso necesario, extirpados y examinados. En la mayoría de los casos, los exámenes pélvicos regulares aseguran el descubrimiento del cáncer de ovario en una fase inicial.

El útero

El útero es el recipiente del feto. Tiene una función específica, generalmente breve, limitada a una parte relativamente corta de la vida de la mujer. Pero es el órgano que más problemas causa a la mujer posreproductiva. Es un órgano pequeño, muscular, de forma de pera, que en sus buenos tiempos tenía la milagrosa capacidad de dilatarse hasta muchas veces su tamaño normal para contener un feto, y la capacidad también extraordinaria de desprenderse de su mucosa interior (el endometrio) una vez al mes. Parece que no produce ninguna hormona, excepto quizá las prostaglandinas, pero es el órgano al que van destinadas las hormonas ováricas y las gonadotropinas (véase el capítulo 2). Sería bueno que, cuando ya no se necesitara, el útero se atrofiase y muriese tranquilamente, pero los órganos de la mujer no suelen ser tan complacientes, y algunas de las dolencias femeninas más graves y costosas aparecen durante la lenta decadencia del útero.

Las afecciones uterinas suelen manifestarse de dos modos: con la formación de tumores o con pérdidas de sangre.

Los tumores del útero

La mayoría de los tumores uterinos son benignos. Se denominan fibromas, y son muy corrientes en las mujeres mayores de cuarenta años. Se forman en las paredes musculares del útero, y a veces sobresalen hacia la cavidad uterina, donde pueden romper la mucosa y causar una hemorragia. Pero la mayoría de los fibromas crecen simplemente hacia fuera y no provocan síntoma alguno. El ginecólogo puede percibirlos al tacto en el examen pélvico anual. Extirparlos o no es algo que depende de la decisión de la mujer. Ésta puede elegir entre la histerectomía (extirpación sólo del útero o bien del útero y los ovarios), la histerotomía (extirpación sólo del tumor, en caso de que aún desee tener hijos), o no hacer nada y esperar a ver qué ocurre.

Yo estoy esperando a ver qué ocurre con un fibroma que tengo, del tamaño de una uva, y mi ginecólogo lo vigila atentamente. No me duele ni me causa pérdidas de sangre, ni bloquea ningún órgano vital, aunque me irrita un poco la vejiga urinaria. El riesgo que corro es de que el tumor me bloquee los riñones, que se ponga a crecer con mayor rapidez o que se vuelva maligno, lo cual no es muy probable, tan poco probable como que los cálculos biliares den lugar a cáncer de la vesícula. ¿Que por qué me resisto a operarme? Pues bien, los fibromas son frecuentes en las mujeres y suelen disminuir de tamaño hacia los cincuenta años, cuando también disminuye la cantidad de estrógenos en el cuerpo. No es que me dé miedo la cirugía. La histerectomía es la operación de cirugía mayor más frecuente en las mujeres, y los cirujanos que la realizan son buenos técnicos. Pero no me gusta la perspectiva de la anestesia general y de la convalecencia de seis semanas, durante las cuales no se puede hacer ejercicio ni conducir, pero se puede *comer.* Si pudiese volver al trabajo al cabo de quince días, es casi seguro que me haría operar. (Véase *La histerectomía,* pág. 137.)

Las hemorragias del útero

La causa más frecuente de hemorragia uterina es el ciclo menstrual. La hemorragia se produce a intervalos regulares, cada vez que el útero se desprende de su mucosa interior, el endometrio. La cantidad de sangre que se pierde varía de una mujer a otra. Algunas mujeres sangran mucho, y otras poco. Pero una hemorragia excesiva en cualquier momento, una hemorragia o una pérdida entre períodos, sobre todo si se repite en varios ciclos, o cualquier pérdida de sangre después de la menopausia pueden ser un síntoma de enfermedad.

La causa más corriente de las hemorragias excesivas en la mujer mayor de cuarenta años es una afección benigna llamada hemorragia uterina disfuncional, causada por un desequilibrio hormonal. Se produce una acumulación excesiva de mucosa uterina, lo que altera la regularidad y la cantidad del flujo de sangre. Una buena solución suele ser el legrado, una operación quirúrgica menor en la que se dilata el cuello del útero y se rasca la pared del útero. Este procedimiento es útil para formar un diagnóstico —los tejidos retirados pueden ser examinados con el microscopio para determinar si hay malignidad— y como terapia, ya que se retira de la pared del útero el tejido excesivo, dejando una base normal.

El legrado puede realizarse en la consulta del médico, pero no te creas eso de que «no le dolerá nada». Hasta con la mejor anestesia local, tendrás dolores después. A veces se hace un legrado «químico» en lugar de quirúrgico: se inyectan o se administran a la paciente unas dosis altas de progesterona, y después se le retira totalmente. Esto induce al útero a desprenderse de la mucosa. Pero la progesterona en dosis elevadas es algo horrible. Causa retención de agua, depresión, dolores de cabeza, náuseas y aumento de peso.

Las hemorragias uterinas disfuncionales duran de diez a veintiún días y pueden consistir en pequeñas pérdidas de sangre, en un flujo escaso pero continuo, en sangre coagulada o en verdaderas hemorragias. Te cansas de la ropa manchada y del incesante cambio de tampones. Si te has sometido varias veces a terapia hormonal y a varios legrados y el problema persiste, es posible que te hartes y que optes por la histerectomía. Las hemorragias acabarán un día u otro, pero no sabes cuándo. Si estás deprimida y cansada del asunto, no hay nada de malo en que te libres del dichoso útero.

La histerectomía

Aquí se plantea un problema importante: ¿existe alguna razón médica para hacerse extirpar el útero a causa de un tumor benigno o de hemorragias repetidas, aunque no exista malignidad? Tengo un amigo que afirma que sí. Es un ginecólogo obstetra muy competente a quien le gusta alardear de que la incidencia del cáncer uterino es tan baja en nuestra región porque él extirpa los úteros al primer indicio de problema. «Al fin y al cabo —dice—, ¿para qué se necesita el útero cuando ya se han tenido los hijos? Si no se necesita para tener hijos, ¿para qué aferrarse a él? Yo no puedo quedarme de brazos cruzados mientras una mujer llega a la anemia a fuerza de hemorragias disfuncionales, ni cuando veo aparecer células atípicas a menudo premalignas. Si el útero no es necesario, ¿para qué conservarlo?».

Esto es lo que antes se decía de las amígdalas: si están infectadas y no proporcionan inmunidad contra nada, quitémoslas. No importa que sea una operación desagradable, dolorosa, sangrienta. Al final, las amígdalas ganaron la batalla y se les permitió quedarse en su lugar, excepto en circunstancias muy extremas. Pero parece que el útero no está ganando su batalla.

Como podréis adivinar, yo no sé aún si considerar válida la histerectomía como prevención del cáncer. Después de todo, el útero es la sede misma de la mente femenina, ¿no? Al menos, todo el mundo lo creía así en tiempos de Freud. El concepto de «mujer histérica» procede directamente de la creencia de que el útero se libraba de sus ataduras y se movía por la pelvis, golpeando todo lo que encontraba, causando dolores, molestias y otras muchas dolencias femeninas. Esto es absurdo, naturalmente, pero muchas mujeres son supersticiosas respecto a su útero. Y, ¿quién sabe si este órgano segrega alguna hormona que todavía no hemos descubierto? Me parece que no se debería extirpar un útero sano; pero si está enfermo, si sangra o si causa otros problemas, no tiene sentido querer salvarlo.

El útero se extirpa aún por afecciones tan leves como la retención de agua, la tensión premenstrual y las irregularidades menstruales. Antes de que los hospitales tuviesen comités de inspección para la cirugía, muchos úteros del todo normales acabaron en el frasco de formalina. En la actualidad, los ginecólogos deben justificar cada extirpación.

El útero caído

Existen razones anatómicas para la histerectomía. El útero puede volverse fláccido y moverse de su lugar. Sí, el útero se mueve, como creían los victorianos, pero no salta por la pelvis. Lo que hace es caer por la vagina y a menudo sale al exterior del cuerpo, y arrastra con él el cuello de la vejiga urinaria, causando dificultades en la retención de la orina cuando la mujer tose o estornuda, o cuando está dando ese perfecto golpe de golf. La mujer ha de levantarse por la noche cada dos horas para ir al baño, el marido le golpea el útero durante el coito, y un día ella mira hacia abajo y le parece tener un pene. Los ligamentos pélvicos se han distendido y no hay cantidad alguna de leche descremada que les pueda devolver la elasticidad. Éste puede ser el momento de pensar en la histerectomía.

El cáncer de útero

Si existe un tumor maligno, la duda, evidentemente, ya no se plantea: hay que extirpar el útero. Cualquier pérdida de sangre después de la menopausia puede ser un indicio de cáncer de endometrio. (Hay algunos cánceres que aparecen en otros puntos del útero, pero el 90 por 100 se producen en la mucosa interior, el endometrio.) En la vida posreproductiva, los ovarios dejan de trabajar —es decir, que dejas de ovular— y, si tienes una buena cantidad de estrógenos en el cuerpo, se produce una acumulación de células (hiperplasia) en el endometrio. Los estrógenos pueden alterar estas células y ocasionar un tumor maligno. Parece que la obesidad y la diabetes, asociadas con niveles de estrógenos relativamente altos en la vida posreproductiva, predisponen al cáncer. Es necesario identificar la hiperplasia mediante un legrado *antes* de que las células se vuelvan malignas e invadan los tejidos circundantes. Si las células hiperplásicas son normales, unas dosis elevadas de progesterona harán desprenderse el endometrio y esto eliminará el problema. Pero, si las células son «atípicas», existe la posibilidad de que la hiperplasia lleve al cáncer y en la mayoría de los casos se recomienda la histerectomía.

Técnicas de extirpación del útero

Si decides someterte a la histerectomía, debes saber que existen dos procedimientos: la operación que se realiza por el abdomen y la que se realiza por la vagina.

La histerectomía abdominal se practica a través de una discreta incisión en el límite del vello púbico, incisión que deja a la vista todos los órganos pélvicos: el útero, las trompas y los ovarios. (De todos modos, si tu ginecólogo no es tan considerado, es posible que te haga una incisión larga que te dejará una cicatriz tremenda. Cuando veo cicatrices así, me pregunto si el cirujano pensaba extirpar también las amígdalas.) Es una cirugía muy simple, pero cirugía al fin.

En la histerectomía vaginal se extrae el útero por la vagina, casi del mismo modo en que se vuelve del revés la manga de una prenda, y se corta, sin incisión abdominal. Los demás órganos de la pelvis no se tocan. Esta operación conlleva menos riesgo de complicaciones (como fiebre e infección) que la intervención abdominal, y la convalecencia es unos quince días más corta.

¿Por qué no se hacen así todas las histerectomías? Porque no todas las afecciones lo permiten. Los tumores uterinos benignos de gran tamaño, las adherencias pélvicas, los tumores ováricos y la mayoría de los tumores malignos han de ser extirpados por el abdomen. Además, a muchos cirujanos mayores (y a algunos jóvenes) no se les ha enseñado este método —que es relativamente nuevo— y no se sienten seguros con él. Tú, como paciente, piensa en las opciones que tienes y elige la que sea más beneficiosa *para ti,* aunque tengas que cambiar de cirujano.

La vida sexual después de la histerectomía

¿Hay vida sexual después de esta operación? ¡Ya lo creo, y muy buena! Pero no inmediatamente. Los hombres se preocupan por su posible impotencia después de una intervención en el aparato reproductor, pero no te preocupes, a ti no te ocurrirá. Eso sí, espera al menos seis semanas para que se cure la incisión. Quizá deberás esperar un poco más después de una histerectomía vaginal, pues la mayor parte de las suturas se hacen en la pared vaginal, pero acabarán curándose. Muchas veces, el cirujano tensará tu vagina durante la operación, lo que puede incluso mejorar tu vida sexual. Recuerda que, aunque tu vagina haya quedado un poco corta, tiene una maravillosa capacidad de alargarse y la incomodidad que puedas sufrir será sólo temporal.

La libido de la mujer no tiene absolutamente nada que ver con el útero ni con el cuello del útero. Si acaso, éste puede hacer doloroso el coito: no es divertido recibir golpecitos en él cuando se hace el amor. Y el útero no es más que una bolsa insensible. Algunos afirman que el útero puede intensificar la respuesta orgásmica al aumentar la congestión pélvica (véase el capítulo 3, La sexualidad), pero la pared vaginal tiene una gran cantidad de vasos sanguíneos, y puede congestionarse todo lo necesario para un buen orgasmo.

Yo conocí a una mujer joven que se había sometido no sólo a una histerectomía total, sino a una operación intestinal importante a causa de un cáncer de colon. En su pelvis no quedaba *nada* excepto la vagina. Se quejó a su médico de que ya no gozaba con la relación sexual, de que sentía dolores y de que ya no tenía orgasmos. Todos los sexólogos se frotaron las manos, satisfechos, y se pusieron a culpar a las operaciones por la pérdida de congestión pélvica (ésta es su teoría preferida y les gusta defenderla). Pero el ginecólogo descubrió que la mujer padecía una grave candidiasis (véase *Afecciones vaginales,* más arriba) debida a la quimioterapia que se le había aplicado por el cáncer, y tenía la vagina inflamada y dolorida. Una vez le curó la candidiasis, la paciente pudo reanudar una vida sexual muy satisfactoria, sin diferencias con su capacidad orgásmica anterior.

De vez en cuando alguien afirma que los estrógenos tienen su papel en el impulso sexual, pero en realidad no se trata de una hormona sexual. Cuando bajan los niveles de estrógenos y de progesterona, durante la ovulación, es cuando se supone que la mujer siente mayores deseos: uno de los pequeños trucos de la naturaleza para asegurar la reproducción de la especie. Después de la menopausia (o después de una histerectomía), los ovarios (si no han sido extirpados) segregan más andrógenos (hormonas masculinas) que estrógenos, y esto, irónicamente, puede *aumentar* el deseo sexual.

Los Papanicolaou y los reconocimientos después de la histerectomía

¿Con qué frecuencia debes someterte a un Papanicolaou y/o a un reconocimiento vaginal después de la histerectomía? Si se te han extirpado también los ovarios, no es necesario el examen pélvico anual, ni el Papanicolaou anual, a no ser que tengas otros problemas. El Papanicolaou se hace para descartar o diagnosticar el cáncer cervical y/o vaginal; cuando se ha extirpado el cuello del útero, sólo es necesario cada tres años, pues el cáncer vaginal es muy infrecuente. Si tus ovarios están intactos, es necesario un examen pélvico anual, para asegurar que no aumentan de tamaño.

Las herramientas del oficio

Las herramientas de la ginecología se han sofisticado mucho en estos últimos años, y pronto sabrás más de ellas (si no lo sabes ya). Casi todas las mujeres tienen noticia del laparoscopio, que es un instrumento óptico con el que se puede ver la cavidad abdominal, y que se introduce por una pequeña incisión en el ombligo. La información que se obtiene con el laparoscopio sólo se podía obtener, antes, mediante una operación de cirugía mayor. Algunas operaciones sólo pueden hacerse con ayuda del laparoscopio, como por ejemplo la esterilización mediante incisión en el ombligo.

El histeroscopio es otro instrumento óptico que permite al médico ver la vagina, el cuello del útero y el interior de él sin necesidad de hacer un solo corte. Esto es útil, sobre todo, en los casos de hemorragias excesivas sin causa aparente. Muchas veces el histeroscopio revela la existencia de un tumor en la pared interna del útero, un tumor que no podía percibirse al tacto.

Finalmente, como ya he dicho, el láser ha llegado a la cirugía ginecológica. Los cirujanos pueden lanzar electrones con una especie de rayo-bisturí que corta causando muy poca hemorragia y poca cicatriz, y eliminar así rápidamente quistes, abscesos, pólipos y lesiones del cuello del útero.

12

LA DEPRESIÓN

Esther tenía muy mal aspecto.

—¿Cómo estás hoy? —le pregunté jovialmente.

Sabía que, si no le hablaba con la máxima cordialidad, se echaría a llorar en seguida. Pero fue inútil. El menor roce era suficiente. Se le llenaron los ojos de lágrimas.

—Muy mal —respondió—. Me siento muy mal.

Esther estaba deprimida. No había necesidad de hacerle llenar un cuestionario, ni formularle las acostumbradas preguntas para los deprimidos: «¿Tienes poco apetito?», «¿duermes mal?», «¿te despiertas antes de hora?». Tampoco era necesario valorar sus tendencias suicidas. (Las mujeres mayores deprimidas no suelen tender al suicidio.)

—¿Qué es lo que te pasa? —le pregunté.

—No puedo con el trabajo —respondió—. Cualquier cosa me agota.

Volví a mirar su historial. En el pasado había sido una persona estable y recientemente no había sufrido ninguna pérdida ni crisis alguna. Su matrimonio parecía ir bien. Sus hijos hacían lo que se esperaba de ellos. ¿Por qué estaba tan deprimida? Pensé en otra mujer a la que había visto la semana anterior, Jenny. También ella había estado sentada en mi consulta, llorando. A diferencia de Esther, Jenny se había psicoanalizado durante diez años, y sabía *por qué* estaba deprimida. La causa era su madre.

—¡Mi madre ha destrozado mi vida! —había exclamado, sollozando—. Me tiene atrapada... La odio... ¡La odio! —declaró, golpeando la mesa.

—¿Dónde está su madre?

—Murió. ¡Murió hace diez años!

Estas dos pacientes eran mujeres y estaban en la edad de la menopausia. Las dos presentaban una depresión desproporcionada con los problemas inmediatos de su entorno. Las dos manifestaban algún... «vacío interior». A este vacío lo llamamos depresión.

La depresión puede manifestarse de muchos modos. Puede ser *retardada,* lo que significa que la paciente muestra retraimiento, fatiga, llanto y dificultad para pensar y para hablar (para encontrar las palabras). La depresión *agitada* significa pasear de un lado a otro, retorcerse las manos, llorar sin cesar y concebir sentimientos de inferioridad. La depresión puede no tener una causa evidente, puede tener una causa que parece desproporcionada, o una causa seria. Pero no debe confundirse con el dolor. El tiempo que dure, su gravedad y la medida en que interfiera con la normalidad de la vida, determinarán si la paciente puede curarse sola o si debe ser tratada con medicamentos y/o terapia. Naturalmente, cada persona afronta las cosas de modo distinto. Algunas mujeres se derrumban bajo un estrés relativamente leve; otras se las arreglan para soportarlo; y unas pocas incluso parecen alegrarse de sentirlo, pues al menos es alguna clase de sensación.

El 30 por 100 de la población de los Estados Unidos tendrá al menos un episodio de verdadera depresión en el curso de su vida, y el 77 por 100 de estas personas serán mujeres. Las mujeres muestran índices de depresión mayores que los hombres, vivan donde vivan —el campo o la ciudad y en cualquier país— y tengan la edad que tengan. La incidencia de la depresión aumenta con la edad.

¿Por qué? Las teorías psicoanalíticas dan la culpa al papel sexual de la mujer. Se supone que las mujeres piensan, en el fondo, que «el papel de la mujer es un asco».

Y se supone que las irrita no alcanzar nunca sus metas en la vida. Y entonces piensan, casi siempre inconscientemente, claro: «Soy una señora, y las señoras no pueden expresar cólera, así que tendré que reprimirla». Y la cólera reprimida se convierte en depresión.

Pero hay más. Las mujeres dependen de los demás en cuanto a su autoestima, dicen los analistas. Es su modo de ser. Cuando no tienen a nadie que las apoye cuando han perdido a un amante, a un cónyuge o un trabajo, se deprimen. En otras palabras, pierden su identidad.

Finalmente, los analistas creen que la pérdida de poder contribuye a que las mujeres se sientan desvalidas y esto conduce a la depresión. Están desvalidas porque no tienen poder para manipular la vida, para cambiar su entorno, o para lograr con sus actos unos resultados previsibles.

Sin duda hay algo de verdad en todo esto, sobre todo en las depresiones leves. Es cierto que los episodios depresivos son menos frecuentes en las mujeres solteras y en las que están satisfechas con su profesión. Una vida familiar represiva o una crisis concreta que hay que soportar sola pueden causar una especie de depresión «situacional». Pero tiene que haber causas más profundas.

En mi opinión, la verdadera depresión es una respuesta prolongada a un estrés físico, social y biológico, respuesta que da lugar a la incapacidad de vivir normalmente. Estrés físico significa enfermedad, estrés social significa entorno, y estrés biológico significa hormonas. La teoría de las hormonas es especialmente importante en lo referente a las mujeres, pues en ellas la depresión grave suele presentarse relacionada con momentos del ciclo reproductivo: el ciclo menstrual, el uso de anticonceptivos, el posparto y la menopausia. En todos estos períodos se producen desequilibrios estrógenos-progesterona.

Además, las mujeres suelen expresar su depresión en formas diferentes. Algunas, en lugar de perder el apetito (que es el síntoma clásico), comen más; en lugar de no dormir apenas, duermen más; se muestran hostiles en lugar de retraídas; y, aunque suelen evitar los grupos numerosos, buscan el apoyo de las amistades íntimas (a diferencia de los hombres).

La depresión no se presenta siempre en estado puro. A menudo va acompañada de ansiedad y a veces es difícil precisar cuál es el síntoma predominante. Tengo una amiga que toma un medicamento contra la ansiedad que la hace sentirse más deprimida. Su médico está tratando una afección que no es. Algunos medicamentos contra la ansiedad son conocidos porque agravan la depresión; es un efecto parecido al del alcohol.

Se utiliza constantemente la palabra *depresión* para indicar «tristeza». Pero la verdadera depresión, la depresión clínica, es del todo diferente y mucho más grave. ¿Cuáles son los síntomas? La persona deprimida se siente desgraciada, desanimada, pesimista, fatigada, aburrida, culpable, asqueada, torpe, irritable, apática, indecisa, desvalida y desesperanzada; llora, piensa en el suicidio, no tiene motivación para hacer nada, duerme poco y se desinteresa del sexo. Presenta todos estos síntomas, pero cada individuo los presenta en un grado diferente. Todo el mundo experimenta estos síntomas en algún momento de su vida. Los cambios normales de estado de ánimo *no* constituyen depresión clínica. Quizá se definiría mejor la depresión añadiendo que esos síntomas son *extremos* o *crónicos*.

Se puede estar deprimido sin padecer depresión clínica. Antes, yo me sentía deprimida los domingos. Esto es muy habitual cuando se está lejos de la familia, porque el domingo es un día «familiar». Me metía en la cama y me negaba a hablar con nadie. El lunes estaba bien. Pero si esta actitud se hubiese mantenido durante varias semanas, si me hubiese negado o hubiese sido incapaz de levantarme y me hubiese negado en redondo a hacer nada o a hablar con nadie, habría tenido una depresión grave. Todo el mundo sufre rachas de tristeza, pero quien es capaz de vencerlas en unas horas no está clínicamente deprimido.

La depresión leve se puede aliviar haciendo algo por uno

mismo. Así se adquiere algún control sobre la situación. A riesgo de parecer el consultorio de una revista femenina, te ofrezco algunas sugerencias:

Tu mente. Hazte respetar por tu marido, tu madre o tus hijos. Es posible que hayas sido creada para la reproducción, pero a estas alturas de la vida ya has cumplido esa función biológica o bien no la has cumplido, así que no le des más vueltas. Aprende a pasarlo bien. Hay buenas películas, bibliotecas, y muchas asociaciones de vecinos que organizan cursos para adultos. Di lo que piensas, y no permitas que nadie te diga que estás demasiado gorda, demasiado delgada, que eres demasiado callada, charlatana, vanidosa o cariñosa.

Tu físico. Adopta el aspecto que deseas tener. Haz un examen crítico de tu apariencia. Un cambio físico siempre te hará sentirte mejor; haz resaltar alguna belleza de tu cuerpo que hubieses olvidado. Un cambio de aspecto puede hacer que algunas mujeres se sientan más dinámicas y seguras de sí mismas y puede darles el empujón que necesitan para empezar de nuevo. Veo a demasiadas mujeres con pantalones cuando tienen el trasero demasiado grande y los tobillos bonitos. Camufla tu trasero si te molesta, y muestra los tobillos.

Tu tiempo. Demasiadas mujeres se quedan en casa y se alejan del mundo. Dejan de aprender y de enriquecerse interiormente. Una de las cosas más sanas que puede hacer una mujer madura es ponerse a trabajar (si no está trabajando ya). He hablado con centenares de mujeres que han empezado trabajos nuevos en esta etapa de la vida, y la mayoría están encantadas. No tiene por qué ser un trabajo «interesante». Muchas mujeres trabajan unas horas en servicios sanitarios, como por ejemplo residencias de convalecientes donde experimentan una gran satisfacción al ayudar a otras personas además de sus familiares.

Creo que, a ser posible, la mujer de edad mediana debe tener un trabajo remunerado. No hay nada como ganar algún dinero para mejorar la autoestima. ¡Pensar que alguien te paga un trabajo hecho! Recibir una retribución te hará sentir que se aprecia tu labor, que formas parte de un equipo de trabajo. En los trabajos voluntarios no sucede esto.

Si piensas volver a trabajar, intenta elegir un terreno que de verdad te interese, y no tengas miedo a ser el último mono por no tener especialización. Piensa que puede constituir una experiencia de aprendizaje, y que te sorprenderá lo de prisa que aprendes. Conozco a una mujer que respondió a un anuncio para un trabajito de contabilidad y después la compañía se amplió. Ahora ella es ejecutiva. Otra mujer que conozco se puso a hacer demostraciones de hornos de microondas y se hizo experta en este campo, que todavía era nuevo. Ahora recibe constantes ofertas de empleo.

Algunas mujeres de edad mediana no desean verse atadas a un trabajo; prefieren estar libres para viajar con su esposo, o para cocinar para manadas de familiares durante un verano en la playa. Si realmente te hace ilusión esta forma de vida no necesitas buscar un empleo. El trabajo voluntario también es interesante; elige una campaña política, un grupo político, una actividad teatral o musical, algo que de verdad te interese.

Hay unas causas objetivas de depresión que no desaparecerán, hagas lo que hagas. Por ejemplo, los problemas económicos o una enfermedad crónica suelen minar el ánimo de las personas. Pero si sucumbes a ellos, no harás más que agravar las cosas y convertirte en otra víctima de la situación.

Todo esto son sólo pequeñas sugerencias, no grandes remedios. Y, muchas veces, lo que parece ser una depresión leve no mejora con estos parches.

La depresión sin causa aparente puede estar relacionada con un defecto genético. La desencadena una disfunción de la química cerebral, y, en las mujeres, los cambios en los niveles de estrógenos, progesterona u otras hormonas. Las mujeres de edad madura se cuentan entre los grupos sociales más afectados por la depresión, en parte por la pérdida de estrógenos. Éste parece ser el agente lubricante del organismo femenino; cuando empieza a faltar, los engranajes no funcionan con tanta suavidad, el cerebro piensa con menos claridad y se pierde la resistencia de la juventud, precisamente en un momento de la vida en que hay que hacer frente a muchas cosas. Y, lo más importante, la mujer de esta edad no ha aprendido a enfrentarse al hecho mismo de la pérdida de resistencia; no ha elaborado un nuevo plan de vida.

Una paciente me dijo hace poco:

—No puedo explicarle cómo me siento, así que lo he escrito en un papel.

Aquel escrito era una muestra típica del pensamiento depresivo, una especie de meditación en verso libre sobre el vacío interior:

> Tres semanas enferma
> me han dejado
> desorientada.
> No quiero salir,
> no quiero ir al trabajo
> ni a cantar.
> Quiero dejar las dos cosas,
> sobre todo el trabajo,
> pero tengo miedo
> de lamentarlo después.
> ¿Me estoy volviendo loca?
> Necesito ayuda.
> ¿Qué me pasa?
> ¿Pierdo la razón?

Estaba en la fase posreproductiva de su vida, y padecía una aguda depresión; sus períodos menstruales se habían ido espaciando hasta producirse cada cuatro meses, más o menos. Parecía que la solución podría ser una terapia de estrógenos. Le prescribí una pequeña dosis y la mandé a casa. Al cabo de dos días volvió a verme, feliz. Su estado de ánimo había mejorado de modo asombroso. Disfrutaba de su trabajo de dependienta, y volvía a cantar como solista en el coro de la iglesia. Ahora sólo la preocupan algunos quistes que tiene en los pechos y el posible efecto de los estrógenos sobre ellos, pero se somete a reconocimientos regulares. Y está contenta.

La deficiencia de estrógenos no es la única causa hormonal de la depresión. Veamos, por ejemplo, el caso de Elaine, una mujer de cuarenta y tres años, de carácter alegre. Logró dejar de fumar pero su personalidad sufrió un extraño cambio: se volvió irritable, colérica, propensa a las lágrimas. «Estoy como si me hubiese atropellado un camión», decía.

¿Por qué estaba deprimida Elaine? ¿Estaba trastornada porque había perdido su chupete de nicotina, o porque temía ganar peso? No. Había dejado el tabaco otras veces y nunca se había sentido así.

Observé atentamente a Elaine y encontré una diferencia entre su actual intento de dejar el tabaco y los anteriores. Ahora estaba en una edad en la que tenía calor constantemente, síntoma que muchas veces es precursor de los accesos de calor. Estaba, pues, en un momento de cambio hormonal. Pero sus períodos eran aún regulares, por lo que la solución no parecía estar en los estrógenos. Pero la hormona tiroides también disminuye con la edad, y también, si se ha fumado mucho, cuando se deja de fumar. Así que le receté una pequeña dosis de tiroidina, y dio resultado. La depresión desapareció.

Veamos ahora la variedad de opciones que existen para el tratamiento de la depresión grave, para ver de dónde ha partido la medicina y a dónde va.

El tratamiento antiguo

Tengo un vívido recuerdo de una cosa, algo que corresponde a un período de mi vida del que no recuerdo mucho más. Se trata de la terapia de electroshocks. Mi padre era psiquiatra en un hospital del estado, y a mí de vez en cuando se me permitía, por ser «de la casa», hacer las rondas con papá. Algunos días estaban destinados a los electroshocks y recuerdo a los pacientes asustados, desconcertados; los conducían a la sala de tratamientos y les hacían tenderse en una tabla cubierta por una sábana. Estaban pálidos, llevaban el pelo cortado al estilo carcelario y sus ropas parecían sacos de arpillera. Los sujetaban cuatro o cinco ayudantes. Se les untaban los lados de la cabeza con una grumosa pasta gris, se les aplicaban los electrodos a las sienes y se les dirigía al cerebro una descarga eléctrica. Yo veía sus convulsiones, les veía morder los depresores linguales (usados para proteger el interior de la boca), retorcerse de dolor, después quedarse agotados y despertar aturdidos y alterados. A continuación les daban un vaso de zumo de naranja y se los llevaban. No recuerdo lo que yo pensaba mientras miraba aquello, inmóvil y con los ojos dilatados, pero recuerdo que tenía pesadillas.

Supongo que cuando no hay nada que hacer, es mejor algo que nada. Recuerdo la frustración y la desesperanza de mi padre al ver que las únicas ayudas con que contaba para curar a los pacientes psicóticos eran el fenobarbital, el hidrato de cloral y el formaldehído, mientras en el hospital estatal había miles de enfermos sin tratamiento posible. Los electroshocks, al menos, abrían un camino en aquel laberinto de pensamientos anormales, como si la corriente eléctrica crease un vacío, como un rayo, y por aquel vacío entrasen pensamientos normales, como el trueno.

El shock (como se le llamaba familiarmente) fue, durante largo tiempo, el principal tratamiento de la depresión grave, aun después del descubrimiento de las fenotiacinas. Se crea o no, su eficacia era considerable, para tratarse de un método tan bárbaro. Pero yo no puedo evitar pensar en la cantidad de células cerebrales que se destruían con este tratamiento. Claro que no importaba mucho. En su mayoría, las víctimas eran mujeres posmenopáusicas. Lo importante era que aquellas mujeres volviesen a sus casas para limpiar y cocinar, y para esto no se necesitan muchas células cerebrales, ¿no?

El electroshock se utiliza todavía en ciertos tipos de depresión y en las dolencias psicóticas que no responden a los medicamentos.

Las terapias actuales

Los medicamentos

La bioquímica ha venido en ayuda de los enfermos de depresión grave. Existen hoy en día fármacos que pueden controlar los niveles de ciertas sustancias químicas del cerebro. Estos fármacos se denominan, lógicamente, antidepresivos. Los antidepresivos más corrientes son los tricíclicos, los IMAO (inhibidores de la monoamina oxidaxa) y el litio.

Los tricíclicos (llamados así por su configuración química de tres anillos) son hoy los fármacos de uso más extendido para el tratamiento de la depresión grave. Son específicos para esta enfermedad; las personas sanas que los toman experimentan ansiedad. Lamentablemente, estos productos no son inocuos y tienen algunos efectos negativos en el sistema cardiovascular: causan aceleración del pulso e irregularidad en los latidos del corazón. Otro efecto secundario es el aumento de peso. También tienden a embotar la sensibilidad sexual (lo que no importa mucho en el caso de las mujeres, según se me dice) y a intensificar los efectos del alcohol y de otros sedantes; estas mezclas pueden tener efectos muy graves.

Los inhibidores de la MAO (monoamina oxidasa) son otra clase de antidepresivos, muy eficaces. Pero también presentan el problema de la incompatibilidad con otros muchos fármacos, con los alimentos que contienen tiramina (queso, aguacates, vino, o cualquier producto curado o sazonado) y con la cafeína. Estas combinaciones pueden llegar a causar la muerte. ¿Cómo actúan los IMAO? Inhiben la monoamina oxidasa, que es una sustancia química del cerebro de la mujer cuya cantidad aumenta con los años y que constituye un importante factor de depresión. Pero los IMAO deben usarse con sumo cuidado.

El litio es una sal que resulta útil en el tratamiento de la depresión psicótica grave bipolar (lo que significa que tiene un aspecto maníaco y otro depresivo). No se usa para tratar la depresión neurótica, el tipo de depresión al que me refiero principalmente en este capítulo.

El triptófano, el aminoácido esencial usado para controlar el deseo compulsivo de comer, puede resultar aún más valioso como medio seguro, no tóxico, de tratar la depresión leve. Actualmente se utiliza en Gran Bretaña con este propósito, pero en los Estados Unidos aún no ha sido reconocido oficialmente como antidepresivo (véase el capítulo 19).

La psicoterapia

¿Por qué estos tratamientos tan drásticos?, os preguntaréis. ¿Y la psiquiatría? Pues bien, una vez le oí decir a un psiquiatra que hablar a una persona deprimida es poco mejor que no hacer nada, y mi propia experiencia en este terreno lo confirma. El médico puede hablar y hablar, pero, por prometedora que sea alguna sesión aislada, a largo plazo esta forma de terapia no suele servir para nada. En la mayoría de los casos, el analizar el pasado (el método a largo plazo —largo, realmente— de la psicoterapia) no es el modo más eficaz de tratar el problema *actual*. Sin embargo, las nuevas terapias cognitivas o de autoconocimiento, desarrolladas por Aaron Beck y David Burns, pueden resultar más eficaces, asociadas quizá con una pequeña ayuda química.

La terapia de autoconocimiento es una terapia en la que el paciente toma parte activa en la observación de sus esquemas de pensamiento distorsionados y en el análisis de las distorsiones. A diferencia de la psicoterapia, es breve, *enfocada hacia el presente* y *práctica*. El paciente pone por escrito sus pensamientos irracionales, tales como acuden a su mente. Esto le permite analizar los defectos de su pensamiento. Es mucho más fácil ver lo absurdas que son algunas ideas cuando aparecen «desenmascaradas» en un papel. Por ejemplo, una de mis pacientes decía: «No merezco comer». (Ya me gustaría que algunas de mis pacientes obesas pensasen lo mismo.) Después de analizar esta idea, salió a la luz que a aquella mujer le parecía que debía ser castigada porque no le gustaba el trabajo de la casa. Tomé este razonamiento y lo llevé a su conclusión lógica: cualquier mujer a quien no agrade el trabajo doméstico no merece comer; por tanto, centenares de millones de mujeres en el mundo no merecen comer. Pero, de esos centenares de millones de mujeres, todas menos una siguen comiendo; sólo mi paciente quería castigarse. La persona deprimida piensa muchísimas veces según modelos parecidos a éste, y el hecho de hacerle escribir y analizar sus pensamientos ha resultado ser un buen método para tratar la enfermedad, un método tan bueno como decirle, durante un año entero: «Hablemos del origen de esos sentimientos...».

El ejercicio

Hoy se habla mucho del ejercicio como posible tratamiento de la depresión. Hay productos de descomposición de los músculos y grasas que pueden causar cambios en la química cerebral. Este tratamiento puede ser mucho más eficaz para los hombres, que físicamente están capacitados para los ejercicios aeróbicos intensos como el *jogging*, debido a su estructura muscular más eficiente. Con el *jogging*, la mujer de edad mediana puede correr el peligro de prolapso de útero, o de someter a un esfuerzo excesivo a sus rodillas, mecánicamente imperfectas. Pero cualquier ejercicio menos intenso no cambiará el metabolismo lo suficiente como para reducir los síntomas. Las caminatas a buen paso pueden ser agradables y útiles para distraer la mente, pero es difícil inducir a caminar mucho a una persona deprimida.

13

EL CARRUSEL QUÍMICO: LAS PÍLDORAS Y EL ALCOHOL

Todo medicamento tiene una época de éxito y otra de desprestigio. Al principio, cuando aparece, sus posibilidades despiertan entusiasmo. Los primeros resultados parecen milagrosos y todos los médicos están deseosos de recetarlo. Después, al cabo de varios años, empiezan a aparecer los problemas a largo plazo, como la adicción, el abuso y los efectos secundarios pasajeros o permanentes. Entonces empieza el pánico. En lugar de pararse a revalorar la utilidad del medicamento, los médicos se niegan a prescribirlo. La prensa lo condena. El niño bonito se convierte en la oveja negra, si me perdonáis la mezcla de metáforas.

Esto ocurre sobre todo cuando el medicamento en cuestión se usa para tratar estados «subjetivos» tales como el apetito, el insomnio, la ansiedad, la fatiga o la depresión. La mayoría de estas afecciones —cosa interesante— las padecen las mujeres y por esto se suele asociar con ellas la nocividad de algunos fármacos. En estos últimos veinte años he presenciado la evolución de la tiroidina, de los somníferos, de las píldoras para adelgazar, los tranquilizantes, los antidepresivos y los estrógenos. Todos han seguido el mismo proceso: introducción, abuso, pánico y reducción excesiva del uso.

Las mujeres son grandes consumidoras de medicamentos. Esto no quiere decir que tomen demasiados o que los tomen sin necesidad. A veces sí que ocurre esto, pero en general la mujer toma una medicina para sentirse mejor y para funcionar mejor cuando la alternativa es el dolor y la imposibilidad de llevar una vida normal.

Examinemos algunos de los medicamentos de mayor consumo y las razones por las que las mujeres confían en ellos.

Para los nervios: los tranquilizantes y los ansiolíticos

El medicamento que ha sido objeto de más críticas en estos últimos años es la pequeña píldora llamada diacepam, conocida más comúnmente con el nombre de Valium, Diacepán o muchísimos otros más. Forma parte de los llamados tranquilizantes menores. El diacepam es eficaz sobre todo en el tratamiento de la ansiedad en la mujer, ansiedad cuya principal característica es un temor persistente e irracional a un determinado objeto, actividad o situación y un deseo imperioso de evitarlos. La persona afecta reconoce que su temor es excesivo o irracional, pero esto no importa: pocas veces es posible librarse de una fobia mediante el razonamiento.

Doris, de cuarenta y ocho años, estaba casada con un hombre acomodado, tenía tres hijos y parecía vivir normalmente. Era simpática y sociable y tenía el afecto de su familia. Pero sufría graves ataques de ansiedad. Imaginaba que podía caer muerta en cualquier momento y temía que ello le ocurriese en un lugar donde no pudiesen auxiliarla. El médico le aseguraba que su salud era perfecta pero ella no le creía. Se había sometido a psicoanálisis, y el psiquiatra le había dicho que sus síntomas eran reacciones de rabia contra su madre, reacciones que ella volvía contra sí misma. Ella lo comprendía, pero no mejoraba.

Doris se sentía muy bien cuando estaban con ella su esposo o sus amigas, e incluso cuando estaba sola en su espacioso apartamento. Pero, cuando se encontraba sola y lejos de los entornos que le eran familiares, era presa del pánico. Comenzó una terapia en un hospital de la vecindad, y se le prescribió un tranquilizante: el diacepam. Los terapeutas la hacían ir sola a lugares cada vez más lejanos, donde la esperaba una asistente social o una amiga. Lo hacían para asegurarle que tendría ayuda si la necesitaba. Fueron aumentando las distancias que había de recorrer, hasta que un día llegó a conducir sola, sin problemas, hasta un lugar situado a treinta kilómetros. Entonces le retiraron el diacepam y le pidieron que repitiese la prueba. ¿Qué ocurrió? Quisiera poder decir que Doris quedó libre de ansiedad para siempre, pero lo que ocurrió es que, sin el tranquilizante, no pudo conducir ni un kilómetro sola.

Si tú fueses su médico, ¿qué habrías hecho? ¿Preocuparte por su posible adicción al diacepam? ¿Enviarla a hacer mil horas más de psicoanálisis? ¿O alegrarte de que, a pesar de su temor irracional pero intenso, pudiese actuar normalmente en todos los aspectos de su vida? Doris no tenía ganas de tomar un medicamento. Pero lo necesitaba y, hasta que pudo resolver el problema por otros medios, le ayudó a llevar una vida normal.

El diacepam sirve para tratar la ansiedad con agitación leve, pero *no* la depresión. Procede de un tipo de sustancias que fueron sintetizadas ya en 1930. Su utilidad para amansar animales dio lugar a su aplicación en medicina. También es eficaz como relajante muscular. Algunos investigadores aseguran que este grupo de medicamentos presenta un considerable margen de seguridad y que, para que se produzca cualquier síndrome de abstinencia, el fármaco ha de ser administrado en dosis enormes durante períodos de tiempo largos y después retirado bruscamente.

A pesar de esto, los tranquilizantes menores han sido tachados de nocivos y adictivos por la «mayoría moral» de la clase médica, y se ha asegurado que se recetaban en exceso. Se ha pasado, pues, del entusiasmo a la reserva. ¿A quién han perjudicado más las dos actitudes? A las mujeres, naturalmente, que son las principales consumidoras.

Muchos problemas relacionados con estos tranquilizantes se producen porque el medicamento es mal conocido y se prescribe con descuido. El diacepam tiene poco efecto, o ninguno, en los estados psicóticos, y el aumentar la dosis para hacerlo eficaz sólo da lugar a confusión mental. Además, el diacepam puede exacerbar la depresión en las personas ya deprimidas, y aumentar su hostilidad e irritabilidad. Y, en las personas a las que no agradan los medicamentos porque les parece que «les hacen perder el control de sí mismas», el diacepam puede crear más problemas de los que elimina.

Sin embargo, para las mujeres que deben combatir muchas formas de estrés en una época de grandes cambios fisiológicos, estos fármacos han representado a menudo la diferencia entre una vida normalmente activa y una actividad apenas normal, o el recurso al alcohol. Las mujeres que han de hacer frente a la disolución de su matrimonio, a tensiones laborales, a problemas con sus hijos adolescentes o adultos, a la tarea de cuidar a los padres ancianos o enfermos, o al fallecimiento de éstos, experimentan a menudo la sensación de que las amenaza una desgracia. A menudo se despiertan en plena noche, asustadas, latiéndoles fuertemente el corazón, pero sin ningún temor concreto. (Se llama a esto «ansiedad flotante».) Lo que menos desea una mujer que se siente así es tomar un calmante; lo que desea es ser fuerte. Pero no se puede ser fuerte siempre, y en un momento de problemas graves no tiene nada de malo pedir ayuda. Cuando ha desaparecido el problema, o los problemas, la mayoría de las mujeres están encantadas de abandonar sus calmantes. El uno por ciento de las que podríamos llamar adictas no justifica que se niegue a la mayoría una medicación tan eficaz y de tan mínima peligrosidad.

Los accesos de ansiedad sin causa pueden convertirse en accesos de pánico y después en fobias. Entonces la persona tiende a evitar los lugares o situaciones que provocan los accesos de pánico. Esta abstención da lugar a menudo a la depresión y el aislamiento, síntomas a los que se han buscado siempre orígenes psíquicos. Pero en la actualidad muchos médicos creen firmemente que la ansiedad, el pánico y las fobias tienen causas biológicas y deben tratarse con medios biológicos. Según investigaciones recientes, la carencia en el cerebro de ciertas cadenas de péptidos —compuestos que producen dos o más aminoácidos y que forman la base de las proteínas— puede hacer que aquél responda exageradamente al miedo. A la larga, esta reacción de miedo podría desencadenarse *sin provocación directa.* Dado que ciertos individuos, sobre todo mujeres y homosexuales masculinos, tienen umbrales de pánico bajos, es muy probable que estas reacciones guarden relación con las hormonas sexuales.

Un medicamento nuevo, el alprazolam, ofrece esperanzas para el tratamiento de los accesos de pánico. Ya no serán necesarios varios años de psicoanálisis para curar el pánico, años durante los cuales el paciente se aparta de la sociedad. No me interpretéis mal; no tengo nada contra el psicoanálisis. Es divertido y constituye un lujo agradable, pero el último éxito bien documentado en la curación de unos síntomas fue probablemente la «Dora» de Freud. El verdadero interés del psicoanálisis —si se dispone de tiempo y dinero— consiste en el conocimiento que se adquiere de los mecanismos de defensa que se utilizan cotidianamente, y del papel que tienen en la conducta. Cuando se conocen estos mecanismos, se puede intentar adoptar otros más maduros que permitan una mejor adaptación.

Existe hoy algo diferente para tratar la ansiedad, algo que no tiene nada que ver con su componente psíquico. Se trata de los «beta-bloqueantes», que provocan un importante cambio en la reacción cardiovascular al miedo.

Puede ser útil hablar aquí de todo lo que hay detrás de los «medicamentos bloqueantes». Nuestros cuerpos funcionan como una serie de acciones y reacciones químicas. Estas acciones y reacciones las provocan hormonas o enzimas que el organismo produce constantemente. En estos últimos años, el pensamiento médico no se ha centrado en detener la iniciación de los procesos bioquímicos, lo que a menudo es imposible, sino en bloquear uno de los receptores que llevarán el proceso a su conclusión lógica, de modo muy parecido a lo que se hace en el fútbol cuando un jugador marca al adversario que recibe la pelota en lugar de marcar al que la pasa. Estos nuevos «medicamentos bloqueantes» hacen lo mismo. Incapaces de evitar el pánico o la secreción excesiva de ciertas hormonas, bloquean los principales receptores de dichas hormonas, en las terminaciones nerviosas o en las paredes de las células. (Estos receptores se denominan receptores alfa o beta, según su configuración química.) El problema de los agentes bloqueantes es que, en su mayoría, no son específicos. Por ejemplo, si se toma una píldora que bloquea el receptor que acelera los latidos del corazón, este medicamento puede también bloquear los receptores de los músculos del esqueleto, creando a la persona una dificultad para levantar los brazos y las piernas.

El propranolol es un adrenérgico, un bloqueante de los receptores beta, que se usa corrientemente para tratar la hipertensión, la rapidez o la irregularidad del ritmo cardíaco —ya sean causadas por factores físicos o psíquicos— y la angina de pecho o la insuficiencia coronaria. El propranolol bloquea el efecto estimulante (simpático o adrenérgico) del sistema nervioso central o de algunos órganos, como el corazón o los vasos sanguíneos. Podría resultar la píldora ideal para el miedo al escenario (porque no causa somnolencia como el diacepam), el miedo al avión y la agorafobia (temor a las multitudes), pues hace que el corazón no responda al reflejo del miedo. ¿Cómo se puede tener miedo cuando no existe la reacción física propia del miedo? El corazón no late fuertemente, las palmas de las manos no están húmedas, no hay sabor a ceniza en la boca y no se acelera la respiración.

Esta forma de tratamiento desagrada a los psiquiatras porque ellos preferirían hacer un largo y costoso psicoanálisis para descubrir *por qué* el paciente sufre de ansiedad, pregunta que a menudo queda sin respuesta, o, si consigue respuesta, es difícil de verificar. («Cuando tenía tres meses, mi padre me soltó y me caí de cabeza; por esto siempre tengo miedo a caerme de cabeza.» O bien: «Me da miedo el avión porque el avión parece un pene gigantesco, y me recuerda cuando mi tío se bajó los calzoncillos delante de mí».) Los psiquiatras afirman que no se puede controlar la ansiedad controlando los latidos del corazón.

El propranolol tiene pocos efectos secundarios importantes. Uno de ellos es el aumento de peso causado por el aumento de la retención de líquidos, y existe la posibilidad de que bloquee la descomposición de la grasa. Por esto, si la situación que provoca la ansiedad es breve o es un hecho específico —como, por ejemplo, el tener que hablar delante de cincuenta personas—, el propranolol no debería causar problemas. Si la situación es crónica, podría ser mejor recurrir a los beta-bloqueantes para las personas ansiosas *y delgadas*; y, para las personas ansiosas *y gruesas,* podría ser preferible el diacepam, que no parece tener ningún efecto sobre el peso.

La otra característica inquietante del propranolol es que bloquea receptores que no hay que bloquear. Por ejemplo, los músculos del esqueleto. El paciente está cansado, sobre todo en tiempo caluroso, y no puede mover las piernas. También causa espasmos bronquiales, por lo que no pueden usarlo los asmáticos. Pero incluso a los no asmáticos les provoca a veces pesadez en el pecho.

Una paciente mía, que usaba un beta-bloqueante para un problema de tensión arterial, me decía que consideraba «antinatural» aquel medicamento. Un día, el invierno pasado, iba con el coche y patinó en una carretera helada. El automóvil dio contra un terraplén. «Fue increíble —me contó—. Me encontraba en una situación tremenda, y el corazón me latía de un modo lento y regular. Pensé: 'Esto es demencial; no estoy asustada'. Si no hubiese estado tomando el propranolol, seguramente habría muerto de un ataque cardíaco.»

Para adelgazar: los diuréticos

Otro grupo de medicamentos muy susceptibles de abuso son los diuréticos. Esto es curioso, porque la función principal de un diurético no es la de mejorar un estado de ánimo ni la de aliviar un dolor físico. Lo único que hace es aumentar la velocidad de formación de la orina y eliminar del cuerpo el exceso de líquido. Pero, como veremos, el exceso de líquido y el estado de ánimo muchas veces están relacionados.

El edema (hinchazón) o retención de líquido es causado por dos mecanismos: la circulación, que indica a los riñones que deben retener sal, y el edema renal, cuando una enfermedad de los riñones les impide excretar la sal. El uso de diuréticos para tratar estos síntomas es lógico y necesario.

Pero, ¿qué ocurre con el uso alegre de los diuréticos para aliviar el misterioso síndrome «estoy hinchada», tan frecuente en mujeres de todas las edades? Y, ¿cuál es la causa de este síndrome? La mecánica de este tipo de retención de líquido es algo que no está claro. La explicación más verosímil es que, cuando ciertas hormonas hacen los capilares más débiles, la parte fluida de la sangre (el plasma) sale de ellos y se acumula en los tejidos. Los capilares débiles causan algunas molestias, pero, en general, menos de lo que afirman algunas mujeres.

A menudo las mujeres usan los diuréticos con finalidades puramente cosméticas, para conseguir un aspecto menos hinchado. Han aprendido a sacárselos a sus médicos, exponiendo de modo muy persuasivo el sufrimiento que representan los anillos y los zapatos que aprietan, el cuerpo hinchado, los senos dolorosos y la depresión. Los médicos no deberían dejarse convencer para administrar diuréticos con tanta liberalidad. Muchas veces me encuentro con pacientes que tienen recetas con las que pueden comprar diuréticos durante un tiempo indefinido, a veces durante varios años. Si les pregunto con qué frecuencia toman un diurético, me contestan: «Siempre que lo necesito». Si les pregunto cuándo lo necesitan, responden: «Cuando me siento hinchada». Si les pregunto cuándo se sienten hinchadas, suelen molestarse. Los diuréticos se prescriben hoy rutinariamente en medicina general para aliviar la «hinchazón», la tensión premenstrual, la hinchazón de las piernas y la hipertensión arterial.

Las mujeres que llevan mucho tiempo tomando diuréticos se resisten a dejarlos y yo he mantenido muchas luchas cuando he querido interrumpir esta forma de terapia. A las mujeres les gusta tomar diuréticos; es agradable no verse ni sentirse hinchada. Pero, en lo referente a la pérdida de peso, a menudo tienen esperanzas infundadas. Si no se observa un régimen, el diurético no ayuda a adelgazar. Los diuréticos pueden incluso ser contrarios a la posibilidad de un régimen, ya que muchas mujeres confían en ellos a la hora de perder un par de kilos, y no se molestan en cambiar sus hábitos dietéticos. Un diurético no contrarrestará totalmente la retención de líquidos que tiene lugar antes del período menstrual o durante una terapia a base de estrógenos. Un diurético no te hará orinar mucho todos los días; sólo te hará eliminar el agua sobrante accesible. Cuando dejes de tomarlo, puede producirse una retención de agua como efecto de rebote. Cuanto más fuerte es el diurético, más acusado será este efecto. Por esto, un diurético no debe dejar de tomarse bruscamente, sino poco a poco.

¿Los peligros? Son frecuentes las reacciones alérgicas. Los diuréticos pueden robarle al cuerpo potasio, sodio y a veces magnesio, provocando así debilidad, aturdimiento y calambres musculares. Pueden verse agravados los problemas renales *ya existentes,* y, muy raramente, formarse cálculos renales. A veces los diuréticos agravan también la diabetes latente. Pero normalmente los riñones no se ven afectados, a no ser que exista un problema metabólico subyacente.

Dos historias sirven para mostrar los imprevisibles beneficios y riesgos de los diuréticos. Beverly, de cuarenta años y algo más de 70 kilos de peso, quería adelgazar. El médico le prescribió un régimen de 1.200 calorías, un fármaco para reducir el apetito y un diurético. El examen físico de Beverly indicó que su salud era buena. Siempre había sido gordita, pero había aumentado rápidamente de peso durante su último embarazo (a los treinta y siete años).

Beverly siguió el régimen y perdió nueve kilos, pero empezó a ver que le aparecían grandes ampollas en las piernas. También padecía intensos dolores de estómago después de tomar el diurético. Cuando le habló al médico de estas dos cosas, él le dijo que ninguna de ellas tenía que ver con el medicamento y que probablemente Beverly comía mal. Y dijo que las ampollas debían de ser quemaduras causadas por los cigarrillos. Esto último no parecía muy lógico, pero Beverly fumaba mucho y a veces se le caía ceniza en la ropa, de modo que aceptó la explicación. Pero las ampollas empeoraron y no parecían quemaduras. Cuando se quejó por segunda vez al médico, éste le dijo que estaba haciendo una montaña de un grano de arena. Sin saber qué hacer, acudió a un dermatólogo que hizo una biopsia de las ampollas y le dijo que tenía una afección cutánea causada por la alergia a un medicamento, posiblemente el diurético. Ella dejó de tomarlo y le desaparecieron las ampollas. Pero el médico de cabecera siguió negándose a reconocer que el diurético tuviese algo que ver con aquellas erupciones cutáneas. Declaró que aquella afección suele aparecer y desaparecer sin razón conocida.

Diane acababa de cumplir los cuarenta y dos años, y sus períodos aún eran regulares. Pero empezó a observar que antes de cada menstruación se sentía más irritable e hinchada. No podía ponerse los zapatos ni los anillos. La menor contrariedad la hacía llorar. Su marido y sus hijos, estos últimos adolescentes, consideraban imposible vivir con ella.

Oyó decir que sus síntomas podían aliviarse con un diurético y fue a su ginecólogo para que se lo recetase. El ginecólogo echó una mirada a su ficha y afirmó que Diane nunca había padecido tensión premenstrual y que no había razón para creer que la padeciese ahora. Le dijo claramente que estaba contra los diuréticos y que se negaba a recetarle uno. Diane siguió mostrando inestabilidad emocional durante los quince días anteriores a las reglas y por fin decidió buscar ayuda psiquiátrica. Estuvo en terapia durante un año, sin mejorar en absoluto. Su matrimonio estaba en las últimas. Volvió al ginecólogo y le rogó que la ayudase. Él le repitió que era contrario a los diuréticos, pero le sugirió la posibilidad de una histerectomía, puesto que ya no estaba en edad de tener hijos. Desesperada, visitó a un endrocrinólogo y éste le prescribió un diurético; los resultados fueron asombrosos. En una visita posterior la acompañó su esposo, quien dijo al médico: «Me ha devuelto usted a mi mujer».

Beverly y Diane representan dos caras de la moneda. Beverly era una mujer relativamente sana, cuyo régimen no presentaba complicaciones y que no necesitaba tomar regularmente un diurético. Su régimen iba bien con la sola ayuda de un anorexígeno, o reductor del apetito. La negativa de su médico a cambiarle la medicación fue un atropello: si un paciente presenta una reacción alérgica mientras toma un medicamento, es lógico suponer que la causa es ese medicamento, mientras no se demuestre lo contrario. Y es frecuente que los diuréticos provoquen erupciones alérgicas.

Diane, en cambio, necesitaba realmente un diurético y *nada* más. Debido a los desequilibrios hormonales del principio de su vida posreproductiva, su cuerpo retenía más líquido que nunca. El problema se remedió sencillamente con un diurético, tomado la semana anterior al período. En la mujer, la retención de líquido va íntimamente ligada a la relación estrógeno-progesterona, y es más acusada durante las dos semanas anteriores al período. Aunque algunos médicos son partidarios de disminuir la ingestión de sal, esto es ineficaz cuando los síntomas son muy agudos. En muchos casos es un buen remedio la vitamina B_6 —unos 200 miligramos diarios durante la semana anterior a la regla—, pero no se sabe por qué.

¿Y los diuréticos en los regímenes para adelgazar? Son

útiles, pero *no necesarios*. Se puede hacer régimen sin ellos, aunque seguramente será un régimen más largo y difícil.

Los diuréticos deben usarse con cuidado, pero su utilización responsable en un régimen puede significar la diferencia entre el éxito y el fracaso. Creo que existe en la mujer una relación muy real entre la pérdida de grasas y la retención de líquido. Cuanta más agua retiene el cuerpo de una mujer, menos capaz parece de quemar su grasa. Durante los períodos de gran retención de agua, todo su sistema de eliminación de grasa se hace más lento y a veces casi se detiene.

Un diurético puede ser útil en un régimen:

1. Para las mujeres que toman anticonceptivos u hormonas. El hacer régimen mientras se toma la píldora constituye muchas veces una sucesión de altibajos, aunque se mantenga constante el régimen. Los diuréticos contrarrestan algunas de las propiedades de la píldora en el sentido de la retención de líquidos.
2. Después de un fin de semana «en grande». Durante los fines de semana, muchas personas comen o beben más de lo habitual. Esto puede hacer que la báscula salte dos kilos, aun cuando el total de calorías consumidas no justifique un aumento tan importante. Este aumento está evidentemente relacionado con la retención de líquido. El uso prudente de un diurético puede separar la grasa del líquido. Sin embargo, esto no significa que yo recomiende la toma de un diurético cada vez que se haya comido demasiado.
3. Durante la semana anterior a la regla. Esta semana puede ser una semana perdida en lo que respecta al régimen, pues el peso aumenta implacablemente. En estos días el diurético es útil no sólo en el aspecto psíquico, sino en el físico. Durante esta semana es más fácil que nunca recuperar un par de kilos que ya se habían perdido. Cuando el cuerpo está saturado de agua, las células de grasa sedientas, recién vaciadas, pueden llenarse con rapidez.
4. Cuando una mujer comienza su enésimo régimen.

Más o menos, el 50 por 100 de las mujeres obesas tienen hipertensión (tensión alta), que desciende una vez han perdido de cinco a quince kilos. Los diuréticos pueden servir a estas mujeres para mantener su tensión arterial en niveles normales hasta que han perdido el peso necesario. Las mujeres hipertensas parecen retener líquido debido a la propia hipertensión.

Mi opinión sobre los diuréticos ha variado desde que empecé a tratar la obesidad. Al principio prescribía con mayor facilidad, y compartía la alegría de mis pacientes cuando las veía entrar en el despacho más esbeltas. Cuando les daba diuréticos regularmente, nunca las oía exclamar: «¡Es que me va a venir la regla!», ni «¡Es que retengo agua!», ni «¡Estoy hinchada!». Pero después empecé a observar que el diurético las hacía sentirse cansadas, sobre todo en verano. Y comencé a reducir las dosis, en verano y en invierno. Ahora, aunque una paciente esté tomando un anticonceptivo, sólo le prescribo un diurético para los dos o tres días anteriores a la regla, y en dosis pequeñas.

Para animarnos: la tiroidina

Entre las mujeres se da un gran consumo de tiroidina. Pero el hipotiroidismo —deficiencia en hormona tiroidea— no es una dolencia corriente. Esto parece una contradicción pero es verdad.

La glándula tiroides está situada en la base del cuello, y segrega dos formas de hormona tiroidea, llamadas T3 y T4. Aunque la T3 es la que más interviene en el metabolismo, los endocrinólogos (especialistas en glándulas de secreción interna) suelen prescribir T3 y T4 cuando tratan una verdadera deficiencia en la tiroides.

En ocasiones, la glándula tiroides no produce la cantidad suficiente de hormona porque está infectada o dañada, de modo que la toma de tiroidina es correcta y lógica. Más a menudo, se utiliza la tiroidina para reducir el tamaño de una glándula tiroides que se ha vuelto demasiado grande (bocio), el agrandamiento de una parte de la glándula, o un tumor en la misma (adenoma). Los agrandamientos se producen cuando el bajo nivel de hormonas tiroideas en la sangre hace que la glándula pituitaria exija más producción a la tiroides. Cuando ésta no puede producir más, se hincha. La tiroidina satisface a la pituitaria, que deja de presionar a la tiroides y le permite volver a su tamaño normal. Y todo el mundo está contento.

Sin embargo, no todas las mujeres que toman tiroidina padecen hipotiroidismo (tiroides poco activa) ni bocio, ni tienen adenomas. En el inicio de la mayoría de las terapias de tiroidina hay una mujer que llega a la consulta de un médico con uno o más de estos síntomas: fatiga, sensibilidad al frío, hinchazón de la cara, manos y tobillos, cabello quebradizo, caída del cabello, tendencia a la obesidad y confusión mental. Todos estos síntomas *pueden* ser los del hipotiroidismo... y los de otras muchas enfermedades, así como del proceso normal del envejecimiento. El examen físico y los análisis de sangre suelen dar resultados normales, excepto el análisis de tiroides, que da «normal bajo». «Normal bajo» es hoy en día el gran cajón de sastre de la medicina. Está claro que en el espectro «normal» ha de haber un nivel alto y otro bajo, pero los síntomas de la paciente persisten, el médico no sabe qué hacer... y le prescribe tiroidina, lo que generalmente la hace sentirse mejor, o al menos le alivia alguno de los síntomas. ¿Es «normal bajo» un diagnóstico legítimo, o es la tiroidina un placebo?

Esta medicación a base de hormonas tiroideas se suele continuar durante *años,* o hasta que algún endocrinólogo nuevo, joven y bien intencionado, se propone interrumpirla. Entonces la mujer se indigna y se asusta.

—Es que llevo años tomando tiroidina... —suplica.

—Bueno, déjela durante tres semanas solamente, para poder hacerse un análisis de sangre.

—¡No puedo! ¡Si la dejo tres semanas me moriré! ¡Me

quedaré dormida en pleno día! ¡Seré incapaz de jugar al tenis!

Y así continúa el enfrentamiento. Si gana la paciente, seguirá tomando tiroidina indefinidamente, coincidiendo incluso con su medicación cardíaca, si llega el caso. Si gana la batalla el joven doctor entusiasta, ella dejará la tiroidina porque su análisis de tiroides resultará normal. Y volverá a estar fatigada.

El uso de la tiroidina para tratar un síntoma y no una verdadera deficiencia está perfectamente justificado, en mi opinión, cuando la paciente se siente mejor tomándola. A medida que la mujer envejece, disminuye la velocidad de su metabolismo basal, aunque esto no se refleje en los análisis de tiroides. Mientras la tiroidina no provoque aceleración del pulso, interrupciones en los latidos del corazón, nerviosismo o ansiedad (lo que ocurre a menudo), creo que vale la pena probarla en los casos de fatiga crónica sin causas aparentes.

No obstante, la T3 tiene sus inconvenientes en el tratamiento de la mujer de edad mediana, cuyo sistema cardiovascular no siempre es estable. Incluso en dosis pequeñas, puede causar interrupciones en los latidos del corazón y aceleración del pulso. Por lo general, no hay efectos secundarios con las dosis de alrededor de 5 microgramos. Pero en la paciente de más edad es muy difícil elevar la dosis de T3. Una mujer de cuarenta y tantos años puede tolerar unos 50 microgramos, cuando no hay afección cardíaca ni hipertensión. A partir de los cincuenta años, aproximadamente, puede tolerar hasta 25 microgramos, y a partir de los sesenta no puede sobrepasar en mucho los 10 microgramos. Yo he prescrito estas dosis bajas de tiroidina con excelentes resultados.

A pequeñas dosis, la T3 puede tener un efecto notable en las mujeres maduras. Muchas de ellas afirman que no se sienten tan soñolientas durante el día y que piensan con mucha mayor claridad. Una paciente me dijo que la T3 había cambiado totalmente su vida. Afirmó que, antes, se olvidaba de nombres y números y tenía miedo de perder la razón. Con la ayuda de la T3 su mente se despejó. También pudo perder peso más fácilmente. A veces, la deficiencia tiroidea se ha diagnosticado erróneamente como depresión. El 6 por 100 de los pacientes geriátricos ingresados en residencia por demencia senil han resultado padecer hipotiroidismo o tener una tiroides poco activa, y con sólo corregir esta deficiencia se han conseguido notables recuperaciones.

Finalmente, llegamos al uso de la tiroidina por la mujer que hace régimen. ¡Qué controversia levanta este tema! Si los análisis de tiroides resultan normales, pero la paciente presenta algunos o todos los síntomas del hipotiroidismo, además de dificultad para adelgazar, ¿debemos o no administrarle tiroidina? Los puristas dicen: «No, nunca». Las pacientes dicen: «Sí, por favor».

Mis pacientes obesas creen que la tiroidina es un factor muy importante en la descomposición de la grasa. También se dan cuenta de que su organismo, sin ayuda, no descompone la grasa muy eficazmente, y suponen que deben de padecer una deficiencia tiroidea o que tienen una tiroides poco activa. En realidad, la mayoría tienen una función tiroidea absolutamente normal —al menos, según los tests convencionales—, y las pocas que sufren hipotiroidismo sólo presentan un pequeño exceso de peso.

A pesar de esto, la T3 puede ser eficaz para controlar el peso incluso en personas con una función tiroidea normal. Tengo muchos casos documentados de pacientes que seguían regímenes muy bajos en calorías (600 diarias) y que perdían peso muy lentamente (de 100 a 200 gramos por semana), hasta que les prescribí pequeñas dosis de T3. Entonces empezaron a adelgazar normalmente (1 kilo por semana). Algunos médicos afirman que el peso que se pierde con ayuda de la T3 se debe a que aumenta la pérdida de agua y de proteínas. Pero quizá lo que nos desorienta son los mismos análisis de tiroides. Quizá no estamos midiendo el *tipo* de tiroides que nos interesa.

Durante una conferencia sobre el tema, en Boston, varios médicos me dijeron que los actuales análisis de sangre para determinar la T3 y la T4 no dan siempre una imagen fiel de la realidad, y que habría que practicar el análisis de hormona estimulante de la tiroides (TSH). A partir de ese momento, he prescrito un TSH a muchas pacientes mías a las que costaba adelgazar y a menudo he descubierto un hipotiroidismo.

Utilizo la T3 para tratar a las pacientes obesas, *siempre* junto con un régimen, en los casos de: *1*) verdadera deficiencia tiroidea; *2*) obesidad resistente, como defino a la de las mujeres que, sometidas a un régimen de menos de 600 calorías diarias, sólo pierden 100 o 200 gramos por semana; *3*) operación quirúrgica reciente (la pérdida de peso es muy lenta, en el caso de la mujer, después de una operación de cirugía mayor; esta dificultad puede persistir hasta un año después de la intervención); y *4*) mujeres que están dejando de fumar. (La nicotina eleva la velocidad metabólica y reduce el apetito; al dejar de fumar, se come más y se quema menos.)

Las dosis de T3 que prescribo son muy pequeñas: de 5 a 25 microgramos. He observado que estas pequeñas cantidades son muy útiles, sobre todo en los casos en que la paciente deja de perder peso sin abandonar el régimen con el que lo iba perdiendo. Sabemos hoy que, en la persona sometida a un régimen adelgazante, los niveles de T3 descienden a fin de proteger la grasa del cuerpo y que, aumentando estos niveles, podemos dar lugar a una pérdida de peso más rápida.

Con relación al problema del adelgazamiento, he visto el paso de la antigua prueba del metabolismo basal, que daba lugar a que *casi todo el mundo* hubiese de tomar tiroidina, a los análisis de sangre, que excluyen del uso de la tiroidina a casi todo el mundo. Yo no considero la tiroidina un medicamento tan peligroso como quieren hacernos creer algunos. De los centenares de mujeres que han pasado por mi consulta y que ya llevaban tiempo tomando tiroidina, todavía no he visto una complicación grave cuando el medicamento se ha administrado en dosis adecuadas y bajo el control de un médico responsable.

Para el dolor: los antiespasmódicos y el nuevo tratamiento de las úlceras

Los antiespasmódicos eran los medicamentos a los que se recurría en la mayoría de los casos de afecciones gastrointestinales, como dolores de estómago, úlceras y diarrea. Son derivados de la belladona, una planta que tomó su nombre («hermosa dama», en italiano) de las mujeres que la tomaban para que se les dilatasen las pupilas y para estar pálidas y parecer lánguidas. Los antiespasmódicos inhiben el sistema nervioso parasimpático, que rige los movimientos intestinales. Pero su efecto no es muy selectivo, y llega a zonas que no son los intestinos. Así pues, con estos medicamentos no se puede tratar un dolor de estómago sin sufrir molestos efectos secundarios, como sequedad de boca, desorientación visual, aumento de sensibilidad a la luz y dificultad urinaria.

En los últimos tiempos, los antiespasmódicos se han visto desacreditados. Sus detractores afirman que sólo sirven para algo a las personas que babean demasiado. Pero yo los he encontrado útiles en el tratamiento de dolores abdominales causados por virus, alergias a algunos alimentos o intolerancia a la grasa, que son las causas más frecuentes del antiguo dolor de estómago. Son más o menos eficaces en el tratamiento de la diarrea, pero no sirven de gran cosa en el síndrome del colon irritable ni en el cólico biliar, y se está poniendo en cuestión su uso en el tratamiento de las úlceras. La tintura de belladona, el antiespasmódico original y más antiguo, sigue siendo el más eficaz, aunque el menos usado.

El alivio que proporcionan los antiespasmódicos compensa de los efectos secundarios, aunque éstos son muchos y desagradables. Algunos laboratorios farmacéuticos les añaden fenobarbital, que aumenta la somnolencia, la cual puede ser más desagradable que los efectos secundarios del medicamento original.

Pero hay buenas noticias para las pobres víctimas de la úlcera —que son muchas—, a las que hoy se trata con un régimen, antiespasmódicos y antiácidos, y que padecen todos los efectos secundarios de estos medicamentos. Se ha descubierto un método mejor y más específico de tratar las dolencias gastrointestinales. Se trata de un agente bloqueador de los receptores de histamina, la cimetidina, que ha revolucionado el tratamiento de la úlcera. La cimetidina reduce la secreción de ácido gástrico e inhibe el movimiento gástrico.

La úlcera es la erosión de la membrana mucosa del estómago o intestino, erosión que penetra en el músculo, dejando zonas sensibles expuestas a la secreción de pepsinas ácidas, lo que produce acidez, hinchazón, eructos ácidos, náuseas e incluso vómitos. El dolor es constante y profundo. Antes de la cimetidina, el mejor tratamiento de las úlceras eran los antiácidos, que proporcionan algún alivio si se toman a menudo y en dosis bastante grandes. Estas dosis deben ser, como mínimo, de dos cucharadas soperas, para neutralizar el ácido ya segregado, una hora y tres horas después de cada comida, y antes de acostarse. Son, pues, siete dosis diarias de antiácidos, de un preparado poco apetecible, de sabor a yeso, y que produce diarrea o estreñimiento. Los antiácidos líquidos son mucho más activos que las tabletas; para obtener algún alivio mediante las píldoras masticables es necesario tomar unas treinta o cuarenta al día.

La cimetidina puede usarse junto con los antiácidos, pero esto no suele ser necesario, pues ya es muy eficaz de por sí. Y, además, hace innecesarios los monótonos regímenes a base de alimentos de fácil digestión y de alto contenido calórico. Se puede comer casi todo lo que se desea. Lo único que hay que evitar si se tiene una úlcera son las aspirinas y el alcohol, que son en extremo corrosivos para los tejidos en proceso de curación.

Para adelgazar: los anorexígenos

Los anorexígenos han perdido la popularidad que tuvieron, debido a la mala prensa y a los abusos que se han cometido con ellos.

¿Es absolutamente necesario tomar píldoras durante un régimen? La respuesta evidente es que no. Si los anorexígenos hiciesen lo que se suponía que hacían —eliminar totalmente el hambre—, la respuesta sería rotundamente afirmativa. Pero, en su forma actual, estos fármacos sólo representan una ayuda. El efecto principal de los anorexígenos es el de reducir el apetito. En palabras de una paciente mía, «Estas píldoras me salvan de morirme de hambre». Su función no es, como creen algunas personas, la de acelerar el metabolismo ni la de ayudar a quemar las grasas. Según algunos autores, estos preparados pueden causar los siguientes efectos secundarios: sobreexcitación, nerviosismo, inquietud, insomnio, agitación, sofocación, temblores, sudores, elevación de la tensión sanguínea, sequedad de boca, náuseas, diarrea, estreñimiento, dolor de estómago, poliuria, disuria y cambios en la libido.

Pero estas molestias las padecen de todos modos las mujeres de edad mediana, tomen o no anorexígenos, según las quejas que escucho constantemente. Es probable, pues, que el fármaco intensifique uno de estos síntomas cuando ya se tienen. Pero recordad que muchas mujeres no presentan *ningún* efecto secundario cuando lo toman. Según los autores que acabo de citar, es *posible* que aparezcan estos efectos secundarios, pero no inevitable.

Los anorexígenos eran preparados a base de anfetaminas, que son poderosos estimulantes. Se abusaba de ellos constantemente, tanto por parte de los médicos como de los pacientes. Pero en los últimos diez años han sido sustituidos por estimulantes mucho más suaves. Por desgracia, el estigma del abuso sigue pesando sobre *todos* los supresores del apetito. Y también sigue vigente la consideración moral según la cual «Has de tener la fuerza de voluntad de adelgazar sin ayuda». Todo esto dificulta mucho la valoración imparcial de estos fármacos.

No soporto a esos médicos que dicen que lo único que hay que hacer para perder peso es cerrar la boca. Yo invito a cualquier hombre que piense esto a que se someta durante tres o cuatro semanas al régimen que precisa una mujer obesa para perder peso. Pocos aceptarán el desafío. El primero al que se lo dije me respondió: «¿Qué? ¿Y dejar los cacahuetes del hockey? ¡Eso nunca!» Evidentemente, no comprendía que el severo régimen adelgazante a que han de someterse muchas mujeres de edad mediana y avanzada constituye un problema dietético y social.

Otro problema que suscitan los anorexígenos es que pueden «chocar» con otros medicamentos. Es frecuente que la mujer madura tome ya otros fármacos: tiroidina, estrógenos, progesterona, antialérgicos, diuréticos o analgésicos. No todos estos medicamentos han de ser necesariamente incompatibles con los anorexígenos, pero, como todos los anorexígenos son básicamente estimulantes, potentes o leves, cuando se unen a otro estimulante el efecto puede ser excesivo. En algunas mujeres, su combinación con los estrógenos puede causar depresión. Un médico conocido mío recetó un anorexígeno (estimulante) a una paciente que, sin él saberlo, tomaba ya un relajante muscular (depresor). La paciente llegó a tener alucinaciones. Por suerte, se trataba de una persona estable, un criterio importante cuando se piensa en administrar a alguien medicamentos que pueden alterar el estado de ánimo. Al cabo de unas horas, cuando hubieron pasado los efectos del anorexígeno, la paciente volvió a encontrarse bien. De todos modos, el médico tuvo suerte de que ella no viviese al lado de un abogado.

Los supresores del apetito son útiles para un grupo de pacientes que, por su debilidad ante las tentaciones, por el estrés que sufren, por las pocas calorías que consumen o por lo mucho que esperan de sí mismos, no son capaces de empezar un régimen sin alguna ayuda. Los anorexígenos sólo sirven para controlar la verdadera hambre física. Sus efectos secundarios no suelen ser graves, sino sólo molestos, y pueden aliviarse inmediatamente cambiando de marca, variando la dosis, o cambiando la hora de la toma. Por ejemplo, una paciente se quejó de que la píldora que tomaba le provocaba náuseas. Al elaborar su tabla de comidas, nos dimos cuenta de que no desayunaba ni almorzaba, y de que se tomaba la píldora a las 10.30 con el estómago vacío. Cuando le aconsejamos que comiese algo antes de tomar la medicación, las náuseas desaparecieron. Otra paciente se quejó de que no podía dormir. Tomaba el anorexígeno a las 10 de la mañana. Le dijimos que lo tomase a las 9, y no tuvo más problemas. Este pequeño cambio fue suficiente.

Los anorexígenos, en el contexto de un buen programa global para reducir peso, tienen una función para las personas de buena salud que no sean adictas en potencia. En los quince años que llevo tratando la obesidad, pocas veces he visto un caso flagrante de abuso de este medicamento, excepto en personas en las que incluso un idiota hubiera visto que eran adictas. Por ejemplo, un hombre de metro setenta y 57 kilos que entró en mi despacho, temblándole los dedos manchados de nicotina, y me dijo que tenía que perder la barriga. O un hombre que vino desde un barrio muy lejano al de mi consulta y me preguntó si yo tenía «esas píldoras negras», porque su médico había dejado de dárselas. El abuso existe, pero es muy infrecuente cuando el médico trabaja a conciencia. A los verdaderos obesos les gusta la comida, no las drogas.

Los anorexígenos que se venden sin receta

Suelen consistir en dosis muy pequeñas del anticongestivo antihistamínico fenilpropanolamina. Las autoridades médicas de algunos países los consideran inofensivos y son útiles para reducir el apetito. A veces se les añade cafeína, para que resulten estimulantes, y un anestésico local, para insensibilizar las papilas gustativas de la lengua.

Algunos laboratorios farmacéuticos las venden a los médicos que venden personalmente sus medicinas (práctica demasiado habitual entre los dietistas). Cuando se compran estas píldoras en la farmacia, vienen con las indicaciones para un régimen.

¿Peligros? ¿Efectos secundarios? Se tiene noticia de algunas desgracias ocurridas cuando estas píldoras se tomaban junto con antidepresivos, pero también es posible que el causante fuese el antidepresivo por sí solo. No me hace demasiada gracia la combinación de la fenilpropanolamina con otro estimulante, la cafeína, porque esto introduce un factor más de estrés en un organismo que ya está desequilibrado. Pero no olvidemos que la fenilpropanolamina es sólo un anticongestivo. Nadie se preocupó por él cuando sólo se usaba para destapar narices, pero, etiquetado como anorexígeno, despierta furores increíbles.

La fenilpropanolamina es un anorexígeno suave que ayuda a algunas personas a seguir un plan de adelgazamiento. Su efecto es tan leve que resulta poco mejor que el de un placebo. El verdadero peligro de los anorexígenos que se venden sin receta es que los utilizan sin vigilancia médica personas que pueden tener otros problemas de salud. Por ejemplo, una persona entrada en años no debería perder peso sin la supervisión de un médico, y mucho menos tomar una píldora que tiene efectos secundarios tales como acelerar el pulso o elevar la tensión arterial. El régimen, por sí mismo, provoca cambios metabólicos en el cuerpo, y añadir a estos cambios el estrés que representa un estimulante, sin control médico, podría causar dificultades.

El alcoholismo

Según algunos estudios, hay una mujer alcohólica por cada hombre alcohólico. Esto es un poco difícil de aceptar, sobre todo porque muchas veces el alcoholismo se define sólo por los problemas que crea. Las mujeres que beben suelen crear menos poblemas; hay muchos más hombres alcohólicos encarcelados que mujeres, en una proporción de doce a uno.

La mujer que bebe lo hace a escondidas o con discreción y por esto se oye hablar poco de ella. Cuando no trabaja, puede quedarse en casa todo el día y beber sin cesar. Las mujeres alcohólicas que maltratan a sus hijos suelen ser muy jóvenes y, por tanto, los niños muy pequeños. Por lo general, la mujer de edad mediana se maltrata sólo a sí misma. También maltrata a su familia, pero de un modo pasivo, descuidando sus necesidades físicas y emocionales. Los hijos mayores de padres alcohólicos aprenden pronto a apoyarlos y a ser independientes.

El alcohol es una droga, un depresor del sistema nervioso central, y se destoxifica en el hígado sobre todo. Produce euforia o bien un embotamiento del dolor físico o psíquico. El consumo excesivo y prolongado puede causar problemas en el aparato digestivo, sobre todo en el hígado, páncreas y esófago. A igual consumo de alcohol, las mujeres suelen tener problemas antes que los hombres.

Las mujeres beben cuando no están contentas de ser quienes son. Esperan que el alcohol las libere de las responsabilidades inmediatas y de los pensamientos desagradables. Una persona es considerada alcohólica cuando se ven afectadas sus «actividades sociales o laborales»; cuando no puede controlar la cantidad de alcohol que bebe ni la frecuencia con que lo hace; cuando desarrolla tolerancia, es decir, cuando necesita más cantidad de alcohol para obtener el mismo efecto; y cuando presenta síntomas mentales y físicos de abstinencia, como debilidad, temblores, ataques, pesadillas, confusión e insomnio. Algunas mujeres —entre ellas yo misma— tienen en su organismo un supresor natural del alcohol. Hasta una cantidad pequeña me da una sensación de parálisis en las piernas y el pecho, cosa desagradable y alarmante. Se trata, quizá, de una variedad del «síndrome chino», un problema que tienen los chinos en la destoxificación del acetaldehído, es decir, del alcohol en un estado intermedio, tóxico, de descomposición en el organismo.

Si esta afección se manifiesta antes de los cuarenta años, podría tratarse de una tendencia genética; algunos grupos étnicos tienen realmente una predisposición al alcoholismo. Pero la mayoría de las mujeres alcohólicas suelen empezar a beber después de los cuarenta años, en general por reacción a una pérdida. Puede tratarse de una pérdida abstracta, como la de la juventud o la sexualidad; de una pérdida quirúrgica, como la de un pecho o un útero; o de la pérdida de otra persona por fallecimiento, divorcio o separación. La pérdida va acompañada de depresión, y a ésta la acompaña probablemente una pérdida de estrógenos. El avance del alcoholismo es rápido en las mujeres, pues tienden a pasar pronto de beber moderadamente a beber en cantidad. Las consecuencias, físicas y mentales, también pueden ser rápidas.

Si una mujer recurre a la bebida como solución a sus problemas, seguramente se creará algunos problemas más. Su salud no tardará en resentirse y recibirá menos apoyo de su marido o amigas. La sociedad ha aprendido a tolerar, o al menos a soportar, al hombre alcohólico, pero en la mujer el alcoholismo es considerado algo «feo» y a la mujer alcohólica se la margina más. Ningún hombre soporta a una esposa alcohólica, a una esposa que no puede limpiar, que no puede cuidar de los hijos y que no es buena en la cama, a pesar de que un número increíble de mujeres, en su supremo masoquismo, soportan a maridos borrachos, babeantes, malgastadores y groseros, y hasta asisten a reuniones para aprender a sobrellevar este tormento.

Hasta los médicos se resisten a reconocer que una mujer es alcohólica. Yo misma soy responsable de un fallo de este tipo. Tuve una simpática paciente de sesenta años que padecía una dolencia hepática, dolencia que no pude diagnosticar con los análisis de sangre. La envié a hacerse todos los análisis exóticos que pude recordar. En la hepatitis, por ejemplo, hay inflamación del hígado y pensé que mi paciente podía ser un caso raro de hepatitis sin síntomas externos. Cuando los análisis dieron resultados negativos, la envié a que se hiciese una prueba de ultrasonidos, prueba en la cual las ondas sonoras pueden determinar si un órgano tiene un tumor o un quiste. También esto fue negativo.

Estaba a punto de enviarla a que se hiciese un TAC, la supersensible y supercara Tomografía Axial Computarizada —la herramienta más moderna de la radiología diagnóstica—, cuando vino a mi consulta la hija de la enferma y me preguntó tranquilamente: «¿Le ha dicho mamá que tiene un problema con el alcohol?» ¡Qué vergüenza pasé! Había estado buscando una rara enfermedad vírica del hígado, o peor aún, un tumor, y me encontraba ante una simple cirrosis alcohólica. El consumo exagerado de alcohol puede dañar las células del hígado, obstruyendo los conductos biliares y haciendo que el hígado no trabaje bien. Ésta es la causa de que los análisis de sangre revelen una anomalía. Y me encontré diciendo: «¿Quién habría pensado que una señora tan modosa y agradable...?» Pero esto era una ingenuidad. Ahora, si un paciente se queja de debilidad, insomnio, depresión, agitación, desorientación... o de *cualquier otra cosa,* le pregunto siempre si bebe o ha bebido.

Una vez el alcohol se ha convertido en un problema, lo mejor que se puede hacer es buscar ayuda profesional; los programas para abandonar el alcohol suelen ser muy eficaces. Existen varias opciones: una terapia privada, las clínicas, los grupos de autoayuda y los centros de desintoxicación. Pero a menudo la mujer alcohólica está demasiado confusa incluso para buscar ayuda, y muchas veces debe tomar la decisión una amiga, un familiar o el esposo. Y, en general, la decisión se toma más en función de los recursos económicos existentes que de las ventajas de un programa o de otro. La participación en un grupo de autoayuda es barata y es la mejor fórmula porque ofrece consejo y apoyo a largo plazo. Cuando se produce una crisis, muchos alcohólicos se encuentran en centros de desintoxicación que aplican un tratamiento corto y cuyos gastos cubren hoy la mayoría de las sociedades médicas. La mayoría de los centros de desintoxicación del alcohol basan sus programas en una combinación de asesoramiento psiquiátrico y de tratamientos físicos y químicos. Uno de estos medicamentos, el disulfiramo, crea un síntoma chino artificial: interrumpe la descomposición del alcohol en el organismo y la deja en un nivel intermedio. Esto da lugar a efectos tóxicos y a violentos vómitos. Hay alcohólicos que mueren por haber bebido una cantidad importante de alcohol después de haber tomado disulfiramo. Su objeto es crear en el paciente una aversión a la bebida.

El uso de un agente alfa-adrenérgico-bloqueante, un medicamento que interviene en la actividad del sistema nervioso simpático —la parte excitable del sistema nervioso, en la que se desarrollan los impulsos cerebrales—, se ha considerado como un medio para detener la conducta adictiva. Algunos centros de desintoxicación han usado la combinación de fentermina (un supresor del apetito) y de un alfabloqueante, el clorhidrato de clonidina. No se sabe bien por qué resulta eficaz la combinación de un supresor del apetito y un medicamento que baja la tensión arterial. Pero lo cierto es que es útil, de modo parecido a como es útil la metadona para superar la adicción a la heroína, aunque exista el riesgo de adicción a la metadona. La clonidina satisface las terminaciones nerviosas (receptores) que se ven afectadas por las drogas. Las engaña. El alcohólico sigue dependiente de *algo,* pero ya no depende de una droga peligrosa; y es mucho más fácil deshabituarse de la clonidina que del alcohol. Algunos médicos que conozco han usado esta combinación, con buenos resultados, para ayudar a sus pacientes a dejar de fumar.

Tercera parte

LOS PROBLEMAS PSICOBIOLÓGICOS

14

EL ESTRÉS

De vez en cuando leemos en el periódico que una familia ha sufrido varias desgracias: el padre muere en un accidente, la madre descubre que tiene un tumor maligno, y uno de los hijos se suicida. ¿Por qué?, nos preguntamos. ¿Por qué han de caer sobre la misma familia tantas desgracias? ¿Es realmente la voluntad de Dios, o es que la rueda del destino se ha atascado en el mismo número? Quizá ninguna de las dos cosas. Seguramente nos encontramos ante los terribles efectos del estrés y sus diferentes manifestaciones en diferentes personas.

No se puede escapar del estrés, sólo podemos defendernos de él. ¿Qué es lo que hace que algunas personas se defiendan mejor que otras? Quizá la fuerza genética tenga algo que ver con ello. Es posible que, desde el punto de vista biológico, algunas familias tengan una mayor capacidad de adaptación, unos mecanismos químicos más eficaces. Otras familias pueden tener (o crear) un mayor apoyo por parte del entorno: una vida familiar estable, una red de amigos, un buen número de válvulas de escape. Quizás el estrés elimina a las personas «débiles» como parte del plan de la naturaleza de «supervivencia de los más aptos».

Normalmente, el cuerpo humano está en equilibrio. Cualquier cosa que intente desequilibrarlo es un estrés. El estrés puede ser una afección física, una reacción alérgica, o un cambio en el ámbito social o psíquico de la vida. Puede ser un único acontecimiento terrible o una acumulación de problemas menores. La fuerza de los mecanismos de defensa de una persona puede determinar el impacto del «factor de estrés». Cosas que dejan indiferentes a algunas personas pueden paralizar a otras. Los individuos se ponen en tensión por cosas muy diferentes. Los seres humanos poseen una gran capacidad de adaptación, tanto física como emocional, que es necesaria en la vida cotidiana y en los momentos de crisis.

Las personas responden al estrés con «sistemas compensatorios» conscientes o inconscientes, cuya finalidad es establecer el equilibrio. Algunos de estos sistemas son psíquicos, otros bioquímicos, y otros una mezcla de las dos cosas.

El pentágono cerebral

Las personas más alteradas no son necesariamente las que tienen más problemas, sino las que reaccionan peor ante ellos. O bien son incapaces de defenderse, o bien en algunos casos simplemente no saben cómo defenderse. La defensa comienza en el cerebro y, si es eficaz, el estrés no llega a afectar mucho al cuerpo. Los intentos del cerebro para resolver esos conflictos se llaman mecanismos de defensa, y cada persona emplea un conjunto diferente. La elección que hace el cerebro de los mecanismos de defensa depende de la gravedad del conflicto, y el conflicto se produce entre los instintos primarios de una persona, o entre su conciencia (los valores inculcados por los padres o por la sociedad) y el mundo real.

Los mecanismos de defensa casi nunca son conscientes. El cerebro los elabora de modo automático para aliviar el estrés a corto plazo. A menudo no piensa en las consecuencias a largo plazo, de modo que un mecanismo de defensa puede ser eficaz en un momento dado, pero insano y fuente de inadaptación a la larga. Los mecanismos más sanos son altamente productivos: la *sublimación,* por ejemplo, mediante la cual se canaliza el estrés en una obra de arte, una profesión o un pasatiempo. El *altruismo* también es un mecanismo de defensa; pensemos en las muchas personas que canalizan sus frustraciones haciendo el bien a los demás.

Los mecanismos de defensa menos sanos y menos eficaces son los que deforman considerablemente la percepción de la realidad, y los que alteran o eliminan la relación con las demás personas. Los primeros son: la *negación,* es decir, la negativa a admitir la verdad de un hecho (como la muerte de un ser querido, o la homosexualidad de un hijo o una hija), y la *figuración,* cuando se albergan fantasías irracionales («Me sigue alguien», o «Unos agentes soviéticos me están lavando el cerebro a través de los empastes que llevo»). Entre los segundos tenemos: la *proyección,* por la que se atribuyen a otras personas los propios defectos (muchas veces no reconocidos) o sentimientos (por ejemplo, pensar que los demás sospechan de uno cuando es uno quien sospecha de los demás, o castigar a otros por faltas que se perciben en uno mismo), y el *desplazamiento,* por el que se dirige contra unas personas la cólera que en realidad se siente hacia otras (por ejemplo, contra un hijo y no contra un superior, o contra uno mismo: personas que se suicidan o se automutilan).

Otros mecanismos no son tan extremos, pero tienden a complicar la vida al mismo tiempo que la facilitan. Mediante la *represión,* se «olvida» algo que se es incapaz de afrontar; esto podría ser bueno, pero mantener reprimido algo consume energía y la persona queda psíquicamente «debilitada» y por tanto vulnerable. Con la *agresión pasiva,* la persona se niega a sentir claramente la agresividad contra alguien, y le agrede indirectamente (mediante el descuido, si se trata de los hijos; falta de puntualidad crónica; la desatención, si se trata de otras personas). *Acting out* (que a veces se traduce por «paso al acto») significa externalizar algo, «llevarlo a la acción», por ejemplo en una rabieta; de algún modo la intensidad de esta expresión hace que el problema se experimente de un modo menos profundo. La *disociación* es la defensa habitual de los alcohólicos, que prefieren apartar la mirada del problema o situación antes que afrontarlo. Y mediante la *racionalización* o *intelectualización* se elaboran las teorías más absurdas para explicar un fracaso que duele profundamente («No tengo amigos porque mi inteligencia asusta a la gente», o bien «No he pasado el test porque las preguntas me aburrían»).

El empleo de mecanismos de defensa es *necesario* y no constituye una anomalía en sí mismo. Pero hay que llegar a ser consciente de ellos y a emplearlos, siempre que sea posible, de un modo consciente. Una persona debe comprende *por qué* grita a sus hijos sin motivo, *por qué* cree que todo el mundo la odia, *por qué* tiene accesos de cólera o bebe demasiado. Con cierto esfuerzo es posible adoptar métodos de defensa más «maduros» y para ello no siempre se necesita ayuda psiquiátrica. Si tú no puedes hacerlo sola, alguna amiga podrá indicarte cosas que tú no ves. Como último recurso, un psiquiatra o un psicoterapeuta (véase el capítulo 12, LA DEPRESIÓN) te ayudarán a analizar tus mecanismos de defensa y a encontrar métodos más eficaces.

¡Lucha o huye!

El sistema nervioso vegetativo, llamado también sistema nervioso autónomo, es el más primitivo que tenemos. Regula las funciones básicas del cuerpo que no están regidas por la voluntad, como la respiración, la temperatura corporal, la sudación y la digestión. Consta de dos partes: el sistema simpático y el sistema parasimpático.

El sistema simpático es el que dice: «¡Alerta, lucha o huye!». Cuando percibe un peligro, real o imaginario, el sistema simpático eleva la tensión arterial, aumenta la llegada de oxígeno a los músculos, acelera los latidos del corazón (esto no siempre constituye una ventaja, pues a menudo es la misma reacción de temor lo que causa la muerte y no el peligro externo), y eleva los niveles de azúcar en la sangre para la producción rápida de energía. Hans Selye, pionero en el estudio del estrés, llama a esta reacción «síndrome de adaptación general». Seguramente podríamos vivir sin el sistema simpático, pero no podríamos soportar ningún estrés, ni siquiera un cambio de temperatura.

El sistema parasimpático es más tranquilo. Hace descender la tensión arterial, hace más lentos los latidos del corazón, conserva y repone la energía. Los dos sistemas colaboran para lograr el equilibrio del organismo.

Las células que matan

El sistema nervioso autónomo no es el único que reacciona ante el estrés. También lo hace el sistema inmunológico. Éste es el que nos protege de las enfermedades infecciosas, víricas, bacterianas y fúngicas. Valemos tanto como nuestra capacidad de vencer a los organismos invasores. (La razón por la que el cáncer es casi siempre mortal es que, de algún modo, puede engañar, o incapacitar, al sistema inmunológico.) Todas las clases de células llevan una respuesta inmunológica, pero los glóbulos blancos son los soldados que luchan contra los gérmenes enemigos.

Antes de la década de los setenta se sabía poco sobre la complejidad de este sistema. Muchas de vosotras que perdisteis años en las consultas de los alergólogos, pasando baterías de tests cutáneos seguidos de baterías de inyecciones, estaréis de acuerdo en que los alergólogos no hacían gran cosa más que dar palos de ciego. De hecho, la alergología era el mayor chiste de la medicina, junto con la dermatología y la dietética. «¡Por lo menos, nunca han matado a nadie, esto ya es mucho!», solíamos decir. Ahora los alergólogos saben más. Y su descubrimiento más fascinante de los últimos años es el de que los individuos sometidos a estrés y que desarrollan graves síntomas de ansiedad o depresión es probable que tengan disminuido el sistema inmunológico. Esto, como es lógico, haría el cuerpo menos resistente a la enfermedad.

La enfermedad psicosomática

El estrés debilita varios órganos —los hace vulnerables a los efectos acumulativos de las propias sustancias químicas del cuerpo—, y éste podría ser el origen de la enfermedad psicobiológica (psicosomática). Dolencias como la úlcera gástrica, las jaquecas, e incluso la afección cardíaca en la personalidad enérgica y ambiciosa del tipo A, tienen un componente psicobiológico. Estudios recientes han mostrado que cuando una personalidad del tipo A ha sufrido un ataque al corazón, el conseguir que se *relaje* (mediante la biorrealimentación) reducirá grandemente las probabilidades de que sufra un *segundo* ataque. Cuando un órgano ha sido dañado físicamente, el estrés se convierte en un factor aún más importante. La úlcera gástrica podría ser la consecuencia del estrés a través de las hormonas. El estrés indica a las glándulas suprarrenales que produzcan más epinefrina; la epinefrina hace que el estómago segregue más ácido clorhídrico, disminuyen las prostaglandinas que protegen la mucosa gástrica y, desaparecida esta protección, el ácido clorhídrico puede corroer dicha mucosa. Y no tarda en formarse un cráter en el estómago.

La enfermedad psicobiológica es básicamente la interacción violenta entre la bioquímica personal y el ambiente externo, que provoca una reacción negativa en algún órgano, estómago, pulmones o la piel. No se sabe qué es lo que determina el órgano, pero cada persona tiene una zona específica que reacciona. La mía es el corazón: sufro palpitaciones. Puede que conozcas a algunas personas que «reaccionan con la piel». Todo lo que les pasa se refleja en su piel. Se sonrojan, se sofocan, les salen erupciones, urticarias y eccemas. Su piel está sensibilizada. En presencia de *cual-*

quier factor de estrés, ya sea psíquico (como la ansiedad), mecánico (como el frío) o químico (un medicamento), su piel está pronta a reaccionar.

La muerte del esposo

La edad mediana es uno de los períodos de la vida de la mujer en que se produce más estrés. Hay crisis de identidad, aparecen problemas crónicos de salud, cambios en los niveles de energía y muchas más cosas. Pero el estrés más grave es el duelo, esa especie de complejo de superviviente que se produce después de la muerte de una persona querida. El dolor más intenso suele producirse cuando muere el esposo. Recuerdo una anécdota:

Era el final de unas hermosas vacaciones, y yo había bajado a desayunar sola para saborear los últimos momentos de un descanso que necesitaba mucho. El camarero me hizo sentar a una mesa pequeña, y, mientras yo disfrutaba de mi desayuno tropical, acomodó a otra mujer en la mesa de al lado. La mujer sollozaba fuertemente y el camarero se deshacía en excusas.

—Perdone... —le decía—. Es que no lo sabía... No la he entendido...

Pero ella siguió llorando. Al verla tan angustiada, y como nuestras mesas se tocaban, no pude evitar preguntarle qué le ocurría.

—Ayer noche murió mi marido —respondió.

De pronto, aquel hermoso lugar ya no me pareció tan hermoso. Fue como si alguien hubiese pintado de gris el paisaje.

—¿Cómo fue? —le pregunté.

—Un ataque cardíaco.

—¿Estaba enfermo? —fue la siguiente pregunta lógica.

—No; no había estado enfermo en su vida.

—¿Qué edad tenía?

—Cuarenta y siete.

Me estremecí. Qué horrible, ir de vacaciones a un lugar exótico y volver en el avión con el cadáver del esposo. Me asombró que aquella mujer hubiese tenido el valor de bajar a desayunar y así se lo dije.

—Era mejor que quedarme en la habitación llorando —explicó—. Y estaba serena, completamente serena, hasta que he bajado y me he puesto en la cola para la mesa. ¿Sabe lo que me ha dicho el camarero? Me ha preguntado «¿Cuántos son?», y le he contestado «Yo sola». Entonces me ha dicho «¡Ah, una persona sola siempre es un problema! Tendrá que esperar». ¡Una persona sola siempre es un problema! —repitió, echándose a llorar otra vez—. ¿Tendrá que ser así el resto de mi vida?

—No necesariamente —le dije.

—Pero ahora estoy sola, y no sé lo que voy a hacer si he de pasar toda la vida así. No sé cómo podré soportarlo...

Aquella mujer tenía una serie de problemas inmediatos: informar de la desgracia a sus hijos, de trece y dieciséis años; ocuparse del traslado del cadáver y del entierro; y, después, soportar el período de intenso duelo que le esperaba. Pero ya miraba más allá de todo esto, y veía el triste futuro, su inesperada soledad.

Las personas siempre mueren en mal momento, y nunca estamos preparadas para ello, aunque sabemos que la proporción de viudas y viudos es de cuatro a uno, y que la quinta parte de las viudas recientes, en cualquier año, tienen menos de cuarenta y cinco años.

El duelo es cosa de mujeres, porque las mujeres viven más, suelen ser más jóvenes que sus maridos y no suelen volver a casarse. La viuda ha de enfrentarse no sólo a la soledad, a la pérdida de una compañía, y a la insatisfacción sexual, sino también a problemas respecto a la sociedad: cuánto tiempo debe vivir retraída, cómo comportarse, qué amigos conservar y a quién recurrir en busca de consejo.

Pocas cosas hacen sentir a una mujer tan sola como la muerte del esposo. Aunque, en el fondo, casi todos sabemos que estamos muy solos, encerrados en nuestro pequeño mundo y víctimas de nuestras percepciones limitadas, un buen matrimonio, o incluso un matrimonio menos bueno, puede convencernos de que formamos parte de una unidad. Podemos volvernos dependientes de un marido en tantos aspectos que su desaparición brusca nos hace venirnos abajo. Una viuda puede buscar a su esposo fallecido en su despacho, o en el cuarto de baño, o hablarle a lo largo del día por lo *acostumbrada* que está a contar a alguien las pequeñas alegrías y contrariedades de la vida cotidiana, por lo *acostumbrada* que está a sentir el apoyo de su presencia. Muchas veces no se da cuenta verdaderamente de que ha muerto hasta después de un mes o dos.

El proceso del duelo es diferente en cada mujer, pero sigue un modelo más o menos similar: negación, depresión, desesperación y finalmente una cierta distancia psíquica. Estos sentimientos son muy intensos y no pueden suprimirse. Activan el sistema nervioso autónomo, lo cual provoca los síntomas físicos del duelo: aceleración del pulso, opresión en el pecho, dificultad de deglución, palpitaciones, dolor de cabeza o de estómago, sudación, temblores, sequedad de boca, irritabilidad, debilidad y necesidad de aire (manifestada en los frecuentes suspiros). Estos síntomas físicos afectan la química cerebral y pueden provocar síntomas mentales más graves: sueños agitados, pesadillas e incluso alucinaciones en las que aparece el difunto (oír su voz, o ver a hombres que se le parecen).

¿De dónde viene la ayuda durante esta etapa? Al principio, cuando la angustia es tan intensa que llega a ser dolor físico, la mejor ayuda, muchas veces, es de tipo químico. Los tranquilizantes menores —las benzodiacepinas— pueden ayudar a seguir la rutina de la vida, a afrontar el mundo exterior y a hacer las tareas que hay que hacer. Pasadas las primeras semanas ya no es necesario tomar estas medicinas diariamente. Pero son sumamente útiles para dormir. Muchas viudas que conozco lo han pasado peor durante las noches, unas noches llenas de recuerdos, sonidos, ruidos inquietantes, y la tristeza y el frío de dormir sola. Un sedante y una manta eléctrica pueden mitigar todo esto. Tomad los calmantes tanto tiempo como los necesitéis. La mayoría de las personas básicamente sanas no se vuelven adictas a los medicamentos, aunque los usen durante períodos largos. Es cierto que abundan las historias de mujeres atiborradas de calmantes que tropiezan con los muebles y que son incapaces de tomar decisiones razonables, pero estas mujeres constituyen la excepción. Los tranquilizantes menores han sido enormemente útiles para ayudar a las viudas a resistir las primeras semanas de duelo, y pueden hacer el proceso menos agotador físicamente. Además de aliviar el insomnio, el diacepam atenúa la irritabilidad, la agitación y el espasmo del esófago (la sensación de «tener un nudo en la garganta»).

La mayoría de mis pacientes obesas no tienen absolutamente ninguna dificultad para comer, por afligidas que estén. Tienen la suficiente cantidad de tejido adiposo para mantenerlas en vida durante un largo ayuno si es necesario. Pero, para una persona de peso normal, la pérdida del apetito y la negativa a comer pueden aumentar la irritabilidad, la debilidad y la agitación, y a menudo los médicos recomiendan suplementos alimenticios.

En las primeras semanas del período de duelo, los amigos son muy importantes y el estar con gente representa una ayuda. Pero, al cabo de algún tiempo, a algunas viudas les molestan las expresiones melancólicas y la actitud de «pobrecita». Algunas llegan incluso a rehuir a las antiguas amistades para conseguir otras nuevas, y hacen cualquier cosa para evitar recordar la vida pasada. Se niegan a ser viudas profesionales. Pero la reacción es diferente en cada mujer. También el apoyo entre varias viudas puede resultar muy útil en cuanto a consuelo, comprensión y orientación, y seguramente estos grupos son mucho más eficaces que cualquier consejero profesional.

Una de mis amigas viudas afirma que lo más constructivo que puede hacer una viuda reciente es volver a trabajar lo más pronto posible, casi «cruelmente pronto», según sus palabras. Ella dice que su jefe la obligó a volver mucho antes de que ella se sintiese dispuesta. Aunque al final de la jornada se iba a casa y se echaba a llorar, el trabajo le sirvió para distraerse durante aquellos terribles primeros días. Cuanto más retrasa una viuda la decisión de volver al trabajo (o de buscar alguna distracción fuera de casa), más tiempo se entregará activamente al duelo, y más graves se harán sus problemas físicos y emocionales.

Para la mayoría de las viudas, la fase «aguda» del duelo y aturdimiento suele terminar a las seis u ocho semanas, y empieza entonces el proceso crónico de «reintegración». La mujer empieza a desatar, uno a uno, los lazos que la ligaban a su esposo muerto.

La elaboración del duelo

Freud denominó esta segunda etapa, la que sigue al choque inicial, «elaboración del duelo», y señaló que ningún proceso de duelo era completo sin ella. Puede comenzar con sentimientos de cólera o rechazo («¿Cómo pudo dejarme sola?»), o con sentimientos de indignidad. La cólera es el elemento del duelo que más se quiere pasar por alto u ocultar.

Al avanzar el proceso del duelo, al irse separando la fuerza vital (a menudo llamada libido) de la mujer del esposo muerto, aparecen sentimientos nuevos. Uno de ellos es el deseo sexual, y es algo que choca especialmente porque va acompañado de culpa. Se trata sencillamente de una señal de que vuelve la energía, pero muchas mujeres lo encuentran tan inaceptable que lo desplazan y lo convierten en una necesidad de aventura y variedad: deseo de realizar un viaje maravilloso, de ingresar en una orden religiosa estrafalaria, o el de hacerse una permanente extravagante. Cada mujer tiene su propia idea de lo que es vivir.

Llega un momento en que hay que hacer cambios, en el modo de vida y quizá en la vivienda. La mujer decora de nuevo la casa, en un estilo que puede ser ultramoderno o rústico, por ejemplo. Se esfuerza por romper con su antiguo mundo. Algunas mujeres se precipitan. Recuerdo a una amiga que puso en venta su casa tres semanas después de la muerte de su esposo. Antes de esta muerte, que fue inesperada, ella había visto un apartamento que le gustaba y después se imaginó que, si no llegaba a tiempo de comprar aquel apartamento, nunca encontraría otro lugar en el que le apeteciese vivir. Lógicamente, todo el mundo pensó que vendía su casa porque no podía sostenerla económicamente, lo que a ella la molestó muchísimo. Por suerte, no encontró comprador para la casa y pudo tomar en un momento más oportuno la decisión sobre lo que quería hacer.

Muchas veces, durante la última etapa del período del duelo la mujer se sorprende a sí misma gozando de su libertad, dándose cuenta inesperadamente de las cosas a que había renunciado durante su vida matrimonial, y de la cantidad de concesiones que había hecho. Quizá se da cuenta incluso de que algunos aspectos de la soledad no son tan desagradables.

Tengo dos amigas íntimas que son viudas hace relativamente poco tiempo y cada una ha afrontado la situación de un modo diferente. El esposo de Jean murió después de una larga enfermedad, lo cual, según algunos especialistas, implica una gran diferencia en el período del duelo. (Aunque otros estudios indican lo contrario.) Se dice que cuando es posible prever la muerte de una persona, se pueden liberar en su presencia algunos de los inevitables sentimientos de culpa («Nunca le dije verdaderamente cuánto le quería», o bien «Nunca me interesé por su trabajo»). El hecho de cuidar al esposo en sus últimas horas representa «pagar las deudas» que se puedan tener con él. Pero a veces la culpa hace que el duelo de la viuda dure más de lo que lo haría el amor.

Después de la muerte de su marido, Jean rompió sus relaciones con la sociedad y se aferró a su depresión. Han tenido que pasar dos años para que sus amigas podamos arrancarle la sombra de una sonrisa. Sólo hemos permanecido a su lado las amigas más fieles y es comprensible. Las personas que no son amigas sólo pueden soportar el dolor de otra persona mientras no despierte *en ellas* ansiedad y depresión. Esto no significa necesariamente que sean egoístas, sino sólo que se sienten incómodas y resentidas, y que les desagrada recordar a cada momento su propia vulnerabilidad, el hecho de que ellas o sus maridos también pueden morir en cualquier momento.

Los períodos de duelo largos no son sanos ni para la viuda ni para la «audiencia». Hablando con franqueza, son un lujo que muchas mujeres no pueden permitirse ni en el plano emocional, ni en el mental ni físico. Estudios recientes sobre el efecto del estrés y del duelo en la salud del cónyuge superviviente muestran que las viudas que han mantenido durante más tiempo la «reacción de duelo» son las más susceptibles de padecer graves consecuencias físicas. Existen indicios de que el duelo intenso y prolongado debilita el sistema inmunológico, haciendo a la persona vulnerable a problemas tan leves como un virus o tan graves como la cardiopatía o el cáncer.

Según las estadísticas, las mujeres muestran una mayor incidencia de enfermedades físicas en el año que sigue a la muerte del cónyuge. Esto se aplica especialmente a la viuda de edad avanzada. El estrés de la situación activa cualquier enfermedad que pueda existir en estado latente —artritis reumatoide, asma, afecciones cardiovasculares y otras—, y es necesario acudir al médico. En estos casos, el médico habrá de distinguir entre la verdadera enfermedad y el dolor físico derivado del otro dolor. Esto no es tarea fácil y he visto a médicos que atribuían unos síntomas al estado mental de sus pacientes cuando en realidad lo que éstos padecían eran ataques cardíacos. Cuanto más intenso es el estrés, más graves son sus consecuencias físicas. Por esto es tan importante volver pronto a la vida.

Mi otra amiga viuda, Helen, volvió a reunirse pronto con los vivos, o quizá son los vivos los que se reunieron con ella. Después de la muerte repentina de su marido, recibió un apoyo extraordinario de sus amigos y familiares y supo utilizarlo. Ahora, seis meses después, todavía llora, pero llora cuando está sola. También ríe, y eso sí lo hace con los demás.

La viuda que ha tenido una vida social sana antes de la muerte de su esposo corre menos peligro de verse abandonada. A menudo se hacen esfuerzos especiales para incluirla en las reuniones y su vida social no suele cambiar. Al fin y al cabo una clase de gimnasia no depende de si se tiene marido o no. Si una mujer era sociable antes de su matrimonio, volverá a serlo con el tiempo. Pero si era más reservada, si su marido era su «mejor amigo»... bueno, ahora ha perdido a su mejor amigo y tendrá que buscar otros.

A veces la etapa más difícil del período de duelo, cuando dura entre seis meses y un año, se produce cuando los amigos que se habían congregado en torno a la viuda ya no muestran un interés tan vivo. A veces, incluso, las amigas empiezan a ver una competidora en la mujer que ahora está sin pareja. Éste es el momento en que la viuda se da cuenta realmente de que está sola. No le queda otro remedio que afrontar esta soledad y empezar a construirse una vida nueva, una vida de persona sola. Muchas mujeres con los hijos mayores vuelven a trabajar o a estudiar, y una vez han superado el primer shock del contacto más intenso con el mundo exterior empiezan a sentirse más realizadas que nunca. Algunas vuelven a casarse. Pero, lamentablemente, la situación de la mujer que vuelve a casarse es desequilibrada. Por lo general los hombres viven menos y en nuestra sociedad hay un gran número de viudas. Yo conozco a muchas viudas de cincuenta o sesenta años, mujeres agradables y acomodadas que han de pedir por favor un acompañante masculino y se disputan a hombres sin ningún interés. Algunas mujeres se retraen en el seno de su familia; ello puede ser útil a corto plazo pero a la larga puede aumentar su frustración y su dependencia.

La familia dividida: el divorcio

A la larga, es posible que la viudez resulte menos traumática que el divorcio. La separación que sufre la viuda es total; para la divorciada, la separación es un proceso largo. Para la viuda, el corte es brusco y absoluto; no ha de soportar disputas sobre fidelidad, mantenimiento de los hijos, custodia o impago de la pensión. Una viuda sabe con qué recursos económicos cuenta y puede planificar su vida en función de ello. Tiene más posibilidades de casarse otra vez, pues la imagen de sí misma ha quedado intacta. En el momento de la pérdida era una mujer amada, no una mujer desconcertada, y esto se refleja en el modo de relacionarse con los demás. Oí decir a un pastor que se tarda un año en sobreponerse a la muerte de un cónyuge y tres años en sobreponerse a un divorcio traumático. Las depresiones nerviosas y los suicidios son más frecuentes después de un divorcio que después de una muerte.

Después de la muerte de un ser querido, el divorcio se considera como la segunda causa de estrés grave, y se está convirtiendo en algo casi tan natural como la muerte. La existencia del divorcio no constituye una injusticia, pero el divorcio implica una falta de equidad hacia la mujer. Está claro que la persona con la que uno se casó a los veinte años puede no ser la persona que se desea a los cuarenta; y si se tratase *sólo* de una cuestión de desarrollo y cambio intelectual, el problema no sería tan grave. Pero muchas veces las cuestiones intelectuales no tienen nada que ver con los engaños de un marido o con su petición de divorcio. Las mujeres se desarrollan intelectualmente, pero no se vuelven más jóvenes con el paso de los años, y con demasiada frecuencia *éste* es el problema.

El divorcio tiene su propio proceso de duelo. Es un proceso menos previsible que el del duelo tradicional, pero también comienza con un shock y termina con una adaptación a la separación. El shock se produce al adquirir conciencia de que el matrimonio agoniza.

El divorcio es una interrupción artificial del ciclo vital normal, que consta de matrimonio, procreación, educación de los hijos y muerte. Por esto crea un grave estrés. Las defensas psíquicas, que a menudo son las primeras armas que emplea el cuerpo, actúan con menos eficacia en una situación de estrés. Probablemente, el organismo se ve desarmado por el hecho de que la energía psíquica está dedicada al resentimiento y la ambivalencia. La ambivalencia es ese sentimiento de indecisión —amor/odio, esto está bien/esto está mal, culpa mía/culpa de él—, y prolonga el proceso del duelo. Vivimos en un mundo sin absolutos y esto también crea desorientación.

Las mujeres que se han divorciado hace poco tiempo fuman más, beben más, comen menos y rinden menos en su empleo. Durante un tiempo pueden mostrar tendencias autodestructivas. El estrés del divorcio inacabable y sembrado de reproches es duro para el cuerpo. Está comprobado que son más las divorciadas que las viudas quienes solicitan atención médica en el primer año que sigue a la pérdida.

La mujer divorciada pierde también su sensación de bienestar. «Teníamos una relación tan buena... —se lamenta con frecuencia, meses después de que él se haya marchado—. Era mi mejor amigo.» Pero está claro que aquella relación no era tan buena y que el hombre no era tan buen amigo. ¿Por qué las mujeres piensan tanto en los tiempos felices del pasado durante el proceso del divorcio? Cuando los hombres deciden divorciarse, afirman haber vivido diez, quince, veinte años de infierno. No les creáis. Eso es la charla propia del divorcio —historia revisionista—, y no debéis dejar que os afecte y destruya vuestra autoestima. Muchas veces el divorcio es algo que carece de lógica y no hay cuestionarios en los que poner cruces en unas casillas para averiguar lo que falló. El matrimonio no es una sociedad en la que se va al cincuenta por ciento. Siempre hay uno que da más que el otro, y si esta persona cambia y la otra no puede adaptarse, es posible que se vaya todo a pique. La vida doméstica, como ha mostrado Edward Albee en su obra, es una balanza muy sensible, y el añadir o quitar unos gramos puede desequilibrarla y causar tremendos cambios en las emociones de los dos.

El hecho de que el divorcio sea un acto reversible también es causa de estrés. En múltiples manifestaciones de nuestra cultura popular aparece la negativa a dar por terminado un matrimonio para siempre, a pesar de todo. En novelas y obras teatrales aparece una mujer que ha cerrado la puerta de un portazo, pero el «ex» conserva la llave. ¿La usará? ¿Se deslizará una noche en su cálido lecho, cumpliendo la secreta esperanza de ella? Por desgracia, es más probable que entre una noche para robarle los muebles. (Esto le pasó de verdad a una amiga mía. *Entonces,* ella hizo cambiar la cerradura.) Es cierto que hay divorcios que terminan con un segundo matrimonio, pero es algo muy infrecuente. Para que eso ocurra, antes hay que reconstruir la amistad y esto puede ser muy difícil.

Dos matrimonios, más o menos, de cada cinco acaban en divorcio y todas conocemos alguna historia horrible, ya sea la propia o la de otra mujer. Permitidme que os cuente algunas de entre los centenares que he oído, no para deprimiros, sino para mostraros cómo la cosa se ha convertido en una experiencia universal.

Maxine, de cuarenta y seis años, descubrió que su marido no estaba en la reunión de negocios en la que ella creía que estaba. Aunque él se había ausentado repetidamente para «atender a asuntos importantes», un colaborador suyo afirmó no haberle visto en seis meses. Maxine se quedó tan desolada al darse cuenta de lo que estaba pasando, que telefoneó al psiquiatra de su esposo. Y el psiquiatra le dijo: «No le diga que usted lo sabe. Le haría mucho daño».

El marido de Nora, profesor, declaró que estaba cansado del matrimonio, que se sentía demasiado atado, que necesitaba libertad. Juró que no había ninguna otra mujer. El psiquiatra de Nora le dijo: «Es como un niño que pide permiso para salir de casa. No se lo dé». Así que, cada vez que Kenny decía «Quiero el divorcio», Nora le respondía «No, Kenny». Por fin, una noche, él llegó a casa cinco horas tarde y le dijo: «No puedo soportar más esta situación; necesito ser libre». Ella, exasperada, le contestó: «¡Está bien! ¡Vete!» Él recogió la máquina de afeitar y a los tres minutos estaba fuera de casa. A pesar de sus diatribas contra el matrimonio, se casó con una de sus alumnas tan pronto como el divorcio fue definitivo.

Lois tuvo nueve embarazos y dos hijos con un hombre que le pegaba regularmente. Finalmente le dejó. Lois era alta y esbelta; tenía tipo de maniquí.

Joy, de cuarenta y ocho años, acompañó a su marido hasta la sala de operaciones, donde le iban a colocar un *bypass* (derivación). Le miraba amorosamente a los ojos. Antes de que le hiciesen cruzar las puertas del quirófano, él susurró: «Si salgo de ésta, me divorciaré». Estupefacta, Lois corrió a hablar con el médico y éste le explicó: «Los medicamentos le hacen desvariar un poco. O quizá la enfermedad le dificulta la llegada de oxígeno al cerebro». El esposo de Joy sobrevivió a la operación y se divorció, quedándose con la casa y el Mercedes.

Estas historias ejemplifican algunas verdades que todas intuimos:

1. Los matrimonios no se hacen en el cielo. El matrimonio es una institución creada por los humanos, creada para conservar el tejido social, tejido que ha pasado de ser de algodón y lana a ser de poliéster. Nos guste o no, la última etapa del matrimonio moderno es su terminación.

2. El divorcio es democrático: afecta a los ricos y a los pobres, a los fuertes y a los débiles, a los guapos y a los feos, a los jóvenes y a los viejos. Ninguna mujer debe sentirse inferior o humillada por el hecho de haber sido abandonada o porque las cosas hayan salido mal.

Habréis observado que en todas las historias las mujeres son las víctimas. Esto no es casual; la mayoría de las mujeres de edad mediana prefieren no cambiar de compañero a menos que la situación sea intolerable. Aunque esto, gracias a Dios, está cambiando: cada día hay más mujeres maduras que se divorcian por aburrimiento o por incompatibilidad de caracteres. Muchas creen que tiene que haber algo mejor y están dispuestas a caminar solas hasta encontrarlo. A menudo, el hecho de recibir una herencia facilita este tipo de decisión.

Abre bien los ojos

Antes de que un matrimonio se rompa suele haber señales de alarma. Muchas pacientes y amigas mías han apartado la mirada o han fingido no ver lo que veían, hasta que... bueno, hasta que el cáncer se había extendido, por así decirlo, y la situación ya no se podía controlar.

He aquí unas cuantas señales de peligro:

1. Cosas inexplicables.
2. Desaprobación no verbal: sonrisitas, malas miradas, negativa a hablar.
3. Pérdida de interés por cosas que antes significaban mucho.
4. Pérdida de interés por los familiares políticos.
5. Aumento súbito del consumo de alcohol o de tabaco.
6. Pérdida del deseo sexual, sobre todo si este deseo era intenso (se dice que un hombre que sólo engaña a la esposa para variar un poco, tiene con ella una relación sexual mejor; pero esto no sucede si está enamorado de la otra mujer).
7. Irascibilidad; argumentos traídos por los pelos.
8. Inquietud.
9. Cambios en el aspecto externo: un corte de pelo muy diferente o una operación de cirugía estética, sobre todo si se trata de un hombre más bien tradicional.

10. Adelgazamiento y mayor preocupación por la forma física.

No cierres los ojos a estos indicios. Pregunta a tu esposo sobre las discrepancias que observes. Dile que estás preocupada o desconcertada. Pregúntale si quiere hablar de algo contigo. No te preocupes demasiado por lo que te responda. La mayoría de los hombres mienten con gran aplomo hasta el mismo momento en que se marchan. Pero al menos sabrá que estás alerta. Esto puede dar paso a dos situaciones: que él ponga fin a su aventurilla (si es que se trata de una aventurilla) o que la lleve más en secreto, en cuyo caso se sentirá aún más incómodo y manifestará algunos indicios más. Entonces tú deberás tomar una decisión muy importante. ¿Quieres mantener vivo este matrimonio? ¿Vale la pena luchar por él? ¿Podrás soportar, en el futuro, la idea de que tu marido te ha sido infiel?

Puedes sugerirle el recurso a un consejero matrimonial, o unas vacaciones. También podrías enterarte de quién es la amiguita (o el amiguito) y hablar con ella (o con él). Esto parece sacado de un serial de la televisión, pero a veces da buen resultado. A la «otra mujer» no suele gustarle conocer personalmente a la esposa; es una situación como la del asesino que no quiere hablar con su víctima, porque entonces ésta se convertiría en una persona real. O puedes tomar una decisión aún más difícil: la de no hacer nada y esperar que la cosa acabe por sí sola. Esto puede dar resultado o no darlo. Yo he visto casos de los dos tipos. Un consejo práctico: a la larga, la balanza del poder se inclina del lado del dinero, sobre todo si se trata de un hombre que tenía que sudar lo que ganaba. En otras palabras: si la que controla el dinero es la esposa, es más probable que el marido no se marche.

Me gustaría aconsejarte que te esforzases por enriquecer vuestra relación, pero esto es difícil en unos momentos en que tu marido no te hace caso.

Vuélvete escéptica durante una temporada. No creas todo

lo que te dice. He visto a hombres que abandonaban a sus esposas después de las vacaciones más idílicas. Pero muéstrate afectuosa. Intenta comprender qué defecto de tu personalidad ha empujado a tu pobre, solitario e incomprendido esposo a los brazos de otra mujer. Si terminas este femenino viajecito de culpa sin haber encontrado ese defecto, tienes varias opciones. Puedes poner dulcemente la otra mejilla para que te dé otro bofetón, o puedes echar a la calle muy amablemente al hijo de puta sabiendo que las probabilidades de que vuelva son del cincuenta por ciento.

Conozco a algunas mujeres —de buena situación económica— que echaron a su marido y después se sintieron tan inseguras sin él, que deseaban su regreso. Pero los hombres habían probado la libertad y no quisieron volver. Así pues, asegúrate de que podrías salir adelante en los dos casos.

Prepárate

Si no puedes evitar el divorcio (o la muerte de tu esposo), prepárate para él. Es algo en lo que hay que pensar incluso en las épocas felices. No lo estoy planteando con demasiada frialdad; el divorcio es una realidad de la vida moderna. Demasiadas mujeres han dicho «Esto no me pasará nunca» y después han tenido que tragarse sus palabras.

1. Prepárate para poder sobrevivir sola a nivel económico. Si no tienes una herencia, ten una profesión o al menos la escritura de tu casa.
2. No pierdas nunca el sentido del humor.
3. Aprende a estar a gusto en compañía de otras mujeres. También entre mujeres es posible pasarlo bien. Seguramente tienes más cosas en común con tu mejor amiga que con tu marido.

Una vez leí en un periódico un relato en el que se describía una cena de mujeres solas. La autora, divorciada, describía la reunión como si se hubiese tratado de un velatorio. Sentía lástima por las demás mujeres y daba a entender que todas ellas estaban deseando sobre todo estar con un hombre. El artículo era más lastimoso que la cena. ¿Es que un grupo de mujeres no puede disfrutar de un ambiente de camaradería y de una buena cena, sin la presencia de hombres? Yo quiero mucho a mi marido, pero reconozco que no es el alma de las fiestas. Ni tampoco lo son la mayoría de los hombres casados que conozco. Así pues, ¿por qué tanta historia? Porque algunas mujeres escriben artículos sobre lo deprimentes que son las cenas de mujeres y las lectoras las creen.

Estar preparada es la mejor medicina. Si después resulta que las precauciones eran inútiles, tanto mejor. Por suerte, la mayoría de las precauciones que tomamos resultan inútiles. Además, no tiene nada de malo estar económicamente preparada, conservar el sentido del humor y simpatizar con las demás mujeres. A mí me parecen tres cosas de lo más lógico.

Si, por el contrario, en tu caso el divorcio se hace realidad, *rompe cuanto antes esa maldita unión.* No fantasees en torno a una reconciliación; procura vivir para el presente y para el futuro. Concédete a ti misma unas semanas para portarte como una tonta y después deja de hacerlo. He visto a demasiadas mujeres perder tiempo y energía cediendo a depresiones o hibernando. Leí algo sobre una mujer que salió de un sanatorio al cabo de dos años de haberse divorciado y que dijo: «He perdido dos años de mi vida. En dos años y por el mismo dinero, hubiera podido dar la vuelta al mundo».

Hazte la siguiente pregunta:

«¿Qué sacaba yo de este matrimonio?»

¿Compañía?
¿Afecto?
¿Un compañero de cama?
¿Sexo? ¿Bueno o malo?

¿Una vida social?
¿Ayuda en el cuidado de los hijos?
¿Un bebedor?
¿Un teleadicto?
¿Malos tratos?
¿Humillaciones?
¿Un compromiso?
¿Frustración?
¿Alguien que me mantenía?
¿Un suministro constante de semen?
¿Un carpintero?
¿Unas buenas vacaciones?
¿Una posición social?

Quizá el ver la realidad detallada en un papel te hará caer en la cuenta de lo triste y ridícula que fue la cosa.

Dedícate a todas las actividades que puedas. Cuando los hombres se divorcian, encuentran agradables distracciones que no tienen nada que ver con las mujeres. Tú deberías ser capaz de leer los libros que siempre has deseado leer, de colaborar en una campaña política, hacer escaladas, trabajar, atender al jardín, escuchar música, hablar con desconocidos en lugares seguros, ir a conferencias, etcétera, etcétera. No caigas en la tentación de relacionarte con hombres hasta que estés emocionalmente preparada para enfrentarte a ellos.

Problemas concretos de la mujer divorciada

Un componente importante de la buena adaptación a la realidad es la visión que tienes de ti misma. Si una mujer se siente bien consigo misma, puede soportar un fracaso, una mala racha, y otros factores de estrés. Si tiene una mala imagen de sí misma, todos los demás problemas se agravan.

El divorcio, a diferencia de la muerte del marido, daña la autoestima de la mujer, incluso en los casos en que ha sido ella quien ha tomado la iniciativa de la separación.

Las mujeres son lo bastante masoquistas como para sentirse culpables de todos los fracasos matrimoniales, sean ellas o los maridos quienes inicien los trámites legales. ¿Por qué tienen tan mala imagen de sí mismas tantas mujeres divorciadas? Porque padecen lo que se llama «visión-túnel» (contracción extrema del campo visual) y centran la mirada en lo malo de su matrimonio.

Los hombres poseen unas maravillosas antenas para la cuestión de la autoimagen y notan cuándo una mujer no está satisfecha de sí misma. Los hombres que se acercan a una mujer divorciada que además tenga este problema, no tardan en sospechar que algo anda mal en ella. Y desaparecen pronto, con lo cual agravan el problema.

Analiza tu autoimagen *sin* pensar en tu matrimonio. Piensa en las cosas que hiciste *bien* la semana pasada. Quizá descubrirás que sólo te fijabas en los aspectos negativos de tu personalidad y en los momentos bajos de tu vida. Esto es habitual en la depresión. Intenta mirar las cosas en perspectiva y obtener una imagen más amplia.

Haz cosas para mejorar tu autoimagen, sobre todo en el terreno de la *autodisciplina*. No te propongas grandes objetivos imposibles, sino objetivos pequeños uno después de otro. Y aprende a relajarte. Durante unos pocos minutos al día, siéntate, cierra los ojos e imagínate que vives sola en una isla desierta y que te gusta. Cada semana te gustará un poco más. Quizá llegará un momento en que ya no querrás que vengan a rescatarte.

Es probable que la cuestión económica se convierta en un gran problema para ti. Aunque tengas muy poco dinero, el consejo de un profesional puede representar un ahorro. Hoy, las mujeres empiezan a dedicarse a la asesoría económica y pueden entender mejor las necesidades de otras mujeres.

La educación es una buena inversión, pero, si quieres seguir algún curso, infórmate antes sobre las escuelas estatales y municipales. Por atractivas que sean las escuelas privadas, sus precios son muy elevados. Los cursos para adultos de los centros estatales suelen ser económicos y te proporcionan muchos ratos agradables.

La relación con los hombres puede ser algo así como un choque entre dos culturas. La mujer mayor de cuarenta años fue educada en una ética diferente. Puede que su hijo o su hija vivan con su pareja sin casarse, o puede que ella haya encontrado un envase de veintiuna píldoras en el dormitorio de su hija adolescente, pero no está preparada para el shock del «mercado de la carne». Hace poco recibí la llamada telefónica de una amiga que había pasado unos días en un lugar de vacaciones con su hija de catorce años.

—¡Es increíble! —exclamó—. Fui al bar a tomarme una copa y se me acercaron no sé cuántos tíos. Y la mayoría ni siquiera me dijeron «Hola» antes de hacerme proposiciones. Aunque les expliqué que me hospedaba en el hotel y que no era una prostituta, no me hicieron caso. Un individuo horrible y bajito me dijo: «Me gustan las mujeres mayores»; le repliqué que telefonease a su madre. Otro me siguió hasta el ascensor. «Te acompaño a la habitación», me dijo, con una mirada insinuante. Yo le repliqué: «¡Usted está loco! ¡Ahí arriba está mi hija de catorce años!» «Ah, esto sí que me interesa...», me babeó él al oído.

Hay quien diría que mi amiga se estaba buscando este tipo de molestias al sentarse sola en el mostrador de un bar, por la noche. Pero ella tenía todo el derecho a ir al bar de su hotel a tomarse una copa y a hablar con alguien si le apetecía. Y tenía derecho a que nadie la importunase. Algunos hombres creen que todas las divorciadas se encuentran tan hambrientas de sexo que están dispuestas a meterse en la cama con el primero que llegue; por ello, al ofrecer sus servicios, consideran que hacen una obra de caridad.

Pero, ¿qué pasa cuando se evitan los bares de solteros? En una sociedad de parejas, en la que un hombre libre es un regalo del cielo, una mujer libre puede ser un estorbo. El hombre puede casarse con una mujer de cualquier edad, con la aprobación e incluso la envidia de sus contemporáneos. En cambio, la mujer que consigue relacionarse con un hombre más joven es acusada de infanticidio y de él se dice que tiene un «complejo materno». Y sin embargo, aunque seducir a un muchacho de diecinueve años no es un gran alimento para la vanidad de una mujer, puede ser algo divertidísimo.

Muchas mujeres se quejan de que una inacabable psicoterapia después de un divorcio sólo les sirve para recrearse en su tristeza y no les aporta ninguna ayuda práctica, a menos que sientan la necesidad de una medicación antidepresiva. La reciente idea de «terapia del divorcio» —con un equipo formado por un abogado y una asistente social— ha ayudado a algunas mujeres a soportar la primera fase del divorcio. Pero, después de un período de alivio que sigue a la concesión del divorcio, las mujeres suelen sufrir otra depresión. En este período, un psicoterapeuta (véase el capítulo 12, La depresión) puede intentar ayudar a la divorciada a localizar los puntos dolorosos y a analizar sus sentimientos. Los terapeutas también pueden ayudar a sus pacientes en la recuperación de su autoestima, pero no acostándose con ellas en el diván. Aparte la medicación necesaria durante la primera depresión y de un breve período de terapia durante la segunda depresión, pueden ofrecer más ayuda y más orientación práctica una buena amiga y confidente, o bien un club, un grupo de crecimiento personal, una asociación profesional y las organizaciones de padres separados.

La difícil situación de la divorciada ya entrada en años es evidente; no se necesita un terapeuta para localizar el problema ni puede resolverlo ningún terapeuta. Estas mujeres, aunque tengan talento, tienen menos posibilidades de emplearlo; aunque son más interesantes, menos hombres se interesan por ellas; aunque estén dispuestas a volver a casarse, tienen menos oportunidades de hacerlo; aunque sean capaces de ser felices, pasan un promedio de tres años superando un matrimonio que no merecía tanto.

Algunos finales felices

Las historias que he esbozado antes han tenido finales bastante bonitos.

Maxine se casó con un fontanero, un hombre acomodado que la adora. Al principio le parecía que se rebajaba al salir con él, pues el hombre, en sociedad, era un desastre. Pero le enseñó a vestir, le dio un poco de cultura y le abrió los ojos a las cosas bellas de la vida. El resultado de esta labor de Pigmalión fue un hombre absolutamente encantador en cuya compañía disfruta de la vida, aunque no está realmente enamorada.

Nora está encantada. Tiene un amante más joven, que la ha hecho revivir. Ella era foniatra, pero en estos momentos trabaja como terapeuta.

A los treinta y nueve años, Lois se dio cuenta por fin de sus posibilidades y estudió para maniquí, como había deseado siempre. Lo último que he sabido de ella es que tiene un amigo propietario de un Learjet.

Joy consiguió que pasase a sus manos una parte considerable del negocio de su esposo, demostrando ante el tribunal que dicho negocio había prosperado mucho durante los años de su matrimonio. Ahora tiene su propia empresa de relaciones públicas; no gana demasiado dinero, pero la empresa es suya.

Las mujeres que no se destruyen a sí mismas con largos períodos de cólera, rabia o depresión, vuelven a vivir y a disfrutar de la vida, a menudo más que en su primer matrimonio.

Cuarta parte
LA ESTÉTICA

15

LA «ENVOLTURA» EXTERIOR

El vello facial

En la mujer, el vello facial aumenta con la edad. No es que ella se vuelva más masculina, sino que se vuelve menos femenina. Mientras la producción de estrógenos por parte de los ovarios disminuye, la producción de andrógenos, hormonas masculinas, sigue invariable. Este cambio en la relación estrógenos-andrógenos sensibiliza ciertos folículos pilosos, sobre todo los de las zonas de distribución de tipo masculino, es decir, encima de la boca y debajo de la barbilla. Y la terapia basada en los estrógenos no invierte este proceso.

La electrólisis —intento de destruir los folículos pilosos— sigue siendo la mejor manera de resolver el problema, aunque, cuantos más andrógenos se segreguen, más folículos se sensibilizarán.

Cosa interesante, la cimetidina, el bloqueante histamínico utilizado para detener la secreción ácida del estómago, se utiliza hoy para tratar el «hirsutismo». Algunos científicos creen que bloquea la respuesta de los folículos pilosos a los andrógenos.

La piel

La piel está formada por la dermis, que proporciona el soporte mecánico para la grasa y el tejido conectivo, y la epidermis (palabra que significa «sobre la dermis»), que es la capa de células muertas que está a la vista. En la dermis radica la elasticidad de la piel.

La pérdida de la estructura microscópica reticular de la piel, junto con los efectos biológicos de la exposición crónica a los rayos ultravioletas del sol, produce rápidos cambios en la dermis y en la epidermis a partir de los cuarenta años. La estructura de la dermis se vuelve anormal y presenta arruguillas, aspecto basto y dilatación de los poros. Además, la dermis pierde parte de su contenido de agua, y por esto la piel se vuelve reseca y frágil. Probablemente, este proceso se ve agravado por una disminución del número de glándulas sebáceas y sudoríparas. Muchas mujeres acuden al dermatólogo preocupadas por la sequedad y el picor que sufren en la piel de brazos y piernas, molestias que intensifican las inclemencias climatológicas.

He oído decir que un dermatólogo recomienda a las mujeres que se bañen lo menos posible y que se laven sólo las zonas «críticas». Esto me parece de lo más divertido, porque el problema básico de la piel es interno y no externo, y el agua es *buena* para la piel: la hincha y la suaviza, al menos temporalmente. Lo que hay que hacer es *engrasar* bien la capa exterior de la piel, sobre todo después de la ducha o el baño. Así conservará durante más tiempo su hidratación natural. ¿Con qué hay que engrasar la piel? Con grasa de oso, dice mi dermatólogo preferido, pero, si el aceite de oso es demasiado difícil de conseguir, cualquier aceite de cocina sirve.

¿Qué puedes hacer por tu piel cuando pasan los años? Antes que nada, protegerla. Usa protectores solares cuando el sol sea muy fuerte, aunque no lo estés tomando. Evita las grandes fluctuaciones de peso, que dañan las fibras elásticas restantes. Prueba a tomar tabletas de zinc, que tienen algún efecto en la elasticidad de la piel; y, cada dos o tres días, aplícate alguna crema a base de vitaminas A y D en las zonas más secas. Usa cremas que retengan la humedad de la piel. Y toma al menos una cucharada sopera de aceite de girasol al día; esto puede estimular ligeramente la secreción de grasa por parte de la piel.

Las manchas

Con el paso de los años, los depósitos pigmentarios se vuelven irregulares, y, cuanto más se exponga la persona al sol, más probable es que le aparezcan manchas. Y más probable es también que contraiga cáncer de piel, sobre todo si se trata de una persona rubia de piel blanca. Pero recordemos que sólo es nociva la exposición frecuente y prolongada al sol, y que esta nocividad es acumulativa. Así pues, se puede evitar la aparición de manchas evitando el sol y aplicándose cremas antisolares.

Estas manchas de color marrón suelen denominarse manchas hepáticas (aunque no tienen relación con el hígado) o queratosis senil. Algunas mujeres piensan equivocadamente que, a medida que se hacen mayores, aumenta en su cuerpo la cantidad de melanina (el pigmento que hace que la piel se broncee). En realidad, la cantidad de melanina disminuye, pero la que queda es mucho más sensible al sol, y el resultado es que se tiene más color concentrado en menos espacio. Estas manchas pueden ser planas o en relieve. Si tienes una mancha en relieve, cuidado. Debes ir al médico para ver si es necesaria una biopsia de esa peca y asegurar que no es una «peca melanótica», que tiene el mismo aspecto que una peca normal pero es una lesión premaligna. En caso de que no sea maligna, puede ser sencillamente raspada para quitarle el aspecto de verruga. Si quieres librarte completamente de estas manchas, algunos dermatólogos aclaran su color removiendo el pigmento con una aguja eléctrica. Las cremas decolorantes que hay en el mercado tienen un efecto muy leve.

Los problemas de la figura

En la madurez, la cintura de la mujer se ensancha. No se trata de la dilatación abdominal que experimentan los hombres, sobre todo los bebedores de cerveza, sino de un pronunciado ensanchamiento de toda la cintura. Lo que ha ocurrido es que el cuerpo se ha comprimido desde el cuello a la pelvis. Si un mismo volumen se coloca en un espacio menor, la forma varía; es un principio de física. Esta forma de cintura

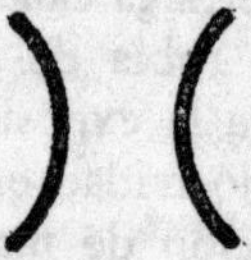

se convierte en ésta

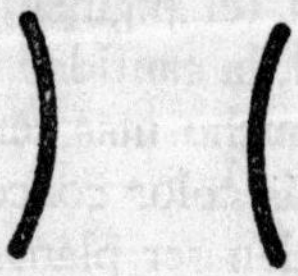

Por eso son tan importantes los ejercicios de estiramiento para intentar evitar esta compresión, así como la «caída» de la grasa.

Unos pequeños cambios no tienen por qué estropear una buena figura. Pero cambia tu guardarropa. Lleva faldas y jerseys en lugar de blusas, y la cintura alta o bien baja.

Las piernas lo pasan mal

Las venas varicosas

Las venas varicosas son como pequeñas hemorroides que bajan a las piernas. Ambas cosas son síntoma del perezoso sistema vascular de retorno en la mujer. Más de la mitad de los adultos padecen, por lo menos, «varicosidades» menores y por lo menos la quinta parte de estas personas tienen varices importantes. Es una dolencia femenina, en una proporción de cuatro a uno, y a menudo existen antecedentes familiares. Las varicosidades pueden ser consecuencia de una respuesta anormal de las venas a ciertas hormonas, pues a menudo aparecen por primera vez en los primeros meses del embarazo, antes de que el peso del feto comprima las venas de las piernas y las deforme.

Las venas varicosas pueden causar dolores y fatiga, que aumentan a medida que transcurre el día. El permanecer de pie agrava las varices, pues hace que las válvulas de las venas funcionen mal y que la sangre se estanque en las extremidades (debido a la gravedad). Los síntomas pueden intensificarse antes de las reglas o cuando la mujer toma estrógenos, pues estas hormonas tienden a dilatar las venas. Además, los estrógenos ocasionan la retención.

El primer tratamiento de las varices es la simple compresión y el ejercicio. Caminar es un ejercicio magnífico, pero sólo sirve para aliviar los síntomas y no para atenuar el problema estético. Si el aspecto estético te preocupa, el único tratamiento correctivo es la cirugía. La escleroterapia, muy difundida en algunos países, se utiliza poco en otros, y sólo en los casos de varices pequeñas y superficiales. Consiste en inyectar en la vena una solución esclerotizante, que hace que la vena coagule y se cierre. A continuación se debe aplicar presión durante períodos de tiempo largos, para asegurar que las venas tratadas permanezcan cerradas.

Los dolores en las piernas

Los dolores o calambres en las piernas son un problema crónico de la mujer debido también a un «estancamiento» de sangre en las extremidades inferiores por mal funcionamiento de las venas. El plasma (la parte fluida de la sangre) se filtra fuera de la célula y da lugar a un edema. Todo esto reduce la capacidad de los músculos de las piernas para consumir oxígeno, lo cual a su vez inhibe el indispensable intercambio de iones de calcio y de potasio (los iones son átomos con carga eléctrica). La consecuencia es que los músculos no se contraen eficazmente. Por si esto fuera poco, algunas mujeres toman diuréticos para contrarrestar la hinchazón de las piernas. Esto es eficaz, pero tiende a agravar la pérdida de potasio y de calcio. La combinación de una oxigenación muscular deficiente y de unas venas flácidas causa dolores y calambres en los músculos de las piernas, y hace que la persona se canse más fácilmente.

Los médicos han probado varios métodos para aliviar los dolores de las piernas. Algunos son bastante eficaces. El potasio y el calcio, tomados por vía oral, proporcionan alivio seguramente porque inundan los músculos de elementos nutritivos. De 8 a 16 miliequivalentes de potasio durante el día, o 250 miligramos de calcio por la noche, representan un alivio en aproximadamente el 70 por 100 de los casos. También la vitamina E (400 unidades internacionales —U. I.—) alivia los síntomas, seguramente porque permite que llegue a los músculos mayor cantidad de oxígeno. Las inyecciones de vitamina B_{12} han demostrado ser eficaces para aliviar el dolor de piernas generalizado en la mujer obesa. (Probablemente, la mujer obesa tiene problemas circulatorios más complejos, con alguna implicación de los nervios periféricos, y la vitamina B_{12} ayuda al sistema nervioso a funcionar con más eficacia.) Además, el simple hecho de apoyar las piernas en un almohadón mientras se duerme ha demostrado que alivia muy eficazmente las piernas doloridas.

Algunos médicos aconsejan los ejercicios de estiramiento de las piernas para evitar los calambres. Apretar los dedos de los pies contra un objeto fijo, o permanecer de pie alternativamente sobre los dedos de los pies y sobre los talones, de diez a veinte veces al día, pueden contribuir a contener la hinchazón. Estos ejercicios deben hacerse después de una ducha o baño algo calientes, que dilatan los vasos sanguíneos. Hacedlos cinco veces la primera noche y pasad gradualmente a un máximo de veinte.

La celulitis

Los hoyuelos en las mejillas pueden ser bonitos, e incluso un par de hoyuelos en las nalgas pueden resultar graciosos, pero cuando los hoyuelos cubren toda la parte alta de las nalgas el efecto estético es terrible. El problema de la celulitis es más grave en las mujeres jóvenes y obesas, pero todas las mujeres tienen algo de celulitis a no ser que posean unos muslos extraordinariamente bien desarrollados.

La palabra *celulitis* fue creada por un especialista en gimnasia y belleza. A los científicos los enfureció la terminación *-itis,* que indica que se trata de una inflamación de las células. Pero la palabra se impuso y todo el mundo ha tenido que aceptarla.

Surgieron para la celulitis tantos remedios de charlatán, que varios equipos de científicos se pusieron a estudiar esos feos abultamientos que tantas mujeres tienen en los muslos. Descubrieron que la celulitis no es una enfermedad sino un depósito de grasa de origen hormonal en los muslos de la mujer. En esta zona del cuerpo femenino, la grasa está dividida en compartimientos por unas resistentes hebras de tejido conectivo que actúan como pequeñas bolsas. Cuando en los muslos se acumula una cantidad excesiva de grasa, ésta rebosa por lo alto de la bolsa como un exceso de palomitas de maíz de una bolsa de papel. Pero no es necesario tener demasiada grasa para que haya celulitis. Con el paso de los años, la piel se hace más fláccida y hebras de tejido conectivo que antes eran resistentes se hacen menos elásticas y se tensan. Cuando la piel fláccida cede, la grasa existente —aunque sea muy poca— rebosa. Los hombres, dicho sea de paso, tienen un sistema completamente diferente de acumulación de grasa en los muslos. En primer lugar, ellos tienen mucha menos grasa en esta zona y la poca que tienen está bien dispuesta en una estructura reticulada; además, su piel conserva la firmeza y sus músculos siguen bien desarrollados.

El control de la celulitis incluye un régimen para perder grasas y una serie de ejercicios para reforzar y desarrollar los músculos de los muslos, así como para aplanar la grasa que hay entre el músculo y la piel. Los masajes enérgicos, además de la pérdida de peso, pueden ayudar a eliminar esa grasa blanda. El masaje manual es suficiente; no necesitas envolverte en plástico ni utilizar una máquina. Apoya las palmas en los lados de los muslos por encima de las rodillas. Aprieta con firmeza y desliza las manos hacia arriba, hasta la parte alta del muslo. Repite unas diez veces, dos veces al día. Si quieres, puedes usar el rodillo de amasar para este masaje. Las envolturas —y otros métodos similares igualmente costosos— eliminan los abultamientos sólo porque oprimen y deshidratan la capa de grasa, y por ello no son una solución permanente.

Para cuando se publique este libro, es posible que la cirugía estética tenga un tratamiento para la celulitis. Existe un aparato que puede raspar parte de la grasa de los muslos y, al mismo tiempo, romper algunas de esas tensas hebras de tejido conectivo. Así, el cirujano puede esculpir el contorno del muslo. Es un procedimiento complicado, caro y no especialmente necesario, pero si la celulitis constituye un problema grave para ti, vale la pena que te informes.

16

«REFORMAS»

La cirugía estética

Ginny se sentó delante de mí. Había perdido quince kilos, y estaba estupenda. Me sonrió tímidamente y me dijo, insegura:

—Quería preguntarle una cosa. Se trata de mi vientre. Es feísimo.

Miré el vientre de Ginny. Sí que se parecía bastante a un melón, aunque tenía el resto de su cuerpo perfectamente esbelto. Aparte el vientre abultado, Ginny tenía una figura muy bonita para sus sesenta y dos años.

—Ayer fui a ver a una especialista en cirugía estética —me confesó—. Me dijo que tenía una separación de los músculos del vientre, y que, si me opera, me quedará el vientre casi plano. Después fui a explicarle esto a mi médico de cabecera y me dijo que la operación me perjudicaría la salud. ¿Usted cree que es verdad? ¿Cree que soy una vieja tonta? —me preguntó tristemente.

No creo que Ginny sea una vieja tonta. Mientras una mujer sea considerada deseable o no deseable según su edad, tiene derecho a retrasar las manecillas del reloj y a «comprar unos años», si lo desea y puede pagárselo. Ahora podría echaros un sermón sobre la poca importancia del aspecto físico, la belleza del alma y la inutilidad de la lucha contra el envejecimiento corporal. Podría deciros que no queráis ir contra la corriente, que podéis ganar una batalla pero perder la guerra. Pero esto sería imponer mis valores, que no son necesariamente los vuestros. Para muchas mujeres que se miran al espejo y no se gustan, la cirugía estética es como la policía montada del Canadá que viene a desatarlas de los raíles antes de que las pille la locomotora biológica que se acerca.

Todo el mundo tiene derecho a someterse a la cirugía estética... mientras pueda pagarla, pues es increíblemente cara. Es verdad que los cirujanos utilizan una serie de trucos con las compañías de seguros y pueden explicar a la sanidad pública que la piel de tus párpados te dificulta la visión, que tu vientre abultado te provoca una erupción en los muslos, o que los senos obstruidos de tu enorme nariz te impiden respirar correctamente. Es muy amable por su parte que intenten aliviar la carga financiera del cliente haciendo posible el pago por parte de otra entidad, pero yo no puedo evitar pensar que, si sus precios no fuesen tan elevados, no necesitarían manipular los formularios de las compañías de un modo tan sofisticado. Un destacado especialista en cirugía estética, cuando mostraba diapositivas de operaciones suyas a los alumnos de una escuela médica de Nueva York, proyectó, al final, una fotografía de su magnífica residencia. Fue muy divertido, pero el mensaje no era broma; es una profesión muy lucrativa. Muchas veces, estos hombres se consideran a sí mismos «artistas» y no sólo cirujanos.

La pregunta más frecuente sobre la cirugía estética es si duele. Sí, duele, pero no la operación en sí misma. Los especialistas en cirugía estética han convertido en un arte la medicación previa y la anestesia local, y, aunque el paciente permanece despierto durante la intervención, apenas siente la primera inyección de novocaína, que es la más dolorosa. Las narices, los ojos y los *lifting* se hacen con anestesia local. No estoy segura de la razón, si no es porque la anestesia general es algo más peligrosa.

Recientemente se tiende a efectuar intervenciones faciales en una consulta, en lugar de un hospital. Esto me horroriza por una razón. Una vez tuve una paciente con una nariz enorme y me sentí obligada a sugerirle que se la hiciese arreglar. El cirujano que eligió le dio cita en un hospital para operar, según sus palabras, «la nariz más espantosa que he visto nunca». Inyectó a la paciente un anestésico local, y a los pocos segundos observó que la señora no respiraba. No tenía pulso ni tensión arterial. Por suerte, estaban al lado del departamento de cardiología y pudo acudir en seguida parte de un equipo para reanimarla. Había sufrido una parada cardíaca debido a una reacción alérgica a la anestesia. Casos como éste son muy infrecuentes, pero a un médico le basta con una experiencia así en su vida para convencerse de que, cuando se realiza una operación potencialmente traumática —ya sea un aborto, un parto, o una intervención de estética—, es bueno tener un hospital cerca.

Así que el dolor que pueda causar la operación, excepto en casos como éste, es lo menos importante. Lo que hay que tener en cuenta es la angustia que sigue a la operación. Según me confió una paciente, «durante varios meses, me parecía que mi cara no era mi cara. Cada vez que me la lavaba, me parecía la cara de otra persona. Fue la sensación más extraña y desagradable que había tenido nunca». Pero el dolor no ha impedido nunca a nadie tener hijos, y no impedirá que mujer alguna decidida cambie de cara y se someta a la cirugía estética.

También puede darse una decepción ante los resultados, por lo menos durante un tiempo. Una mujer me contó que le parecía tener la cara torcida, y no sólo debido a la hinchazón. Le parecía que un ojo era más oblicuo que el otro, y no soportaba verse en el espejo. Una mañana, unos tres meses después de la operación, se miró al espejo y se enamoró de sí misma. «De pronto me di cuenta de la armonía de mi cara —explicó—. Pero, ¿por qué no me avisó el cirujano de que pasaría esos meses horribles?»

La cirugía estética para los problemas del envejecimiento —*lifting, peeling* químicos, etcétera— suele crear pocos problemas psíquicos. No ocurre lo mismo con las intervenciones que alteran considerablemente la apariencia de la persona, como por ejemplo el arreglo de una nariz o la corrección de una deformidad. En parte, la personalidad de un individuo la configura su apariencia externa y no se puede introducir un cambio importante en esta apariencia sin dar lugar a un cambio en la autoimagen. En la actualidad, las personas que se someten a operaciones estéticas de importancia reciben, por rutina, asesoramiento psiquiátrico.

¿A dónde ha llegado el arte de la cirugía estética? Los arreglos de cara son cosa de rutina. Los *lifting,* la dermatoplastia (para las cicatrices del acné) y las inyecciones de silicona para las pequeñas arrugas ya no son tan rutinarios. La última moda son los pechos. En un solo día, en mi consulta, he visto tres remodelaciones de senos, dos reducciones y un aumento. Se necesita un tacto especial, por así decirlo, para arreglar correctamente unos senos, y si es ésta la operación que deseas, entérate bien de quién es capaz de realizarla. Yo he visto con mis propios ojos dos atrocidades en materia de cirugía mamaria. Una se la hicieron a una señora de cincuenta años: convirtieron sus pechos colgantes en bolsas de piel también colgantes, al quitarles toda la grasa. Y a la otra, una muchacha joven, la dejaron sin pezones; según explicó, los tiraron por equivocación. Últimamente he visto varios arreglos de vientre según un procedimiento relativamente simple que consiste en quitar el exceso de piel y en «remeter» el exceso de músculo. Según dicen, si se convence amablemente al cirujano o cirujana, puede incluso quitarte uno o dos kilos de grasa, ahorrándote así la molestia de hacer régimen.

La operación nueva más emocionante es la que ya he mencionado al hablar de la celulitis, y se realiza con un bisturí y una legra de succión. Se practica una pequeña incisión al lado de la ingle, y se inserta el bisturí en la grasa de la cadera. La grasa es cortada, raspada y succionada. Con este método se puede eliminar la grasa de los muslos, de las caderas y de las nalgas y hasta un poco de grasa de los tobillos. Entonces el cirujano puede esculpir tus muslos y darles una línea bonita, esbelta. Sales de la clínica delgada y con unos billetes menos de los que tenías, y has vivido la emoción de ver cómo te quitaban la grasa.

Para algunas mujeres, todo esto es ciencia-ficción, aunque sea real. Para otras puede ser una excelente cura para la depresión, al menos una cura temporal. Pero la cosa puede acabar en una pesadilla si el cirujano que eliges no está a la altura. Antes de someterte al bisturí, comprueba sus credenciales.

El ejercicio

Una amiga mía, de cincuenta años, fue a un gimnasio. El primer día, la profesora, una esbelta muchacha de diecinueve años, le pellizcó la cintura y gruñó: «¡Cuánta grasa!». Mi amiga se puso furiosa, y con razón; la observación no sólo había sido grosera, sino totalmente fuera de lugar. Mi amiga medía 1,60 y pesaba sólo 50 kilos. No le sobraba ni un gramo de tejido adiposo (grasa) y tenía los músculos firmes.

Lo que le ocurría a su cuerpo es lo que ocurre a muchas mujeres a partir de cierta edad. La grasa normal de su estómago había descendido. Sí, la grasa desciende. La grasa de debajo de los ojos forma bolsas; la de la barbilla se convierte en papada; la de las caderas y muslos se convierte en feos abultamientos. Podría seguir enumerando descensos, a riesgo de parecer sádica. ¿Por qué esa maldita grasa no baja hasta los tobillos, de donde podría eliminarse con facilidad? Porque está limitada por los planos fasciales, que son amplias fundas de fino tejido conectivo que dividen en compartimientos muchas partes del cuerpo. La grasa se detiene cuando se encuentra con uno de esos planos naturales. Lo que descubrió la joven profesora de gimnasia en la cintura de mi amiga era piel fláccida y un poco de grasa, no excesiva, que había descendido hasta allí.

¿Podía mi amiga afinar su cintura con gimnasia y con un régimen? Lo intentó desesperadamente. Hizo todos los ejercicios gimnásticos habidos y por haber y se sometió a un régimen de hambre. Pero en la cintura de la mujer no hay muchos músculos, y a los cincuenta años es difícil tensar la piel. Mi amiga adelgazó de la cara, pero su cintura quedó prácticamente igual.

Mis opiniones sobre el ejercicio físico han cambiado mucho con los años. He ido pasando del escepticismo al fanatismo; pero sólo soy fanática de unas ciertas formas de ejercicio, practicadas de una cierta manera y para alcanzar unos objetivos concretos.

Hay cuatro tipos básicos de ejercicio que aportan diferentes cosas al cuerpo. Estas cosas son la salud cardiorrespiratoria, la fortaleza muscular, la resistencia y la flexibilidad.

El *jogging* es el ejercicio más fatigoso y resulta eficaz para adelgazar. Aparte lo que puede afectar a las articulaciones, *no hay nada como el jogging,* ni la natación, ni el ciclismo, ni el salto del trampolín o la comba (que también es mala para las articulaciones). El *jogging* aumenta la velocidad metabólica basal, aclara la sangre, eleva el nivel de colesterol útil (HDL), reduce el apetito, baja el ritmo cardíaco y la tensión arterial, alivia el dolor, alivia la depresión, contribuye a proteger la masa muscular y acelera la eliminación de grasas. Y todo esto lo hace de prisa: en unos treinta minutos al día. Los demás deportes aeróbicos, aunque son buenos para la salud cardiovascular, tardan más en dar los mismos resultados porque la persona no es responsable de moverse a sí misma en el espacio: el agua, las ruedas o el trampolín le facilitan el esfuerzo.

Pero el *jogging* es duro para la anatomía femenina. A la mujer de edad mediana, que tiene los huesos más frágiles, menos músculo, los soportes pélvicos débiles y los pechos fláccidos, no le conviene mucho este ejercicio. Para ella, el mejor deporte aeróbico cardiovascular es la marcha a pie, a paso vivo y durante ratos largos.

Hay varios ejercicios adecuados para la mujer, además de los aeróbicos. Las mujeres tienen más problemas con la forma de su cuerpo, la flexibilidad muscular y la fuerza que con la salud cardiovascular. Así pues, además de los deportes aeróbicos, un buen programa de ejercicios para la mujer debería incluir ejercicios de estiramiento para mejorar la flexibilidad y evitar la compresión de la columna vertebral (que hace a la persona más baja). Muchas mujeres prueban el yoga. ¿Has visto la figura que tienen esos profesores de yoga de sesenta años largos? Tienen la cintura larga y fina y los músculos tan duros como es posible a esa edad.

El yoga

El yoga es un método muy bueno para la mujer de edad mediana que desee relajarse sin necesidad de tomar medicamentos y al mismo tiempo flexibilizar su cuerpo. Quizá te rías cuando oigas repetir las cosas que canturrea un profesor de yoga: «Para navegar hacia el puerto del cielo, debes navegar a favor del viento o contra el viento, pero debes navegar, no ir a la deriva ni permanecer anclado». Pero, cuando estés echada junto a otras treinta personas de todas las edades en el suelo de una buhardilla o en el sótano de una iglesia, respirando regularmente, sintiendo cómo se van de tu cuerpo todas las tensiones, quizá te preguntarás en qué ha fallado nuestra sociedad, por qué nunca ha asimilado del todo más aspectos de la cultura del Lejano Oriente. Nuestro modo de vida actual es la actividad frenética, sobre todo si se vive en una ciudad grande en la que no se puede cruzar la calle sin riesgo de la vida, ni conducir un automóvil sin entrar en una carrera y ser víctima de agresiones.

Tú no puedes cambiar las cosas pero puedes controlar tus emociones. El lema del yoga es mantener el control en un ambiente incontrolado y muchas mujeres lo consiguen con su ayuda. El yoga parece decir: está sólo donde quieres estar. ¡Qué excelente actitud para la edad mediana y para la vejez! Nada de recriminaciones sobre el pasado que ya está muerto y enterrado, nada de terror a lo que pueda venir; sólo procurar hacer las cosas lo mejor que se pueda *aquí y ahora.* A nivel filosófico, el yoga propugna la unión del cuerpo, la mente y el espíritu.

Esta filosofía se traduce, a nivel físico, en una serie de grupos de ejercicios, muchos de los cuales giran en torno a la respiración. Según el yoga, la respiración es el centro mismo de la persona, y el concentrarse bien en la respiración ayuda a profundizar en uno mismo. Cuando se consigue esto, se llega a estar «centrado», cosa que es enormemente importante en la edad madura. Durante estos años, hay muchas fuerzas que pueden hacerte perder el equilibrio. Y el equilibrio es vital para tu salud física y emocional. En el terreno emocional, el yoga te enseña a aliviar, en cualquier lugar, la tensión mental y el estrés. En el terreno físico, te enseña a relajar grupos específicos de músculos y a flexibilizar las articulaciones. En general, el yoga, si te adaptas a él, puede darte una verdadera sensación de autonomía.

La deficiencia más grave de la mujer de edad avanzada está en la masa muscular. Las mujeres de cierta edad ya no son, de entrada, personas musculosas, y con el paso de los años, la falta de ejercicio y la reducción de la ingesta de proteínas, sus músculos suelen disminuir de tamaño. A riesgo de ponerme macabra, citaré un cadáver que vi en una clase de anatomía. Era una mujer de ochenta años y tenía los músculos finos como el papel. Parecía un milagro que la pobre señora pudiese caminar. Por esto, las mujeres deben hacer ejercicios con pesas pequeñas (de unos dos kilos y medio). Debéis procurar desarrollar sobre todo los músculos de los brazos, pues las piernas ya hacen algún ejercicio, aunque sea involuntario. Recordad que no se trata de un ejercicio para el sistema cardiovascular, sino sólo para la fuerza muscular.

Si el yoga no es lo tuyo, puedes hacer ejercicios de estiramiento. Los ejercicios de estiramiento del ballet son beneficiosos, pero evita los giros, por favor, pues tu sentido del equilibrio ya no es el que era. Las ventajas de estos ejercicios son que pueden desarrollarse en casa, que sólo llevan unos minutos y que puede hacerlos cualquier mujer, aunque tenga algún problema en la espalda, en las rodillas o en el corazón. Los ejercicios de estiramiento y de fuerza muscular pueden hacerse a ratos cortos y esto resulta cómodo para muchas mujeres.

Una advertencia: si no estás en plena forma, ten cuidado con las profesoras de gimnasia demasiado entusiastas. La rapidez no es necesaria en los ejercicios para la fuerza y tono muscular. Si no tienes el cuerpo flexible, las flexiones demasiado rápidas pueden causarte graves problemas de espalda que muchas veces no desaparecen nunca. Así pues, al inicio de una temporada de gimnasia, tómatelo con calma. Aprende a conocer los límites de tu cuerpo.

Para conseguir flexibilidad y fuerza muscular, no necesitas hacer ejercicio durante ningún mínimo de tiempo. Otra cosa es si te propones perder peso. Para adelgazar has de hacer que tu cuerpo queme grasas para obtener energía, pero durante los primeros veinte o treinta minutos de ejercicio lo que hace sobre todo es consumir hidratos de carbono (glucógeno) del hígado y de los músculos. Después de esto empieza a consumir sus reservas de grasa. Esto significa que, si quieres perder grasa además de fortalecer los músculos, debes hacer ejercicio durante treinta minutos consecutivos, por lo menos. No es necesario que sea un ejercicio muy intenso, aunque el correr es magnífico para adelgazar. Pero, tanto si corres como si caminas a buen paso o nadas, los ejercicios aeróbicos y cardiovasculares debes practicarlos durante un buen rato, pues la velocidad metabólica basal (el consumo de oxígeno que hace el cuerpo en reposo) permanece elevada en proporción a la cantidad de tiempo que hagas ejercicio. Por esto puedes seguir quemando muchas calorías incluso después de dejar de moverte: una verdadera ganga.

Además, durante el ejercicio prolongado tienen lugar

unos cambios metabólicos y hormonales que reducen el apetito. El primer cambio metabólico es una quetosis pasajera (la quetosis es un aumento del nivel de ácidos grasos libres en la sangre). Esto ocurre siempre que se utilizan las reservas de grasa sin una ingestión suficiente de hidratos de carbono y da lugar a anorexia (pérdida del apetito). Además, el ejercicio aumenta la cantidad de productos de descomposición en los músculos, lo que crea más acidosis y favorece la disminución del apetito.

Algunos estudios recientes sobre corredores de fondo —estudios interesantes aunque muy especulativos— parecen indicar que los corredores segregan unas sustancias químicas llamadas encefalinas y beta-endorfinas, las cuales podrían tener un efecto reductor del apetito. Ambas sustancias fueron descubiertas en 1975 y se investiga sobre su posible cualidad como analgésicos naturales producidos por el cuerpo. Las encefalinas se dan en el cerebro y en la médula espinal. Se desplazan por la médula hacia ciertas zonas receptoras y actúan como mensajeros químicos. Interceptan los mensajes de dolor que se envían al cerebro. También es posible que bloqueen los mensajes de hambre.

El Tai Chi y yo

Nunca he sido aficionada al ejercicio. Por ser una típica endomorfa (baja, robusta y lenta), prefiero ejercitar mi cerebro que cualquier otra parte de mi cuerpo. Por esto me interesó mucho el Tai Chi Chuan. El Tai Chi es un arte marcial, una versión lenta del kárate. Según el manual que leí, es un deporte, una habilidad, una entretenimiento, una actividad social, un arte y un método para curar enfermedades. También aseguraba el manual en cuestión que el Tai Chi «es beneficioso para las manos, el cerebro, el carácter, la habilidad, la energía y la prudencia». «El ejercicio perfecto para una endomorfa de edad madura», pensé. Pero el manual advertía: «Si no encuentra un profesor con un buen pedigrí, perderá el tiempo y la energía».

Tuve la suerte de localizar a un profesor de pedigrí muy bueno llegado a Estados Unidos tres años atrás para trabajar como profesor de danza. Me contó su historia.

—Hace muchos años estaba enfermo. Tenía una mancha en el pulmón, y los médicos me dijeron que no podría volver a bailar. Fui al hospital y allí había un profesor de Tai Chi muy anciano que me dio lecciones.

—¿Qué hacía el profesor de Tai Chi en el hospital? —pregunté—. ¿Estaba enfermo?

—No —respondió—. En muchos hospitales importantes de China trabaja un profesor de Tai Chi, de la misma manera que en los de ustedes, los americanos, hay fisioterapeutas. Es para ayudar a los pacientes a restablecerse antes. Seis meses después de empezar con el Tai Chi me había desaparecido la mancha del pulmón, y no he vuelto a ponerme enfermo.

«Un testimonio interesante», pensé. Quedé tan impresionada por lo que me contó, que olvidé preguntarle si combinaba aquellos ejercicios orientales con la medicina occidental. Decidí investigar en persona aquellos ejercicios. Me uní a una clase formada por mujeres maduras y algo obesas y por hombres jóvenes de aspecto romántico (una combinación dinámica). Junto a ellos me estiro, me inclino, giro, señalo y empujo el aire durante una hora con mi torpe cuerpo. No se puede decir que sea celestial, pero es divertido. Y estoy increíblemente libre de dolores musculares (antes me dolía el cuerpo con sólo subir una escalera), y no me duelen la espalda ni las piernas después de retorcerme como una serpiente. Y, ¿es mi imaginación, o me siento más serena?

No, no voy a abrir un centro de Tai Chi. Pero este ejercicio puede ser el descubrimiento del siglo. Podría suceder al sexo, la frustración, el matrimonio, el cine y el cubo de Rubik. Mi profesor aconsejó un día que nadie se llamase a engaño y dijo que el Tai Chi puede parecer un ejercicio lento y suave, pero es muy fuerte. «Igual que nosotros los endomorfos», pensé.

Quinta parte

CÓMO ADELGAZAR, ESTAR MÁS GUAPA, ENCONTRARSE MEJOR Y VIVIR MÁS AÑOS

17

EL EQULIBRIO DEL ORGANISMO: LAS SUSTANCIAS NECESARIAS

Conozco a una mujer que cree haber encontrado la clave de la salud eterna. En el mostrador de su cocina se apiñan centenares de frascos de píldoras.

—¿Estás enferma? —le pregunté el día que fui a su casa, pensando qué extraña enfermedad podía hacer necesarias todas aquellas medicinas.

—Al contrario —me respondió orgullosamente—. Estoy *bien.* Tomo ochenta píldoras de vitaminas al día, y me encuentro mejor que nunca.

Ochenta píldoras son muchas píldoras y dudo de que alguna mujer normalmente alimentada pueda padecer tanta carencia de vitaminas. Pero quizá nos hemos fijado demasiado en las carencias. Tradicionalmente, los científicos han definido las necesidades vitamínicas como la cantidad necesaria para evitar una carencia. Hasta hace poco no han pensado en la posibilidad de que *grandes* dosis de vitaminas pudiesen hacer que las personas se encontrasen mejor, se sintiesen más activas y conservasen la salud durante más tiempo.

Todos estamos de acuerdo en que las vitaminas y los minerales son esenciales para la vida, pero, ¿qué cantidades necesitamos realmente? Y, si es bueno disponer de pequeñas cantidades, ¿será mejor tomar grandes cantidades?

Las mujeres suelen acudir a la consulta de los médicos con síntomas inconcretos de fatiga, falta de energía y leve depresión. Con su habitual falta de sensibilidad, el médico busca una enfermedad y, cuando no la encuentra, les aconseja: *1)* que vayan a un psiquiatra, *2)* que se pongan a trabajar, *3)* que echen un buen polvo (a veces con él), o *4)* que no se preocupen. «Usted vivirá cien años», les dice. Sintiéndose aún hecha una mierda (ésta es la expresión adecuada), la infortunada mujer prueba otras formas de terapia: el masajista, el especialista en dietética, el naturópata o la medicina holística. Entonces, invariablemente, se le diagnostica una hipoglucemia, una escoliosis o un «estado agudo de deficiencia». Después se le dan una dieta terapéutica y un puñado de las carísimas vitaminas y minerales con la marca del centro en cuestión. Pero lo extraño (¿o no tan extraño?) es que muchas mujeres se sienten mucho mejor cuando salen de esos centros que cuando salen de la consulta del médico. ¿Son las vitaminas un simple placebo? ¿«Creen» esas mujeres que se encuentran bien? Tanto si las vitaminas son un placebo como si no lo son, creo que esas reacciones merecen algún estudio.

Esto es precisamente lo que le ocurrió a mi amiga. Fue de un médico a otro, hasta que su peregrinar la llevó a un gurú de la terapia vitamínica. Pero lo cierto es que ahora se encuentra mejor.

En esta época de la vida, muchas mujeres empiezan a sentirse débiles y vulnerables: pequeños fallos de energía, un dolor aquí, una molestia allá. «Estoy hecha polvo» es la expresión que suelo oír. Sería más exacto que dijesen: «Ya no soy la que era». La mujer de edad mediana busca afanosamente algo que le devuelva la energía y la vitalidad que tenía —si las tenía— a los veinte o a los treinta años.

Cuando descienden los niveles de estrógenos en la mujer, ¿no podría ser que su organismo perdiese algo más que calcio? A esta edad, la mujer suele reducir la cantidad de comida que toma, por razones estéticas, pero en realidad no se conocen las necesidades nutricionales de la mujer madura.

Además, en muchos casos también disminuye su capacidad de asimilación de las sustancias nutritivas. Esto quiere decir que una mujer puede tomar, por ejemplo, 1.000 miligramos de calcio al día, pero, si su organismo sólo absorbe el 30 por 100 de esta cantidad (que se considera la asimilación media), la mujer se queda sólo con 300 miligramos, y puede tener una carencia de calcio. A veces, el cuerpo no asimila una determinada sustancia nutritiva de los alimentos, pero la asimila cuando le llega en forma de píldora. Por esto creo que es positivo aumentar la ingestión de algunas vitaminas y minerales por encima de las dosis mínimas recomendadas.

Carencia significa *falta*. La carencia en una vitamina o un mineral es definida por una enfermedad o unos síntomas. Toxicidad, en cambio, significa que hay en el cuerpo una cantidad tan grande de una sustancia, que ésta se ha vuelto nociva. Es difícil imaginar que las vitaminas o los minerales puedan resultar tóxicos, pero esto es lo que ocurre cuando se ingieren en exceso y no pueden eliminarse (éste es el caso de las vitaminas liposolubles y algunos minerales). Casi todas las sustancias pueden volverse tóxicas si se ingieren en grandes cantidades; hasta el agua puede matar, en teoría, si se bebe demasiada.

En los países ricos se dan muy pocos casos de clara carencia vitamínica. También hay muy pocos casos diagnosticados de sobredosis de vitamina. Esto implica una pregunta: ¿cuáles son las dosis adecuadas? No es fácil responder. Las autoridades médicas de cada país han establecido una dosis diaria recomendada, que es la cantidad mínima necesaria de una vitamina o mineral para que la persona no caiga en la carencia. Pero algunos científicos e investigadores creen que las vitaminas y los minerales, debido a sus importantes efectos en el metabolismo celular, constituyen la clave de la prevención de enfermedades tan diversas como el cáncer, la artritis y la esquizofrenia, pero en dosis mucho mayores que las cantidades mínimas recomendadas. Quizás el concepto de cantidad mínima sea erróneo. Tal vez deberíamos prestar atención a los *puntos de saturación* y a los grados de eficacia, y no a unas cifras absolutas.

En el caso de la mayoría de las vitaminas y elementos nutritivos, los efectos indeseables o tóxicos no se producen hasta que se multiplican por diez o más las cantidades mínimas recomendadas. Dentro de este enorme margen, el organismo es capaz de mantener en los tejidos una concentración aceptable mediante el control de la asimilación y de la excreción, o de la combinación de ambas. El margen de seguridad que separa el límite mínimo de la carencia y el límite máximo de la toxicidad es diferente para cada sustancia nutritiva, y en algunos casos es muy grande. Así pues, ¿por qué limitar las dosis a una cantidad fija?

Las vitaminas

Las vitaminas son compuestos orgánicos que cumplen funciones *esenciales* en las células. Se encuentran en pequeñas cantidades en los alimentos, y se dividen en liposolubles e hidrosolubles.

Las vitaminas liposolubles

Son las vitaminas que se disuelven sólo en las grasas y que necesitan la presencia de grasa y de sales biliares en el intestino delgado para ser absorbidas. Las vitaminas liposolubles son la A, la D, la E y la K.

La vitamina A (retinol). Se encuentra en forma pura en algunos alimentos de origen animal, pero su precursora (la provitamina) es el caroteno y se encuentra en algunos vegetales. El caroteno es la sustancia que te pone la piel amarilla cuando comes demasiadas zanahorias, o demasiado melón o calabaza.

Los intestinos absorben la vitamina A, pero la absorción se ve dificultada por la edad (pérdida de capacidad de absorción por parte de los intestinos), la colitis (inflamación intestinal), las enfermedades infecciosas, la fiebre alta y las alteraciones hepáticas. La carencia no aparece hasta pasados entre tres y doce meses del inicio del problema de asimilación, pues el hígado almacena grandes cantidades de vitamina. La vitamina A es resistente al calor (no la destruye la cocción, como a otras), pero se destruye por oxidación. Por esto, si se toma vitamina E (que es antioxidante) junto con la A, se mejora la asimilación de esta última. La dosis mínima recomendada de vitamina A es de 4.000 U.I. por día, o de 80 equivalentes de retinol. Acompañando a cada una de estas dosis deben tomarse 12 U.I. de vitamina E.

La vitamina A sirve sobre todo para estimular el desarrollo de los epitelios (la superficie de la piel, la envoltura de algunos órganos y otras partes del cuerpo), la visión periférica y la visión nocturna. La carencia de vitamina A causará un aumento de la queratinización (endurecimiento y escamosidad) de la epidermis. Como esto se produce en el proceso normal del envejecimiento, quizás el aumentar la ingestión de vitamina A (junto con la E) podría contribuir a retrasar el proceso (véase *La piel,* en el capítulo 15). La vitamina A también podría tener un papel muy importante en la prevención de ciertos tipos de tumor maligno del pecho y de otros órganos. Se ha dicho del beta-caroteno (un precursor de la vitamina A que se encuentra en los vegetales amarillos) que proporciona una cierta inmunidad contra el cáncer de pulmón.

La vitamina D (calciferol). La vitamina D se incluye actualmente en la lista de las vitaminas liposolubles, pero no será por mucho tiempo. Ahora se la considera una hormona porque es decisiva en el mantenimiento de los niveles de calcio en la sangre. Regula la absorción intestinal del calcio y el paso del calcio a los huesos y mantiene la homeostasis (equilibrio) del calcio entre la ingestión, la excreción y los huesos. Ésta es una función hormonal.

Son muy pocos los alimentos que contienen esta vitamina-hormona. Sólo se encuentra en cantidades apreciables en los aceites de hígado de pescado. La principal fuente de vitamina D es la interacción de la piel con los rayos ultravioleta, ya vengan éstos del sol o de una luz artificial.

La piel oscura protege de los rayos ultravioleta, por lo cual los negros y otras personas de piel morena tienden a presentar carencias. La recepción de los rayos ultravioleta también es un problema para los ancianos que viven en asilos y no salen tanto como deberían, y para los habitantes de las zonas septentrionales, en las que el sol de invierno es débil e inconstante. En todos estos casos es importante la toma de suplementos de vitamina D. Se considera dosis adecuada 200 U.I. El exceso de vitamina D puede hacer que se asimile demasiado calcio, lo que puede producir «calcificación» en varios tejidos blandos, como por ejemplo los músculos, o cálculos renales. También puede causar hipercalcemia, deshidratación y coma. Puede llegar a ser una sustancia tóxica.

La vitamina E (tocoferol). La vitamina E ha sido llamada la vitamina en busca de una enfermedad. Aunque posee una larga lista de supuestas virtudes, pocas han sido científicamente comprobadas. Algunos afirman que acelera la curación de las lesiones; otros dicen que reduce el número de quistes en las mamas. A veces la prescriben como tratamiento para algunas afecciones cardíacas. Es un elemento importante en la estructura y el funcionamiento de todos los músculos y ha servido para aliviar el dolor causado por ciertas afecciones circulatorias de las piernas. Quizá resultará útil también en el tratamiento de la artritis. La ingestión diaria recomendada es de 12 U.I., pero muchas personas toman 400 U.I. sin problemas, aunque algunas mujeres se han quejado de dolores musculares cuando tomaban dosis tan altas.

Las pacientes en tratamiento con un anticoagulante (para aclarar la sangre después de un ataque cardíaco o de apoplejía) deben tener cuidado con su dosis de vitamina E, pues ésta interviene en el tiempo de coagulación.

Las vitaminas hidrosolubles

Las vitaminas hidrosolubles (solubles en agua), la B y la C, son mis preferidas. Hacen que las personas se sientan mejor y su efecto es rápido. Como el exceso de estas vitaminas no se acumula en los órganos ni en el tejido adiposo sino que se excreta, son relativamente inocuas incluso a dosis altas. Pero si tomas un complejo de vitamina B que contenga niacina, ten cuidado. La niacina puede causar sofocación, aumento del azúcar en sangre, y, tomada a grandes dosis durante un período de tiempo largo, daños en el hígado.

La vitamina B. Las vitaminas B son las enzimas, o catalizadores, de casi todas las reacciones químicas que se producen en el cuerpo. Son la tiamina (B_1), la riboflavina (B_2), la niacina, la piridoxina (B_6), la biotina, el ácido fólico, el ácido pantoténico y la cianocobalamina (B_{12}). Como estas vitaminas se encuentran abundantemente en la naturaleza, las carencias son infrecuentes, aunque la capacidad del cuerpo para almacenarlas sea limitada.

Hay, sobre todo, dos vitaminas B que me soy muy útiles en mi consulta. La B_6, en dosis diarias de 150 a 300 miligramos, es diurética y alivia notablemente la tensión mamaria durante la vida posreproductiva. Y la B_{12}, inyectada (2.000 microgramos), alivia gran número de síntomas, desde dolores hasta entumecimientos y hormigueos en manos y pies. También puede aliviar la fatiga sin causa concreta. Soy consciente de que el utilizar la B_{12} con estos fines (sin que exista un estado de carencia) es algo muy discutido. Se ha atacado mucho a los médicos que dan largas tandas de inyecciones de vitamina B_{12}, a precios muy altos. Es cierto que para algunos médicos puede ser una práctica lucrativa. Pero, esto aparte, y aparte también el efecto placebo que puede tener el recibir un pinchazo en el trasero, otros doctores encontramos muy útil la vitamina B_{12}. Es una sustancia que, de algún modo no determinado, da a muchas personas una sensación de bienestar.

La vitamina C. Los expertos discuten todavía cuánta vitamina C se debería tomar. La dosis mínima recomendada por las autoridades sanitarias de algunos países es de 60 miligramos al día, pero hay personas que toman cada día, por rutina, 500 miligramos o más, sin resultados nocivos aparentes. Este tipo de discrepancias es lo que despierta dudas sobre el sentido que puede tener el establecimiento de unas dosis mínimas.

La vitamina C parece desempeñar un papel importante en la inmunidad celular. Yo veo, en mi consulta, un gran número de enfermedades víricas que aparecen cuando mis pacientes están adelgazando. Aunque un régimen sea prudente y equilibrado, el hecho de perder peso representa un estrés. Todo estrés debilita el cuerpo y lo hace más vulnerable a las infecciones. Además, parece que algunos sistemas inmunológicos están situados en la grasa. Así, la combinación del estrés físico y la pérdida de inmunidad hace a la mujer algo más propensa a las enfermedades.

Por esto yo prescribo mucha vitamina C, que en la mujer restablece la inmunidad y protege a las células de las invasiones víricas. La dosis de supersaturación que utilizo es de 1.000 miligramos al día en verano, y un poco más en invierno. He observado que mis pacientes saturadas de vitamina C no enferman tan a menudo como las demás.

Los minerales

Las necesidades de minerales que tiene una persona dependen de la eficacia de sus riñones en la absorción y conservación de los que ingiere. El riñón es el principal regulador de los niveles de minerales en la sangre. Un mineral es una sustancia inorgánica esencial para la vida. Los minerales más importantes para la mujer de edad madura son el calcio, el potasio, el hierro y el sodio.

El calcio. La asimilación del calcio es diferente de la de algunos otros minerales. Sólo un 30 por 100, aproximadamente, del calcio ingerido es absorbido por el intestino. Además, el intestino y el riñón *deben* excretar regularmente una cierta cantidad de calcio, independientemente de la que se ingiera. Esto se denomina «pérdida obligada fecal y urinaria», y se produce independientemente de las reservas o necesidades del organismo. Este extraño proceso protege el sistema neuromuscular, pues la carencia en calcio haría que los músculos se contrajesen espasmódicamente (tetania).

Sabemos, pues, que se va a perder una cantidad fija de calcio y es lógico suponer que, si la ingestión es escasa, se producirá una carencia de calcio en la sangre. Pero esto no ocurre. Los niveles de calcio en la sangre están rigurosamente controlados, y suelen oscilar entre los 9 y los 11 miligramos por 100. ¿Por qué no bajan estos niveles? ¿De dónde viene ese calcio «extra»? Lo que ocurre es que el organismo «roba» calcio a *los huesos* para mantener normales los niveles en sangre. Aunque en teoría no se produzca nunca un estado de carencia, la baja asimilación de calcio contribuye probablemente a la osteoporosis (véase el capítulo 8).

Dado que tradicionalmente las mujeres no vivían muchos años después de la etapa reproductiva, este sistema ha resultado bastante eficaz hasta hoy. Por lo menos proporcionaba al cuerpo una buena cantidad de calcio en caso de ingestión insuficiente. Pero ahora que las mujeres viven más, los efectos de este sistema son catastróficos: a medida que la mujer envejece, sus huesos se vuelven incapaces de regenerarse con la rapidez necesaria para contrarrestar las pérdidas. Como ya he explicado anteriormente (véase el capítulo 2), es posible que la ingestión diaria de 1.500 miligramos de calcio, junto con un mínimo de 400 U.I. de vitamina D (que favorece la asimilación del calcio), contribuya a proteger los huesos, o, por lo menos, sustituya parte del calcio que éstos pierden. Pero si se da una sensibilidad de los huesos a la hormona paratiroidea (véase el capítulo 2), además de producir un estado de carencia, el suplemento de calcio no será totalmente eficaz.

El potasio. Este mineral, de extrema importancia, tiene un papel esencial en el mantenimiento de la fuerza muscular. El organismo asimila *todo* el potasio que se le da, y no sólo una pequeña parte, y el riñón regula su nivel en la sangre según las necesidades del cuerpo. Pero existen algunos estados químicos en los que el cuerpo pierde tanto potasio, que el riñón no puede compensar las pérdidas.

El más habitual de estos estados químicos es la terapia diurética, que tiene por objeto la absorción de sodio por parte del riñón (porque el sodio retiene agua). Pero los diuréticos no son selectivos. Bloquean también la absorción de potasio, y el potasio no se recupera tan fácilmente como el sodio. No es tan abundante en los alimentos y el cuerpo es más sensible a su pérdida. Una pérdida pequeña de potasio puede ser importante, puede dejar a la persona débil y mareada. Una vez le prescribí un diurético a un dentista para aliviar su hipertensión arterial. Al día siguiente me telefoneó, después de tomar *una sola* dosis, para decirme que no podía levantar el brazo para sostener el taladro. En cambio, hay personas que pueden tomar diuréticos durante meses y no perder más potasio del que asimilan. La reacción de cada persona depende de la eficacia de sus riñones en la protección del potasio que contienen, y de la sensibilidad de su organismo ante la pérdida de este mineral.

Los niveles de potasio descienden también a lo largo de los regímenes adelgazantes (véase el capítulo 19), sobre todo en los primeros días, cuando se pierde la mayor cantidad de agua. Éste es potasio *extra*celular (de fuera de las células), procedente del plasma sanguíneo (la parte líquida de la sangre), y es el mismo potasio que se pierde por la acción de los diuréticos. Durante el régimen adelgazante se pierde potasio una segunda vez, de modo más desagradable e inesperado. Esto ocurre al cabo del primer mes, cuando ya se ha perdido bastante peso. La persona empieza a verse diferente y seguramente se siente muy bien. Pero un día se despierta y se encuentra como si la hubiese atropellado un camión. Le duele la cabeza, está irritable y algo confusa y padece insomnio. También puede experimentar dolores o calambres musculares, o pequeñas sacudidas espasmódicas. Ha perdido potasio *intra*celular y en bastante cantidad. Hay cuatro veces más potasio en el interior de las células de grasa que fuera de ellas. Por esto es interesante que en el régimen haya alimentos bajos en calorías y que contengan potasio (plátanos, naranjas, espinacas, melones, tomates, carne magra), y que la persona tome un suplemento de potasio bajo la supervisión de su médico. Un suplemento adecuado para quien sigue un régimen es de 8 a 25 miliequivalentes diarios (de 1 a 2 gramos), según la severidad del régimen. Antes, el potasio líquido tenía un sabor horrible y por esto hoy se prefieren las píldoras de potasio, que son insípidas. El problema de estas píldoras es que su superficie insípida es muy gruesa y el potasio que contienen no se absorbe bien. Esa superficie es gruesa porque el potasio concentrado puede causar irritación en el estómago. El suplemento de potasio que resulta más eficaz es el que se presenta en forma de polvo o de tabletas efervescentes, disuelto en zumo de fruta o en agua. No se puede comparar con un buen batido, pero es mucho más tolerable que el antiguo líquido.

El hierro. El hierro es la fuente de la hemoglobina de los glóbulos rojos, que proporcionan oxígeno a todas y cada una de las células del cuerpo. Cuando a una persona le falta hierro (cuando sufre anemia ferropénica), no llega a sus células el suficiente oxígeno, y esto le causa fatiga y reduce su resistencia a las enfermedades.

La carencia de hierro es el mayor problema nutricional

Vitaminas y minerales	Dosis recomendada	Nivel de toxicidad
Vitamina A	Mujeres: 4.000 U.I.	>25.000-50.000 U.I. durante más de 30 días
Vitamina D	Mujeres: 200 U.I.	100.000 U.I. durante varias semanas
Vitamina E	Mujeres: 12 U.I.	No se conoce
Vitamina B_1 (tiamina)	Mujeres: 1 mg o 0,5 mg por 1.000 cal	El exceso se elimina en la orina
Vitamina B_2 (riboflavina)	Mujeres: 1,2 mg o 0,6 mg por 1.000 cal	El exceso se elimina en la orina

Síntomas de toxicidad	Nivel de carencia	Síntomas de carencia
Dolores articulares, uñas quebradizas, caída del cabello, ictericia	<1.000-2.500 U.I. diarias durante un período de tiempo	Ceguera nocturna; piel áspera y seca; sequedad de las encías y de la mucosa bucal; sequedad de la córnea
Hipercalcemia, vómitos, diarrea, debilidad, adelgazamiento, cálculos renales	<100 U.I. durante un período de tiempo	Raquitismo, debilitamiento de los huesos, piernas arqueadas, debilitamiento de los dientes, deformidades del esqueleto
No se conocen	No se conoce	Aumento de la destrucción de glóbulos rojos
No se conocen	<1 mg	Inapetencia, estreñimiento, fatiga. En países tropicales y subtropicales, beriberi (entumecimiento de los dedos de los pies, rigidez de los tobillos, dolores, dificultad al andar)
No se conocen	40 % menos de la dosis recomendada durante un período de tiempo	Sensibilidad ocular; grietas en las comisuras de la boca (queilosis); lengua roja y brillante

Vitaminas y minerales	Dosis recomendada	Nivel de toxicidad
Niacina	13 mg o 6,6 mg por 1.000 cal	No se conoce
Vitamina B_{12}	Mujeres: 3 µg	El exceso se elimina en la orina
Vitamina C	Mujeres: 60 mg	El exceso se elimina en la orina
Sodio	De 2 a 7 g, aproximadamente	No se conoce

Síntomas de toxicidad	Nivel de carencia	Síntomas de carencia
Algunas personas son más sensibles a la niacina. Dosis pequeñas pueden causarles sofocación, picores, molestias estomacales. Dosis grandes pueden causar activación de la úlcera gástrica y daños en el hígado	50 % menos de la dosis recomendada durante un período de tiempo	Debilidad, pérdida del apetito, descamación de la piel, indigestión. En la carencia grave se ve afectado el sistema nervioso, lo que da lugar a confusión, apatía, desorientación
No se conoce	La necesidad mínima es de 0,6 a 1,2 µg al día	Lengua dolorosa, debilidad, adelgazamiento, dolores en la espalda, hormigueo en las extremidades, apatía, anomalías mentales o nerviosas, incapacidad de los glóbulos rojos para desarrollarse normalmente
No se conocen; las dosis extraordinariamente altas alteran la tolerancia a la glucosa	10 mg por día	Irritación bucal y encías sangrantes, debilidad de los capilares, mala cicatrización, propensión a las fracturas óseas
Edema (hinchazón)	No se conocen	Dolores musculares, pérdida del apetito, apatía mental, convulsiones, finalmente coma y muerte

Vitaminas y minerales	Dosis recomendada	Nivel de toxicidad
Potasio	No hay dosis recomendada; se recomiendan, aproximadamente, de 0,8 a 1,3 g	No se conoce
Hierro	Mujeres: 18 mg	250 mg diarios durante un período de tiempo largo
Calcio	Mujeres: de 800 a 1.500 mg	No se conoce

de la mujer entre los quince y los cuarenta años, los años menstruales. Cuando se pierden glóbulos rojos se pierde también una gran cantidad de hierro. Después de los cuarenta años, cuando disminuye y finalmente cesa la pérdida mensual de sangre, la carencia de hierro se hace menos importante que la de calcio. No obstante, sigue siendo necesaria la toma regular de suplementos de hierro, pues la vida de un glóbulo rojo es sólo de 120 días; y aunque, cuando una célula muere, parte del hierro que contenía se vuelve a utilizar —porque se reagrupa y entra en otra célula—, esta cons-

Síntomas de toxicidad	Nivel de carencia	Síntomas de carencia
Debilitamiento del corazón, confusión mental, mala respiración, entumecimiento de las extremidades	Suele acompañar al uso de diuréticos	Debilidad o dolores musculares, parálisis, arritmia cadíaca
Hemocromatosis (alteración del metabolismo del hierro); acumulación de hierro en los tejidos, caracterizada por pigmentación de la piel, cirrosis, diabetes, cambios en huesos y articulaciones	No se conoce	Anemia ferropénica (palidez, debilidad, respiración corta, falta de apetito, lentitud general de las funciones vitales del cuerpo)
Náuseas, pérdida del apetito, fatiga, estreñimiento, embotamiento mental, arritmia cardíaca, deshidratación	No se conoce	Ansiedad, depresión, irritabilidad, psicosis, dolores musculares, convulsiones, entumecimientos y hormigueos, irregularidades cardíacas

tante muerte de glóbulos rojos hace que se pierda una considerable cantidad de hierro.

Las mejores fuentes de hierro son la carne, el pescado y la volatería. (Si eres vegetariana, come espinacas, acelgas, berzas, remolacha, mantequilla de cacahuete y legumbres.) Normalmente, sólo se asimila el 10 por 100 del hierro que se ingiere, pero, si el cuerpo lo necesita realmente, a veces es capaz de absorber hasta el 30 por 100. El ácido ascórbico (vitamina C) puede triplicar la absorción de hierro por parte del organismo. Para este fin basta con 75 miligramos de vitamina C, pero tal dosis debe tomarse *al mismo tiempo* que el hierro. Otro elemento que favorece la absorción de hierro es el calcio, pero su acción es mucho más débil que la de la vitamina.

El cuerpo necesita 18 miligramos diarios de hierro. Una anemia súbita y sin razón aparente en la mujer de más de cuarenta años que ya no menstrúa constituye una señal de alarma. Si te ocurre a ti, no lo atribuyas a una simple carencia de hierro, pues a veces es indicio de un tumor en el intestino grueso. Pide inmediatamente al médico un envase para una muestra de heces y hazla analizar. Este análisis detectará la posible presencia de sangre oculta, lo que podría significar una pérdida de sangre del intestino grueso.

El sodio. El sodio retiene agua y tiene un importante papel en el control de los fluidos en el cuerpo. La necesidad de sodio por parte del organismo es muy baja y las carencias son infrecuentes. Incluso hay muchas personas que intentan reducir su ingestión de sodio disminuyendo la cantidad de sal (cloruro sódico) en sus comidas. La controversia más importante que suscita el sodio estriba en su relación con la hipertensión arterial. Se ha observado que la ingestión excesiva de sodio (más de 15 gramos) eleva la tensión arterial y que una deficiencia considerable (de 200 miligramos por día) la hace descender. Pero no se conoce con exactitud el mecanismo de semejante proceso.

También se ha observado que el adelgazamiento sin restricción de sal hace descender la tensión arterial, y que el aumento de peso *con* restricción de sal puede hacerla subir. Dado que en el proceso de adelgazamiento se pierde agua, parece posible que su mecanismo de acción tenga algo que ver con la retención de fluido, independientemente de la influencia del sodio.

Muchas de mis pacientes en régimen adelgazante están constantemente preocupadas por la cuestión de la sal. La mayoría de ellas la habían dejado ya antes de venir a verme, no porque fuesen hipertensas sino porque se sentían hinchadas y notaban que retenían líquidos. No hay duda de que la restricción de la sal puede eliminar del cuerpo medio kilo de agua, aproximadamente, y esto puede hacer que la mujer se sienta menos hinchada. Y la excesiva retención de líquido puede ser más molesta antes de la menstruación, cuando a menudo va acompañada de dolores de cabeza y depresión.

Sin embargo, yo no veo inconveniente en que las mujeres no hipertensas tomen una cantidad moderada de sal. No es cierto que el cloruro de sodio cristalice en los vasos sanguíneos, como pretenden hacer creer algunos curanderos ignorantes. Un poco de sal no te provocará hipertensión y ciertamente hará más sabrosas tus comidas.

18

LA GRASA

Entró en mi despacho pálida y abatida. Su rostro estaba adornado por una papada. Llevaba un fajo de papeles y me los enseñó. Pesaba 104 kilos y respiraba con dificultad. Intenté dialogar con ella, pero ella se limitaba a leerme los papeles.

—Hábleme de usted —le pedí, esperando que se relajase.

—Ah, pues tengo la presión alta —dijo—, y tomo estas píldoras.

Me mostró dos frascos.

—Si adelgazase, le bajaría la tensión —sugerí.

Sin dar muestras de haberme oído, añadió:

—Y es posible que tenga diabetes.

—Si pierde peso, no tendrá diabetes —declaré.

—Pero cuando hago régimen me baja el nivel de azúcar en la sangre.

—¿Quiere decir que no puede hacer un régimen?

No me hizo caso. Siguió revolviendo los papeles.

—Ah, y tengo un problema terrible con la retención de líquido. Me hincho como un globo.

—Un régimen le iría bien —repetí.

—Sí, sí... —dijo, sin haberme oído realmente—. Y además tengo una hernia hiatal.

Me levanté del escritorio.

—Venga conmigo —le dije.

La llevé a la sala de reconocimiento.

—Mírese al espejo —le pedí.

—Sí, ya sé que estoy gorda —replicó.

—No es esto lo que quiero decirle. Lo que quiero decirle es que su problema no es la hipertensión, ni la retención de líquidos, ni el bajo nivel de azúcar, ni la hernia hiatal. Su problema es su cuerpo.

Le quité los papeles y me puse a romperlos tranquilamente.

—No se preocupe por esos papeles —le dije—. Preocúpese de su peso.

No me hizo caso. Se agachó y se puso a recoger del suelo los pedazos de papel, como si su vida no fuese más que un montón de diagnósticos, un fajo de etiquetas que otras personas le habían colgado. En el fondo, se sentía bien con sus dolencias. Cuando se ha vivido mucho tiempo con la obesidad, la persona se acostumbra a ella. Pero, cuanta más edad se tiene, más problemas puede acarrear el exceso de peso.

La obesidad es el problema nutricional más frecuente en la edad mediana, pues a los cuarenta y cinco años desciende la velocidad metabólica de la mujer. Para mantener su peso, sólo necesita las dos terceras partes de las calorías que necesitaba antes. Esto se debe a que ya no precisa de la energía necesaria para mantener en funcionamiento el aparato reproductor. Por esto algunas mujeres se ven obligadas a seguir un régimen adelgazante, muchas por primera vez en su vida.

Aunque a esta edad hay mujeres que están más guapas con algo más de peso, esos kilos de más les molestan. Los cambios que se producen en la figura pueden hacer más visibles los pequeños aumentos de peso. No obstante, el proceso de envejecimiento es un poco menos duro para las mujeres que tienen *un poco* más de grasa. Su rostro tiene menos arrugas, su piel es más tersa y sonrosada y hasta es posible que posean una mayor resistencia a ciertas enfermedades. Desde el punto de vista médico, y desde el punto de vista estético, no hay nada de malo en los seis o siete kilos que algunas mujeres ganan a esta edad. Varios estudios han demostrado que, dentro de este límite, el exceso de peso no daña en absoluto la salud física de la mujer aunque anteriormente hubiese estado siempre delgada.

Lamentablemente, mientras las mujeres delgadas se vuelven llenitas, las que ya estaban llenitas engordan con mayor rapidez y adelgazan con mayor lentitud. En mi consulta las oigo decir constantemente: «Pero antes no me costaba nada adelgazar... Podía perder cinco kilos en dos semanas». Y ahora, a veces, les cuesta quince días iniciar simplemente el proceso de adelgazamiento. Es como si el cuerpo se riese de su propietaria. En cambio, la recuperación del peso perdido tiene lugar de un modo increíblemente rápido.

La obesidad después de los cuarenta años es una dolencia diferente de la obesidad antes de los cuarenta. Es más fácil de contraer y más difícil de controlar, y tiene muchas más complicaciones peligrosas. Estar delgada en la juventud es agradable, pero estar delgada en la edad madura es una *necesidad,* pues la obesidad añade un estrés a un organismo ya abrumado.

¿Qué es la grasa, y por qué a la mujer le cuesta tanto perderla?

La grasa es el método normal que tiene la naturaleza de almacenar energía. Cada sexo tiene cierta cantidad de grasa almacenada. Pero en la mujer esta cantidad normal de grasa es el doble que en el hombre. La razón es que la mujer está biológicamente preparada para tener hijos y, desde el momento en que empieza a menstruar, la naturaleza le da la reserva de combustible suficiente para mantener un embarazo aunque la alimentación no sea regular. Se trata de un sistema de protección encaminado a asegurar la supervivencia de la especie; en épocas de hambre, una mujer puede vivir más tiempo que un hombre: en realidad, el sexo «débil» es el más fuerte.

Las hormonas femeninas, los estrógenos, apoyan también esta capa de tejido adiposo facilitando la transformación de la comida en grasa. Los estrógenos son «lipogénicos»: facilitan la transformación de la comida en grasa estimulando un aumento de lípidos en la sangre y favoreciendo la secreción de insulina. Cuando una mujer pierde peso, ya sea por causas naturales (como una época de hambre) o artificiales (un régimen), se ponen en marcha unos mecanismos que protegen sus grasas. Por una parte, disminuye su velocidad metabólica basal (la cantidad de energía que consume en estado de reposo) y, por otra, disminuye también su nivel de T3 (una hormona tiroidea que contribuye a la transformación de la grasa en energía). Por todo esto, el organismo de la mujer llega a un equilibrio con su ingestión de alimentos aunque ésta equivalga sólo a 300 o 400 calorías diarias.

—¿No es una característica interesante del ser humano que el cuerpo se proteja a sí mismo acumulando grasa? —me preguntó un brillante médico inglés durante un congreso internacional sobre la obesidad.

—Es interesante en una época de hambre —repliqué—, pero, ¿y las personas que intentan adelgazar?

—Habrán de conformarse con perder peso despacito —declaró sonriente mi simpático amigo.

—Pero mis pacientes de noventa kilos no se conforman con perder cien gramos por semana —le dije.

Pero él ya no me escuchaba. Me había vuelto la espalda y estaba dando una conferencia a otro médico, explicándole que todo el mundo quema diariamente 1.000 calorías, aunque esté en la cama. «¡Mentira!», le habría gritado de buena gana, pues sé de mujeres que sólo queman 50 calorías cuando están en cama. Pero era un hombre y los hombres no suelen entender bien de qué forma pierden peso las mujeres.

El varón normal quema el doble de calorías que la mujer normal. Esto se debe a su mayor estatura, masa muscular y esqueleto, así como a su hormona principal, la testosterona. Los hombres tienen una mayor velocidad metabólica basal, producen más calor y todos los ejercicios les hacen aumentar grandemente el consumo de oxígeno. A menudo, cuando un hombre sigue un programa de ejercicio físico, adelgaza sin limitar su ingestión de alimentos. En cambio, la mujer puede hacer ejercicios enérgicos o gimnasia, jugar al tenis y consumir sólo 850 calorías, y su peso se mantiene invariable. Para ella, adelgazar es siempre más lento y más difícil. Para la mujer, la obesidad representa un problema mucho mayor, a nivel biológico, social y personal. Y estos problemas se agravan con el paso de los años.

Algunos ciclos biológicos de la mujer parecen frenar la eliminación de las grasas. Uno de estos ciclos es el período menstrual: no la menstruación en sí misma sino la retención de líquidos que la precede. Una mujer propensa a la retención de líquidos no quema tantas grasas como otras. También los medicamentos pueden determinar la acumulación de fluidos en el cuerpo de la mujer. Los esteroides, los medicamentos antiinflamatorios no esteroideos, los antibióticos, y sobre todo los estrógenos de síntesis contenidos en los anticonceptivos o los tratamientos de la menopausia, hacen que a la mujer le resulte un 10 por 100 más fácil aumentar de peso.

Las células de grasa están empeñadas en sobrevivir. No serán inteligentes pero son organismos duros y primitivos. Son un enemigo obstinado e imprevisible. Cuanto más tiempo llevan en tu cuerpo, más resistentes son. Cuanto mayor eres cuando intentas deshacerte de ellas, más resistentes se han vuelto. Cuantas más oscilaciones de peso experimentas, más resistentes son. Las células de grasa no mueren nunca. Sólo entran en hibernación y se quedan en sus membranas esperando a que aparezcan algunos ácidos grasos libres para poder hincharse otra vez.

¿Qué es la obesidad?

La obesidad es la capacidad de producir y mantener un exceso de grasa. Es una afección de origen físico y no psíquico, y se caracteriza por un aumento de peso que no parece siempre directamente relacionado con las calorías ingeridas o con la energía consumida. La mujer que padece esta afección se encuentra en clara desventaja; su grasa excesiva está celosamente protegida por los mismos mecanismos que protegen la grasa normal. Por esto le resulta más difícil adelgazar y le lleva más tiempo.

En ocasiones, la obesidad parece constituir un problema de insuficiente consumo de energía y no de un excesivo consumo de calorías. Con la misma dieta, algunas mujeres mantienen su peso, otras aumentan un poco, y otras aumentan mucho. La razón de esta discrepancia es, evidentemente, genética. Algunas mujeres tienen una *propensión genética* a la obesidad.

En cambio, las personas sin problemas de peso no engordan por mucho que coman. Parecen capaces de convertir en energía el exceso de alimento, mientras que las propensas a la obesidad almacenan ese exceso, ya sea por dilatación de sus células grasas preexistentes (obesidad hipertrófica) o por aumento del *número* de sus células grasas (obesidad hiperplástica). Esta última es la forma más grave, pues esas células de grasa nuevas no desaparecen nunca.

¿Cuál es, pues, la causa de que las personas obesas tiendan a serlo más? Probablemente se trata de un lipómetro, una especie de relé cerebral que acciona el mecanismo de ascenso de las grasas cuando debería permanecer fijo. Sería como un termostato que no mantuviera la calefacción a la temperatura deseada sino que siguiera subiendo y permitiera la progresiva elevación de la temperatura. También pueden causar obesidad otros defectos metabólicos. Una teoría sobre las células de grasa afirma que cada persona está predeterminada para tener un cierto número de preadipocitos (células de grasa). Según otra teoría, cuando se llenan hasta cierto punto las células de grasa, nacen nuevas células del mismo tipo.

Los psiquiatras y psicólogos niegan con ahínco todo esto. Casi todos quieren hacernos creer que la obesidad la causa la excesiva ingestión de comida, causada a su vez por problemas emocionales, frustración sexual, o deseos de fuerza y de poder. O quizá la mujer obesa desafía a la sociedad, o come demasiado para enmascarar unos sentimientos de dependencia. Aunque probablemente es cierto que algunas mujeres comen demasiado para tener un aspecto fuerte e imponente, éste no es el caso de la mayoría. Es posible que algunas mujeres coman demasiado porque son desgraciadas, se aburren, están frustradas, enojadas o resentidas. Pero no son la mayoría. Y algunas de estas mujeres que comen demasiado no se vuelven realmente obesas.

¿Qué significa comer demasiado?

¿Qué significa comer demasiado? ¿Quién define este «demasiado»? Si un hombre se sienta a la mesa y se come un plato de sopa, un fricandó con salsa, patatas fritas y un trozo de pastel, ¿está comiendo demasiado? Si una mujer delgada come lo mismo, ¿come demasiado? Si come así una mujer obesa, ¿es demasiado? Está claro que hemos formulado un juicio moral según el cual la mujer obesa come demasiado, mientras que las demás personas comen normalmente. El resultado final define el acto, como ocurre en nuestra sociedad con demasiada frecuencia. Cosa sorprendente, muchas mujeres obesas comen muchas ensaladas y pocos helados de chocolate. Cosa sorprendente, muchas personas obesas no comen demasiado, en un sentido absoluto. ¿Que cómo han llegado a engordar? Porque no queman lo suficiente. Su organismo no ha convertido eficazmente el alimento en energía, o bien ha almacenado grasas con demasiada eficacia.

19

ADELGAZAR

Michelo era nuestro joven y esbelto guía italiano. Cuando se enteró de que yo había escrito dos libros sobre el problema del adelgazamiento, expresó su desaprobación.

—Aquí no necesitamos estas cosas —comentó—. Aquí todas las mujeres están delgadas.

—Pero, Michelo —le indiqué cuando pasábamos por un pueblo en el que se veía a muchas señoras bien orondas—, esas mujeres están gordas...

—¿Esas mujeres? —exclamó, riéndose—. Ésas no son mujeres, son ancianas.

La discriminación contra todas las mujeres es un problema; la discriminación contra las mujeres obesas es un problema; pero la discriminación contra la mujer obesa madura o anciana es una atrocidad. En su caso, no se suaviza el golpe diciendo: «Es muy guapa de cara», «Está llenita», o «Sería una preciosidad, si...». En el cuerpo de la mujer entrada en años la grasa ya no está firmemente sujeta por una piel tensa, por lo que abulta de modo antiestético, cuelga, forma hoyos y frunces, y tiembla. No hay escapatoria; las mangas cortas, las faldas pantalón y los conjuntos de tenis son un desastre. Los bañadores son un chiste. Esta estúpida grasa llega a enmascarar la belleza, la inteligencia y la credibilidad de las personas más valiosas... pero sólo si son mujeres.

Por ello, un régimen para adelgazar es especialmente útil en estas épocas de la vida. No puedes rejuvenecerte, pero puedes adelgazar. Aunque hay algunos problemas.

El adelgazamiento en la edad mediana

Como señalé en mi primer libro, ésta es una época de tu vida en la que tu cuerpo ya no quiere obedecer. Cuando has perdido unos kilos, tu piel ya no vuelve a su lugar como lo hacía antes. Te aparecen venillas en las piernas; la piel de tus muslos ya no es tersa y se pone a formar hoyuelos. Tu mundo bien organizado empieza a tambalearse o incluso a desintegrarse. Quizá la estructura de tu familia se ha alterado debido a la muerte o al divorcio. Cada vez escapan a tu control más situaciones de la vida. La clave para perder peso en la década de los cuarenta es la *concentración.* Tienes que ser capaz de concentrarte en el adelgazamiento y de cerrar el paso a cualquier cosa ajena a tu propósito. Tienes que ser consciente de que ahora es más importante que nunca que cuides tu cuerpo, y de que aún puedes ser una persona atractiva. Los cuarenta años pueden constituir una época de ansiedad, pero el estar delgada puede facilitar las cosas.

En estos años, el ejercicio es la manera de acelerar el adelgazamiento; no la práctica esporádica de un deporte, sino la marcha a pie todos los días, la marcha rápida durante ratos largos. Muchas mujeres de esta edad prefieren la natación, pero sucede que no siempre se tiene acceso a una piscina.

Entre los cincuenta y los setenta años, la pérdida de peso suele ser muy lenta y por esto muchas mujeres abandonan el régimen. Pero la delgadez es algo tan positivo para el aspecto externo y para la salud, que vale la pena hacer algunos esfuerzos extraordinarios.

Regímenes

Aquí tienes una serie de regímenes y planes adecuados a todos los cuerpos y a todos los grados de obesidad. La mayoría son regímenes que puedes hacer por tu cuenta, aunque es aconsejable que te sometas a una revisión general antes de intentar perder muchos kilos (más de diez). Hay regímenes cortos, regímenes largos, regímenes estrictos y regímenes liberales (aunque no demasiado liberales). No hay regímenes «mágicos», ni regímenes «definitivos». Te propongo unos regímenes serios, aunque no *mortalmente* serios. Entre ellos puedes encontrar uno que se ajuste a tus necesidades de mujer en esta delicada etapa de tu vida.

El régimen por tu cuenta

Debes elegir entre tres regímenes: para las mujeres que adelgazan aprisa, para las que no adelgazan tan aprisa y para las que adelgazan despacio. ¿Cómo saber en qué categoría estás? Sigue leyendo.

Para las que adelgazan aprisa: régimen normal

Aunque ello es infrecuente después de los cuarenta años, puedes considerar que adelgazas aprisa si:

— podías «comer como un caballo» cuando eras más joven;

— no tienes problemas menstruales, reglas demasiado abundantes ni accesos de calor;

— no estás tomando medicamentos, sobre todo antidepresivos, antiinflamatorios no esteroideos o estrógenos;

— eres una mujer activa y haces una hora de ejercicio aeróbico al día;

— siempre has estado delgada pero has aumentado de pronto cinco o seis kilos.

Para las que no adelgazan tan aprisa: régimen bajo en calorías

Tú no adelgazas tan fácilmente si:
— te sobran menos de quince kilos;
— siempre has tenido que vigilar la abundancia de tus comidas;
— no tomas ningún medicamento que pueda hacerte engordar;
— te gusta andar;
— no has seguido un régimen severo durante el último año.

Para las que adelgazan despacio: régimen muy bajo en calorías

Tú adelgazarás despacio si:
— te sobran más de quince kilos;
— acabas de recuperar el peso que perdiste en tu último régimen;
— te estabilizaste durante un tiempo pero ahora no puedes parar de engordar;
— tienes un problema grave de retención de líquido;
— haces el turno de noche (de las 12 de la noche a las 8 de la mañana), pues esto altera tus ritmos circadianos y hace que no quemes tan bien lo que comes;
— no puedes hacer ejercicio debido a alguna incapacidad física;
— tomas una medicación que favorezca el aumento de peso;
— has sufrido hace poco una operación de cirugía mayor.

Hay muchas maneras de adelgazar, desde las más demenciales y peligrosas a las más sensatas y aburridas. Sobre todas ellas se han escrito libros. Yo soy partidaria de la sensatez, pero con alguna sorpresa aquí y allá por aquello de la variedad. Sobre todo, procuro adaptarme a las singularidades de cada persona y anticiparme a los problemas que pueden surgir.

No necesitas para nada acudir a un centro de adelgazamiento. No tienen nada que tú no tengas, excepto la báscula. Tienes que disponer de una báscula de farmacia; es mucho mejor que las básculas de baño, en las que apenas se puede ver el peso y en las que puedes «eliminar» un par de kilos cambiando de posición.

En realidad, es probable que tú sola puedas hacerlo *mejor* que con la ayuda de un centro de adelgazamiento. Si tienes un problema de peso seguramente conoces tu cuerpo mejor que lo que puedan llegar a conocerlo otros; muchas personas de las que trabajan en esos centros saben muy poco sobre el cuerpo humano o la obesidad como enfermedad, aparte la bonita jerga que les han enseñado y su experiencia personal con un régimen. No hacen otra cosa que proponerte amablemente un régimen y tú pagas un montón de dinero para que otra persona te pese y te dé palmaditas en la espalda. Y comentarás: «¡Qué caro es adelgazar!» Con una báscula, un buen régimen y la decisión de ser completamente honrada contigo misma, puedes adelgazar sin ayuda de nadie.

Primer paso

El primer paso es la compra de la báscula. La báscula es más importante que una bicicleta de ejercicio, un trampolín, unas zapatillas de *jogging* o cualquier otra ayuda para el ejercicio.

Tiene que ser la clásica báscula de pesas. La báscula digital, aunque sea mucho más cara, no te irá tan bien, pues una parte de la *ilusión* estriba en mover la barra hacia atrás y pasar a un nivel de cinco kilos menos.

Segundo paso

Elige un régimen según tus necesidades (de acuerdo con las orientaciones anteriores).

El régimen normal

Desayuno. 1 decilitro de zumo de naranja o 1 ración de fruta fresca; 1 o 2 huevos y 1 tostada con 1 cucharadita de café de margarina, o una taza de cereal (cocido o preparado) con media taza de leche descremada.

Almuerzo. 100 gramos de carne de vacuno, pollo, pavo o pescado; 1 rebanada de pan (de cualquier tipo); lechuga y tomate (si te apetece); 1 pieza de fruta fresca.

Cena. 180 gramos de carne (sin grasa) de vacuno, pollo, pavo o pescado (al horno o a la parrilla); ensalada sin limitación, con 3 cucharadas soperas de aliño de régimen; 2 tazas de verdura (que no sean maíz, guisantes, alubias, fríjoles ni patatas, a menos que sustituyas la fruta por media taza de una de estas verduras); 1 pieza de fruta fresca.

Entre comidas. Hortalizas crudas, pepinillos en vinagre de eneldo, gelatina de régimen, setas (crudas o hervidas, pero no con mantequilla), tomate hervido (1 lata de tamaño mediano), col hervida (media), 2 decilitros de zumo de tomate o de leche descremada.

Bebidas. Agua (4 vasos), obligatoria; café (con leche completa o descremada y con un sustitutivo del azúcar); té; refrescos de régimen.

Suplementos (diarios). Vitamina A (8.000 U.I.), vitamina C (1.000 miligramos), 4 tabletas de spirulina o de otras proteínas, vitamina B_6 (150 miligramos), vitamina E (400 U.I.), calcio (1.500 miligramos), vitamina D (400 U.I. o 5 miligramos), complejo B (1 tableta), 1 cucharada sopera de salvado sin procesar.

Debes seguir algunas reglas:

1. No debes comer pan en la cena. Tienes que comerlo en el almuerzo o prescindir de él.
2. Debes comerte la carne de una vez, y no guardar una parte para más tarde.
3. Puedes guardar las dos frutas para la noche.
4. En la cena, puedes sustituir la fruta por una patata asada (sin aderezo).

El régimen bajo en calorías

Desayuno. Alterna 1 ración de fruta fresca y 1 huevo con 1 taza de cereal y media taza de leche descremada.

Almuerzo. 100 gramos de carne (sin grasa) de vacuno o ave, o de pescado; 1 tostada muy fina (de las de 16 calorías); 1 taza de ensalada con 2 cucharadas soperas de aliño de régimen, o 1 taza de verdura (ni maíz, ni guisantes, ni alubias, ni fríjoles, ni patatas, y guarda el agua para hacer una sopa de pocas calorías); 1 pieza de fruta fresca.

Cena. 120 gramos de vacuno o ave, sin grasa, o de pescado; 1 tostada muy fina; ensalada sin limitación (compuesta sólo de hortalizas crudas), aliñada con vinagre o zumo de limón; 1 pieza de fruta fresca.

Entre comidas. Hortalizas crudas, pepinillos en vinagre de eneldo, gelatina de régimen, 2 decilitros de zumo de tomate, 2 decilitros de leche descremada.

Bebidas. Sin limitación: agua (4 vasos), obligatoria; café (si lo deseas, con leche completa o descremada y un sustitutivo del azúcar); té; refrescos de régimen.

Condimentos. Mostaza, ketchup, rábano picante, hierbas, especias, salsa de soja; cebolla como guarnición. Usa aliño de régimen como escabeche.

Carne y pescado (al horno, a la parrilla o hervidos). Bistec, redondo de ternera, filete, solomillo de buey, pollo y pavo (sin piel), marisco, todos los pescados enlatados (escurrido el aceite o conservados en agua), pescado fresco (puedes usar una cucharadita de margarina en la preparación), carne de cerdo (magra), chuletas de cordero (sin grasa), hígado.

Suplementos (diarios). Vitamina A (8.000 U.I.), vitamina C (1.000 miligramos), 4 tabletas de spirulina o de otras proteínas, vitamina B_6 (150 miligramos), vitamina E (400 U.I.), calcio (1.500 miligramos), vitamina D (200 U.I.), complejo B (1 tableta), 2 cucharadas soperas de salvado sin procesar.

El régimen muy bajo en calorías

Desayuno. Alterna 1 naranja y 1 huevo (cocido, revuelto o relleno).

Almuerzo. 60 gramos de carne de vacuno (sin grasa), de pescado o de ave (peso una vez cocido el alimento); toda la ensalada que te apetezca (compuesta sólo por hortalizas verdes y amarillas), con vinagre; 1 taza de verdura (ni maíz, ni guisantes, ni patatas, ni alubias, ni fríjoles).

Entre comidas. Hortalizas crudas, gelatina de régimen, 1 decilitro de zumo de tomate, 1 cubito de caldo concentrado en caldo de verduras (sin las verduras).

Bebidas. Sin limitación: café descafeinado (puedes añadirle leche descremada y sustitutivo de azúcar); té descafeinado; refrescos de régimen (sin cafeína).

Condimentos. Mostaza, pimienta, rábano picante, hierbas, especias, sal, salsa de soja.

Carne y pescado (al horno, a la parrilla o hervidos). Filete o redondo de ternera, hamburguesa de ternera (sin grasa), solomillo de buey, pollo y pavo (sin piel), marisco, todo el pescado enlatado (conservado en agua), pescado fresco.

Suplementos (diarios). Vitamina A (8.000 U.I.), vitamina C (1.000 miligramos), 4 tabletas de spirulina o de otras proteínas, vitamina B_6 (150 miligramos), vitamina E (400 U.I.), calcio (1.500 miligramos), vitamina D (200 U.I. o 5 miligramos), complejo B (1 tableta), 2 cucharadas soperas de salvado sin procesar.

TERCER PASO. ¡EN MARCHA!

Ahora que has escogido un régimen y tienes la báscula, pésate. (Asegúrate de que la báscula está bien afinada.)

Anota lo que pesas. Es sorprendente el número de personas que olvidan su peso inicial. Quizás es que quieren olvidarlo. Cuando yo hacía régimen, le pedía a mi enfermera que me pesase, mientras yo cerraba los ojos; ella anotaba el peso en la esquina de algún historial y me lo escondía, por si a mí me daba por buscarlo en un acceso de curiosidad. Yo hacía esto para evitar desanimarme si perdía poco peso, pero no dio resultado: algunas veces se le extravió la anotación, y yo me quedaba frustrada porque ya no podía saber lo que había perdido. Ten en cuenta que, cuando tu peso comience a redistribuirse, te sentirás mucho más delgada de lo que en realidad estarás y te parecerá que adelgazas muy aprisa. No te fíes de esta impresión. El pesarte todos los días te evitará caer en un exceso de optimismo.

Debes tener a alguien que vaya vigilando tu peso, una persona imparcial. No hace falta que te pese cada día, pero sí una vez por semana. Pídeselo a tu marido (si eres valiente). Muchas mujeres me dicen que su esposo no tiene ni idea de lo que pesan. A mí me cuesta creerlo, pues mi esbelto marido sabe siempre lo que peso. En nuestra casa hay una gran celebración cuando llegamos al equinoccio, o lo que llamamos «el cruce de pesos», es decir, cuando consigo pesar menos que él. Si tú no quieres que sea tu marido quien te pese, pídeselo a una amiga, a una vecina o al cartero, y que sea siempre *en tu báscula.* No te peses en varias básculas, pues a menudo hay diferencias; confía sólo en la tuya.

Día a día y semana a semana

Primer día del régimen. Irás al lavabo constantemente. ¿De dónde viene toda esta agua? Cuando se ingieren menos hidratos de carbono, cosa característica de todos los regímenes, se excreta inmediatamente una gran cantidad de agua del cuerpo. Además, el cuerpo utiliza el azúcar que tiene almacenado (glucógeno) en el hígado y en los músculos, y el glucógeno se almacena con el agua. Antes de animarte demasiado por esta rápida pérdida de peso, recuerda que la deuda de agua tendrás que pagarla al final del régimen: cuando el hígado recupere su glucógeno, también recuperará agua.

Tendrás hambre, pero se te pasará. Al cabo de unos días de régimen, tu mente se dará cuenta de que la cosa va en serio. ¿Y esas contracciones del estómago tan fuertes que parecen de úlcera? Tardarán unas semanas en desaparecer. Si tienes acidez y te parece que el ácido de tu estómago sube esófago arriba, no te asustes. Seguramente tienes el estómago un poco irritable porque no recibe la cantidad suficiente de comida. Toma un antiácido y te encontrarás mejor.

No te peses todavía. Seguramente has perdido un kilo y medio, pero esto no significa nada; es sólo agua.

Segundo día. Seguramente hoy te cansarás con más facilidad. Pensarás quizá que no comes lo suficiente, y así es. El propósito de un régimen es que tu cuerpo queme sus propias grasas para obtener energía. Pero el organismo tarda un poco en dejar de almacenar comida y ponerse a quemar la grasa. Para el cuarto o quinto día de régimen, habrás recuperado tu energía.

Dedica el día de hoy a descansar. Si estás cansada, no hagas esfuerzos. Deja que tu cuerpo se acostumbre a su nueva situación metabólica. No te peses aún. Seguramente has perdido un kilo más, pero es una pérdida engañosa, una pérdida de agua. Este kilo también lo recuperarás. Algunas mujeres creen que seguirán perdiendo peso con la misma rapidez durante todo el régimen y, cuando ven que no es así, se sienten tan desengañadas, que se ponen a comer otra vez como antes. Así pues, olvídate de estas esperanzas imposibles. Una sugerencia útil: piensa los kilos que crees que merecerías perder y divide este número por dos. Así no tendrás decepciones.

Tercer día. Es posible que los brazos y las piernas te pesen como el plomo, pero lo que necesitas no es comida, sino *potasio.* ¿Has bebido zumo de naranja? Si el zumo de naranja te sienta mal, conseguirás el mismo efecto con medio plátano, aunque no tan aprisa. Otros alimentos ricos en potasio y bajos en calorías son las espinacas, la carne de pollo y el zumo de tomate.

¿Quieres unos trucos de magia? Bébete 1 decilitro de zumo de naranja con una pizca de sal, y espera veinte minutos. Tus brazos y piernas fatigados se sentirán mucho mejor. O bien hierve unas espinacas frescas y exprime el zumo en un vaso. (Las espinacas, picadas y mezcladas con cebolla, también picada, con algo de mostaza y algo de yogur, te servirán para rellenar algunos tomates para la cena.) Añade al zumo de las espinacas un poco de sal y pimienta, o disuelve en él un cubito de caldo preparado, y bébetelo. Al cabo de veinte minutos notarás el mismo efecto que con el zumo de naranja, pero habiendo tomado muchas menos calorías.

Si no padeces hipertensión, no te preocupes por la sal. Reduce las cantidades, pero no prescindas de ella. La sal mejora el sabor de los alimentos. Además, se ha demostrado que el hecho de perder peso hace descender la presión sanguínea, aunque no haya restricción de sal alguna. También un régimen de alto contenido en potasio y en proteínas animales rebaja la tensión arterial. Si a pesar de esto decides prescindir de la sal, hazlo, pero no te quejes después de que lo que comes es soso.

Seguramente tienes mal aliento porque tu estómago vacío exige comida. La causa es el ácido clorhídrico sin neutralizar que tienes en el estómago, y que antes contrarrestabas con comida. Si no quieres molestar a tus amigos, toma algún antiácido de sabor agradable y con aroma de menta, que no sólo te neutralizará los ácidos gástricos sino que eliminará cualquier acidez causada por el régimen. Los antiácidos son bajos en calorías. La solución del problema de la acidez no es comer más. No te dediques a consumir caramelos sin azúcar para perfumarte el aliento. En primer lugar, estos caramelos contienen una forma de azúcar y, en segundo lugar, podrías pasarte el día comiéndolos.

Cuarto día. Hablemos de vitaminas. Un régimen equilibrado debería proporcionarte buenas cantidades de vitaminas, pero las cantidades de alimento que tomas son pequeñas. Éstos son los suplementos vitamínicos que yo suelo aconsejar:

A	8.000 U.I. (el doble de la dosis diaria recomendada).
B_6	150 mg diarios, para prevenir la retención de líquido (75 veces la dosis recomendada). ¿Te sientes muy hinchada? Toma 300 mg.
B_{12}	200 µg (100 veces la dosis recomendada).
B_1	250 mg (250 veces la dosis recomendada).
C	1.000 mg en verano (toma 250 mg cuatro veces al día; 15 veces la dosis recomendada); 1.500 mg en invierno (toma 500 mg tres veces al día).
D	400 U.I. (¡exactamente la dosis recomendada!).
Calcio	de 800 a 1.500 mg.
Proteínas	de 2 a 4 tabletas al día para calmar el hambre y por si el régimen no cubriese tus necesidades proteínicas.

¿Que por qué no te recomiendo tomar preparados polivitamínicos? Porque estos preparados pueden contener sustancias que no necesitas, y el hecho de tomar cada vitamina en píldoras distintas te da una mayor flexibilidad. Además, puedes tomarlas a horas diferentes, cuando tengas ganas de meterte algo en el estómago. Tómalas cuando tengas hambre o sueño, a media tarde o antes de la cena. Tómalas con zumo de tomate o leche descremada si tu régimen incluye estas bebidas. No las tomes con refrescos de régimen, ni cuando tengas el estómago vacío. Si te sientes cansada y eres propensa a la anemia, toma algo de hierro, aunque ya no tengas reglas. Si todavía tienes reglas, debes tomar también hierro, 18 miligramos al día. Es posible que el hierro te siente mal, así que espera una semana antes de empezar a tomarlo. De este modo, si te causa alguna molestia digestiva, no le echarás la culpa a alguna otra píldora o al mismo régimen.

Quinto día. Ya habrás perdido dos o tres kilos. Quizá pensarás que, a este ritmo, perderás diez kilos en dos semanas. Pero no, esto es imposible. La mujer no pierde peso con tanta rapidez, a no ser que se someta a un régimen de hambre o que pese 130 kilos. La rapidez con que pierdas peso será cada vez menor.

Si tienes mucha sed es porque has perdido mucho líquido y la sed es el intento que hace el cuerpo por volver a la situación anterior. Pero no es necesario que bebas ocho o diez vasos de agua al día; basta con cuatro. Bebe la cantidad de agua que te apetezca, pero que sea suficiente para que tu orina siga teniendo un color amarillo claro (excepto por la mañana). Este color claro de la orina es importante, pues lo contrario indicaría la posibilidad de que se te formasen cálculos renales.

Sexto día. Quizás hoy sólo has perdido doscientos gramos. Ya no adelgazas tan aprisa. Pero no te desanimes, porque todavía no ha llegado lo peor.

No te importe comer huevos todos los días, a menos que tengas un índice de colesterol de 400 o más, o antecedentes familiares de dolencia cardíaca grave.

Si te propones dejar de fumar ahora, es posible que fracases tanto en el régimen como en la cuestión del tabaco. La nicotina es un supresor del apetito y el fumar más de un paquete al día puede además acelerarte el metabolismo. En estos momentos, el hecho de fumar puede ayudarte a perder peso. Es mejor que intentes dejarlo *después* del régimen. Pero no se te ocurra ponerte a fumar ahora, si no fumabas. A la mala costumbre de comer demasiado añadirías la mala costumbre de fumar. De cualquier modo, los cigarrillos, si no son de chocolate, nunca sustituirán la comida en la vida de una mujer.

Séptimo día. Hoy has vuelto a perder sólo doscientos gramos.

Supongamos que tu marido te lleva al restaurante. ¿Crees que debes comer normalmente, romper el régimen? Siempre hay motivos para romper el régimen. Siempre hay motivos para comer. Nunca hay un tiempo en que sea cómodo hacer régimen. Ese tiempo tienes que crearlo tú. Debes luchar contra esos deseos de comer.

También en los restaurantes puedes controlar lo que comes, pero tienes que seguir unas normas:

1. Elige el tipo de restaurante en el que te sea más fácil observar el régimen; que no sea una pizzería.
2. Elige un lugar caro, en el que se coma a la carta.
3. Ten cuidado con las salsas, incluso las «bajas en calorías» o las del tipo «nouvelle cuisine».
4. Come despacio y habla de prisa para dar la ilusión de que te lo estás pasando bien, aunque te estés muriendo de hambre.
5. Si te sientes muy mal, vuelve a casa y cómete una ensalada.

Octavo día. Hoy es posible que no hayas perdido nada. Si ayer cenaste en un restaurante, seguramente comiste raciones mayores de lo que establece tu régimen. Mis regímenes indican raciones y no calorías, pero las calorías las he calculado yo previamente. Si sobrepasas las raciones, sobre todo al principio del régimen, con tu sensible sistema de almacenamiento de grasas, dificultarás el adelgazamiento. Pero, aunque ayer no tomases más calorías de la cuenta, la rapidez con que pierdes peso sigue decreciendo.

Noveno día. ¿Tampoco hoy has perdido nada? ¿A pesar de que ayer te portaste bien? Esto es lo normal; no te preocupes. Quizás estás furiosa y deseas volver a comer. Con esto no solucionarás nada y habrás perdido mucho tiempo. No puedes ir contra tu cuerpo y tu metabolismo; sólo puedes apretar los dientes y obligarlos a colaborar. Si reduces suficientemente las calorías y haces el suficiente ejercicio, adelgazarás con toda seguridad.

Décimo día. Supongamos que hoy has aumentado doscientos gramos, aunque ayer seguiste el régimen al pie de la letra. Esto no es más que un «fenómeno de rebote» que se produce a menudo en los diez primeros días del régimen. Tu cuerpo retiene agua para volver al volumen anterior de sangre. No te desesperes. La retención de agua es lo que hace imprevisible la pérdida de peso en la mujer.

Undécimo día. Puede ser que el hambre empiece a obsesionarte y tengas ganas de darte un atracón. En parte, esto es de origen psíquico, porque te sentiste mal cuando ganaste peso. Si no tienes el estímulo del adelgazamiento continuo, recordarás, quizá, lo agradable y cómodo que era comer todo lo que querías. ¿Qué razón hay para que ande mal el equilibrio de los líquidos en tu cuerpo? Quizá la razón es un desequilibrio en la relación estrógenos-progesterona, o bien que te va a venir la regla. La toma de 150 a 300 miligramos de vitamina B_6 te ayudará, probablemente, pues actúa como un diurético natural.

Duodécimo día. Quizás has asistido a una reunión de «modificación de la conducta», y al terapeuta no le ha gustado la palabra «régimen», porque «un régimen se puede empezar y abandonar». Éste es uno de sus absurdos juegos de palabras. No importa cómo se llame: programa de alimentación, forma de vida, dieta. Con el nombre que sea, quiero que te atengas a él tan estrictamente como puedas. De cualquier modo, hacer régimen es a menudo un juego de palabras. Pero es el único juego en el que quieres perder.

Decimotercer día. Tampoco hoy has adelgazado nada. Quizá pienses que sufres estreñimiento y que son los desechos acumulados en tu intestino los que constituyen un peso. Algunas de mis pacientes lo han creído así, y han probado a tomar zumo de ciruela. Pero esto no sirve de nada. ¿Sabes cómo actúa el zumo de ciruela sobre tus intestinos? Pues actúa por irritación. Te provoca una diarrea artificial. Y además tiene muchas calorías. Si tienes estreñimiento es porque tu régimen contiene poca fibra. Seguramente defecas menos porque comes menos. Pero no hay por qué defecar todos los días. No por esto se adelgaza más aprisa. Sí, se pierde el peso de la masa fecal, pero eso son productos de desecho, no grasa.

Decimocuarto día. Has perdido cuatro kilos y medio en dos semanas, y esto es considerable. Otras personas, con otros regímenes, habrán perdido dos kilos o dos kilos y medio, y otras habrán perdido mucho más. Quizá tu marido empezó un régimen el mismo día que tú y ha perdido siete kilos. Pero, *por favor,* no te compares con nadie, como no sea con otra mujer obesa de más de cuarenta años. No te compares con tu hija, ni con una amiga delgada. Y, sobre todo, no te compares con tu marido.

Tercera semana. Quizás esta semana sólo has perdido un kilo, y estás enojada. Pero un kilo por semana es una pérdida de peso respetable. Las mujeres que engordan fácilmente no adelgazan fácilmente. Si tú adelgazases con facilidad, no habrías tenido que hacer régimen durante tantos días. Hazte a la idea de que tus kilos no se irán como el agua.

Te preguntarás si puedes comer un poco más, o quizás algunos platos diferentes. Bueno, mi respuesta en estos casos suele ser que tomes una comida china a la semana. Con esta comida puedes tomar una sopa, y cualquier otro plato que no sea agridulce. Pero nada de arroz frito ni nada de postres. Esta comida puedes tomarla en casa, si sabes cocinar de verdad a la manera china (que sea de verdad), o en un restaurante chino.

Si no te gusta la comida china, te pierdes una manera interesante de preparar comidas bajas en calorías y que llenan el estómago. Si pesas demasiado, tienes que aprender a interesarte por los alimentos bajos en calorías, porque hay otros muchos, altos en calorías, que no puedes tomar, a no ser que la ciencia encuentre un modo de quitarles las calorías. Pero si realmente no te gusta la comida china, dos veces por semana puedes tomar una taza de arroz preparada del modo que quieras.

¿Quieres sustituir 30 gramos de carne (unas 100 calorías) por una rebanada de pan (75 calorías)? Parece un buen cambio si pensamos en el número de calorías. Pero no es un cambio tan bueno si pensamos en el tipo de comida, y esto repercute considerablemente en la pérdida de peso. Como ya he dicho, el objetivo de este régimen es quemar la mayor cantidad de grasa posible reduciendo la ingestión de calorías. Cuando hay muchos hidratos de carbono en el organismo se moviliza menos grasa, sobre todo porque la abundante secreción de insulina provocada por los hidratos de carbono inhibe la salida de ácidos grasos de los depósitos de grasa. Por esto, el régimen se encamina a mantener lo más bajo posible tu nivel de hidratos de carbono. La carne no tiene hidratos de carbono y el pan es casi todo hidratos de carbono. Así pues, aunque el cambio de la carne por el pan parece razonable desde el punto de vista de las calorías, no lo es en cuanto al efecto de los dos alimentos. Y recuerda que necesitas proteínas. No obstante, puedes sustituir el arroz por pan. Cuando pases al régimen de mantenimiento podrás comer hidratos de carbono en lugar de otros alimentos (siempre y cuando cubras tus necesidades diarias mínimas de proteínas), porque entonces ya no necesitarás quemar grasas.

Es posible que estos días estés más sensible al frío. La grasa es un aislante bastante bueno (aunque el músculo es mejor), y a partir de ahora tendrás más frío cada vez. Hasta es posible que tengas que dormir con calcetines, hasta que tu cuerpo se adapte a la pérdida de su envoltura grasa. Y se adaptará, si sigues delgada durante el tiempo suficiente.

Cuarta semana. ¿Se te ha puesto la piel seca? Éste es uno de los misterios del régimen. Con la cantidad de ácidos grasos que se descomponen cuando quemas grasas, ¿cómo es posible que se te reseque la piel? Parece ser que la piel de la mujer depende hasta cierto punto del aceite que entra en el proceso normal de la digestión, y no del aceite procedente de la grasa corporal. Añade a tu alimentación diaria una cucharadita de café de aceite. Sólo son 30 calorías y es posible que tu piel se rehidrate. Pero toma ese aceite allí donde lo disfrutes más: añádelo al aderezo de la ensalada, échalo en la verdura junto con ajo y perejil picados, o úntalo en el pedazo de pescado que vas a hacer a la parrilla. Puedes usar cualquier aceite que te guste, el de avellana, el de alazor o el de oliva. Todos tienen el mismo número de calorías. Su grado de saturación es diferente, pero ahora no necesitas preocuparte por esto.

Si te extraña que no haya incluido sopas en el régimen, te diré que las sopas enlatadas contienen demasiada sal, demasiada grasa y muy pocas proteínas. Si te apetece tomar alguna sopa a partir de ahora, para variar, o si sientes la necesidad de tomar algo caliente, aquí tienes una receta sencilla para una sopa. Puedes sustituir una ración de fruta por una taza de esta sopa, y un plato fuerte por un plato (tres tazas) de esta sopa.

Pon a hervir, todo al mismo tiempo, una lata grande de tomates hervidos, un paquete de sopa vegetal deshidratada, la cantidad de agua necesaria para la sopa deshidratada, dos zanahorias cortadas, media col pequeña a pedazos, dos tallos de apio cortados, una cebolla cortada, y cualquier otra verdura u hortaliza que tengas por la nevera. Déjalo hervir a fuego lento durante una hora y sazónalo con pimienta, o bien, si prefieres un sabor agridulce, con una cucharada sopera de vinagre y media caja de edulcorante artificial. Ya tienes una sopa baja en calorías y en grasas. Puedes guardarla en la nevera hasta que te apetezca tomarla, y también puedes congelarla. Congélala en recipientes redondos de plástico. Te resultará práctico tenerla a mano cuando quieras hacer una comida rápida.

Quinta semana. Si tienes dolores de cabeza, acude primero al oftalmólogo. Si tus ojos están bien, busca otras causas. El hecho de saltar comidas da lugar a cetosis, una desviación metabólica que puede causar dolores de cabeza. La tensión creada por el régimen origina cierta rigidez en los músculos de la nuca. Estos músculos pueden hacer que el dolor se desplace por la cabeza, por la frente y alrededor de los ojos, causando unos dolores de cabeza que parecen derivados de una tensión ocular.

El régimen hará que cualquier medicación que tomes tenga efectos más intensos. Se llama a esto *potenciación.* Tus vasos sanguíneos se hacen más sensibles a los estímulos y reaccionan contrayéndose espasmódicamente y causando dolor, sobre todo en la cabeza. (Por cierto, la cafeína de bebidas tales como el café es un estimulante habitual que también se vuelve más potente cuando haces régimen.)

Toma tus comidas regularmente e intenta relajarte. Si los dolores de cabeza persisten durante un cierto tiempo (dos semanas), o se hacen más intensos, o van unidos a náuseas o vómitos, ve al médico. Los dolores de cabeza suelen presentarse también antes de una enfermedad vírica. Espera unos días; es posible que estés incubando algo. No, no es porque no comas lo suficiente; si comes lo establecido por el régimen, cubres todas tus necesidades nutricionales. No olvides que has de obligar a tu cuerpo a quemar grasas.

Quizá tu dolor de cabeza lo causa la tensión. ¿Significa esto que padeces hipertensión? No, la hipertensión es la tensión arterial alta, y no significa que estés excesivamente tensa (véase *El sodio,* capítulo 17). Mis pacientes me preguntan a menudo si les ha subido la tensión por el hecho de haber tenido un «mal día». La relación entre el estrés y la tensión sanguínea no está clara. Probablemente estás tensa porque has perdido el efecto tranquilizante de la dieta alta en hidratos de carbono. Seguramente habrás visto en las películas a animales que están furiosos cuando tienen hambre y que se tranquilizan cuando han comido. Éste es el efecto de la comida. Quizá te calmaría el tomar algo más de proteínas. Los hidratos de carbono serían más eficaces en este sentido —porque elevan los niveles de triptófano (un aminoácido, véase la pág. 289) en el cerebro—, pero debes tener cuidado con ellos.

Si tienes grandes deseos de comer dulces no es porque los necesites. Es porque te gustan y los echas de menos. Pero este deseo de dulces también podría ser una señal de que tu cuerpo quiere recuperar parte de la grasa que ha perdido y la señal de petición de hidratos de carbono es una buena manera de recuperar esa grasa. Y tú interpretas esta señal como una necesidad de dulces. Puedes cubrir esta necesidad comiendo una patata al horno sin aliñar.

Sexta semana. Si de pronto empiezas a perder menos peso, podría ser porque comes más tarde. La *hora* a la que se toman las comidas también tiene su importancia. Si tienes que hacer la comida principal por la noche, procura que sea lo más reducida posible. Si normalmente tu cena de régimen es de 500 calorías, resta 100 por cada hora que pase de las 8.00. Si cenas a las 9.00, toma 400 calorías. Si cenas a las 10.00, 300. Incluyendo las calorías de las copas que tomes.

¿Qué pasa con el alcohol? Puedes tomar dos copas gratis a la semana, siempre y cuando estén preparadas con agua, refresco de régimen, agua de seltz y zumo de tomate y que no contengan mucho licor. El día que vayas a salir, puedes prescindir del zumo de naranja del desayuno y tomártelo en un vodka con naranja. También puedes tomar vino blanco o cerveza. El alcohol tiene 7 calorías por gramo de energía, lo cual es más que los hidratos de carbono y menos que las grasas. Es posible que el alcohol te relaje y te induzca a comer más, pero también dicen que una copa de vez en cuando despeja las arterias coronarias. ¿Quieres tomar más de dos copas a la semana? Sustituye la fruta por esas copas extra. Claro que no es lo mismo desde el punto de vista nutricional, pero para esto tomas las vitaminas: para no tener que preocuparte de obtener toda tu nutrición sólo de la comida.

Séptima semana. Supongamos que esta semana no has perdido nada de peso. Se trata sólo de un estancamiento temporal. Has llegado a esto porque estás comiendo demasiado para tu peso actual, o porque no haces el suficiente ejercicio. O bien estás reteniendo líquido, por la razón que sea. O quizá padeces una infección en la vejiga y el médico te ha aconsejado que bebas zumo de arándano (véase *La cistitis,* en el capítulo 5).

¿Te das cuenta de las calorías que contiene el zumo de arándano? Ya sé que estás cumpliendo una prescripción médica, pero esta prescripción es para personas normales. No, ahora mismo tú no eres una persona fisiológicamente normal, porque tienes un exceso de peso. *Si tienes un exceso de peso, no utilices la comida para tratar una enfermedad. Utiliza un tratamiento específico sin calorías, diga lo que diga tu médico.* Por ejemplo, si padeces hipoglucemia, es posible que te aconseje que comas galletas saladas a menudo. Tú protestarás débilmente: «Es que estoy a régimen...». Y él te contestará invariablemente: «Ahora no se preocupe por esto. Lo primero es lo primero». Pero no le hagas caso, te lo ruego. Eso retrasaría tu régimen entre dos y cuatro semanas. Antes, cuando la medicina no era sofisticada, se utilizaban los alimentos para tratar las enfermedades. Pero la comida es sólo para las personas que no tienen un exceso de grasa corporal del que extraer sustancias nutritivas, mientras que tú necesitas quemar tu grasa. Tú sólo necesitas buenas cantidades de líquidos bajos en calorías, vitaminas y proteínas para mantener tu masa muscular. No necesitas helados para el dolor de garganta, sopa de pollo para los resfriados, pasteles caseros y yogures para las molestias digestivas, arroz y puré de patata para la diarrea, zumo de naranja para una infección vírica, ni miel, té o whisky para una infección del aparato respiratorio.

Éste fue mi problema. Mi padre tenía un delicioso régimen para tratarme cada vez que estaba enferma: té, miel y whisky (tres cosas que hoy aborrezco), tostadas con leche (tostadas untadas de mantequilla y leche caliente con azúcar, en la que flotaban las gotas de mantequilla derretida), píldoras dulces que contenían tintura de belladona y una lavativa. Ésta era su fórmula para todas las enfermedades. El hecho de que haya sobrevivido a ella demuestra que soy una persona fuerte. En aquella época no se podía hacer gran cosa más cuando se estaba enfermo. Había pocos antibióticos, excepto las sulfamidas y la penicilina, no existían la cimetidina para las úlceras, ni los anticongestivos para las narices tapadas, ni se contaba con el hidroclordifenoxilato para la diarrea.

Si tú padeces alguna infección en la vejiga debes tomar sulfamidas, beber ocho vasos de agua al día y olvidarte del zumo de arándano, a no ser que un día se elabore uno bajo en calorías. Diga lo que diga tu médico...

¿Se te cae el pelo? Esto tenía que ocurrir tarde o temprano. El cabello de la mujer suele caer periódicamente y éste puede ser uno de sus períodos naturales. Pero también podría ser consecuencia del régimen. El régimen reduce tu ingestión de proteínas y de los demás elementos nutritivos. Esto hace más lento tu metabolismo, lo cual, a su vez, hace que se te debilite el cabello. También te vuelve más sensible al frío. Si te preocupa esta caída de cabello, deberías ver cómo se les cae a las personas sometidas a regímenes de hambre o de pocas proteínas.

Asegúrate de que no tienes caspa o alguna infección del cuero cabelludo. Si ves en tu cabeza algo que no debería estar allí, ve al dermatólogo. Si no ves nada, prueba a tomar zinc, 30 miligramos al día, y algo de hierro si no lo tomabas ya. A veces también es útil la tiroidina. Y ten paciencia. Esto es lo que me aconsejó mi dermatólogo. Recuerda que no tienes que escoger entre estar gorda y quedarte calva.

Octava semana. A estas alturas ya estarás perdiendo un kilo por semana, de un modo bastante regular. No está nada mal.

Si te cuesta dormir, si estando echada en la cama notas que el corazón se te acelera o incluso que late de manera irregular, quizás has tomado demasiada cafeína (véase *El insomnio,* en el capítulo 5). Hay quien dice que el café estimula una respuesta inmediata en la secreción de insulina, lo cual a su vez estimula el apetito. Yo no creo que esto ocurra a menudo —y nunca insisto en que mis pacientes dejen el café—, pero si tú muestras este síntoma podría deberse a la cafeína. Además, el alto nivel de ácidos grasos libres presentes en el cuerpo que está adelgazando induce en la persona un estado de alerta más elevado de lo normal. Debido a la reducida ingestión de hidratos de carbono, se es más sensible al efecto de estimulantes como la cafeína del café y de los refrescos de régimen. Y, si se hace trampa y se come un poco de chocolate, este alimento puede resultar también estimulante.

Deja la cafeína. Toma infusiones de hierbas, café descafeinado, leche descremada, zumo de tomate o de uva (este último rebajado con agua), limonada de régimen, agua de seltz, agua o caldo. Si tienes quistes en los pechos, se harán más pequeños y menos dolorosos cuando dejes la cafeína, así que dormirás mejor por más de una razón.

¿Estás fatigada? ¿Te parece que no pierdes bastante agua? Quizá te vio el ginecólogo la semana pasada y te dijo que estás bien de potasio pero que necesitas *comer más.* ¡Ah, cómo me gustaría que esos hombres se ocupasen de sus histerectomías y dejasen la medicina bariátrica a quienes la conocen! Es difícil valorar la necesidad de potasio a partir únicamente del plasma sanguíneo. *Dentro* de una célula hay cuatro veces más potasio que fuera, y éste es el potasio que se pierde cuando se pierden todas esas células grasas.

No quiero que te pongas a comer más plátanos o a beber más zumo de naranja para ingerir más potasio; en este momento de tu régimen lo que necesitas es reducir las calorías y no aumentarlas. Dos centímetros de plátano contienen un miliequivalente de potasio. Para ingerir la cantidad de potasio que necesitas tendrías que comer tres o cuatro plátanos, al alto precio de 300 o 400 calorías. Es preferible que tomes algún preparado comercial de potasio, unos comprimidos que tienen 20 calorías o menos y que te proporcionan 25 miliequivalentes de este mineral.

¿Por qué no adelgazas con este régimen tan aprisa como con el régimen que seguiste hace tres años? Es que no eres la misma persona que eras hace tres años. Has cambiado, y ha cambiado tu forma de adelgazar.

¿Por qué en esta etapa del régimen necesitas menos comida? Porque hay menos kilos que alimentar. Además, la ingestión reducida de hidratos de carbono ha alertado ciertos sistemas de tu cuerpo que disminuyen la producción de energía, a fin de conservar la grasa. Y, finalmente, tienes más apetito. Es posible que las propiedades estrogénicas de la grasa que has perdido te redujesen el apetito y que ahora tengas más hambre porque esa grasa ya no está. Pero esto no es importante. Puede ser que los estrógenos te quitasen el hambre, pero también facilitaban el almacenamiento de comida en forma de grasa, de modo que estás mejor con un poco menos de estrógenos. A veces, al final del régimen la mujer debe bajar hasta las 400 calorías diarias para seguir perdiendo peso.

Ahora es el momento de decidir cuánto quieres pesar. Si te sobran más de diez kilos, va a ser difícil que adelgaces hasta el denominado peso normal, y te será casi imposible estabilizarte en él. La naturaleza es bondadosa con las mujeres llenitas. Estas mujeres parecen delgadas aunque sobrepasen en cinco o siete kilos su «peso ideal». ¿Qué significa «peso normal»? Según las tablas, una mujer que mide 1,60 debe pesar de 50 a 52 kilos. Si tú has oscilado alrededor de los 70 kilos, parecerás muy delgada cuando bajes hasta los 60, y no necesitas matarte para adelgazar más. La naturaleza oculta esa grasa extra. En cambio, si siempre has sido delgada pesando unos 50 kilos y has subido a 59, parecerás enorme y querrás perder ese peso. Cuando decidas lo que quieres pesar, intenta bajar exactamente hasta esta cifra, y después ponte en régimen de mantenimiento durante cuatro meses.

El aprovechamiento de los aminoácidos

Es posible que necesites alguna ayuda química durante el período de mantenimiento (o incluso durante el régimen), y puedes obtenerla de una fuente inesperada: los aminoácidos. A partir de los aminoácidos se forman las proteínas. Hay veintidós, ocho de los cuales son esenciales, lo que significa que no pueden ser elaborados por el cuerpo y que deben ser ingeridos. Recientemente se ha observado que los aminoácidos tienen importantes efectos en el estado de ánimo, el apetito y el sueño.

Como todas mis pacientes, yo mantengo la esperanza de que un día aparezca una píldora mágica que cure la obesidad. En estos últimos años, los aminoácidos naturales y los alimentos que contienen aminoácidos han sido objeto de atención por parte de muchas personas no pertenecientes a la clase médica que trabajan en el tratamiento de la obesidad (y que no pueden recetar medicamentos). La razón principal del uso de estos aminoácidos incluye la manipulación de ciertas sustancias químicas del cerebro, en especial la *serotonina*; se cree que ellas reducen el apetito. Así es cómo me interesé por el triptófano.

El triptófano: para el hambre y para el estado de ánimo

Como las mujeres de edad mediana y avanzada suelen ser las más deprimidas, son las que toman más antidepresivos. Los antidepresivos tienen un efecto secundario especialmente desagradable: suelen causar aumento de peso, ya sea estimulando el apetito o aumentando la producción de grasa de alguna otra manera. Las mujeres engordan fácilmente sin necesidad de ayuda alguna. Por esto, cuando un participante en una conferencia de psiquiatría anunció que un antidepresivo de venta en Inglaterra no causaba aumento de peso y podía incluso ayudar a las personas a adelgazar, me interesé mucho por el tema.

El ingrediente activo de ese medicamento era el triptófano, un aminoácido esencial. El triptófano ha sido utilizado en las investigaciones sobre el sueño y se cree que reduce el tiempo necesario para que una persona se duerma, aumentando la serotonina del cerebro. El sueño inducido por la serotonina es más natural y más reparador que el inducido por un somnífero. Tanto la carne como la leche contienen niveles altos de este aminoácido y el triptófano podría ser la razón de la somnolencia después de una comida abundante con buenas raciones de carne, y la razón de que un vaso de leche antes de acostarse facilite el sueño. Pero, ¿qué relación tiene con el adelgazamiento?

Según investigaciones recientes realizadas en Boston, los niveles bajos de serotonina en el cerebro podrían tener alguna relación con el apetito y con los accesos de hambre. Estos accesos acompañan a veces a la tensión premenstrual, que a veces tiene que ver con la depresión, la cual, en algunas ocasiones, se ve aliviada por el triptófano. El rompecabezas empieza a encajar. Los niveles bajos de serotonina podrían tener relación con todas estas cosas: con el apetito, con los accesos de hambre, con la depresión y con la falta de sueño. Encontrando algo que elevase esos niveles de serotonina, se encontraría una cura para todo. La respuesta podría ser el triptófano.

Inmediatamente probé el triptófano en mujeres con accesos de hambre y en mujeres que solían comer de noche (que muchas veces eran las mismas), y en algunas otras que padecían depresión. Les prescribí dosis de 1 o 2 gramos antes de las comidas o por la tarde. (Atención: la somnolencia podría ser un problema.) Ojalá pudiera deciros que encontré la solución. Algunas mujeres sintieron menos apetito, algunas sufrieron menos accesos de hambre, algunas durmieron mejor, pero ninguna se sintió menos deprimida. No obstante, los resultados generales fueron levemente prometedores. Sin duda vale la pena probar los efectos del triptófano en los casos de apetito incontrolable o de insomnio. Y, hasta el momento en que escribo estas líneas, parece ser un medicamento seguro y no tóxico.

La fenilalanina: para el régimen y para la tranquilidad

Igualmente prometedora es una píldora de color verde oscuro llamada spirulina, derivada del plancton sudafricano. La spirulina es rica en vitaminas y aminoácidos, sobre todo la fenilalanina. Ha hecho furor en algunas partes de Estados Unidos, donde la han vendido como un medicamento milagroso que protege contra el envejecimiento, el hambre y el cáncer. Yo no me tomo demasiado en serio semejantes afirmaciones, pero cuando oigo decir que hay algo que controla el hambre, investigo. He encontrado útil la spirulina en la reducción del apetito, probablemente a causa de su relación con la serotonina. He prescrito a mis pacientes dos tabletas dos o tres veces al día para controlar el apetito, y los resultados han sido prometedores. No parece que existan efectos secundarios desagradables y las pacientes observan una leve reducción de su apetito. Por ello recomiendo la spirulina con prudencia. A muchas pacientes les molesta el olor de esta sustancia, así como su color verde oscuro como de algas, y se niegan a probarlo. También he oído decir que estas tabletas son muy eficaces para colorear a los peces de colores.

20

SEGUIR DELGADA: CÓMO MANTENER EL PESO

Si has conseguido adelgazar, procura que no sea una victoria temporal. Una vez hayas perdido unos kilos, tienes que evitar que vuelvan, y muchas veces esto es lo más duro. Si antes del régimen te sobraban unos quince kilos o más, puedes encontrarte con que ahora vuelves a ganar peso, lenta e implacablemente.

Los científicos creen hoy que esta facilidad para recuperar el peso se debe a dos factores. Uno es la forma en que vuelve a llenarse una célula de grasa que se ha vaciado; lo hace muy de prisa, como explicaré más adelante. El otro es la señal enviada por el cerebro indicadora de la necesidad de comer más hidratos de carbono. Esto, probablemente, tiene por objeto el mantenimiento de tu masa corporal anterior: la computadora gigante que hay en tu cabeza sabe que, normalmente, tú estás programada para almacenar una cierta cantidad en tus células de grasa y convocará todas las defensas del cuerpo para intentar recuperar esa masa perdida. Así que tendrás que luchar no sólo contra tu mente, sino también contra tu biología.

El mantenimiento del peso no puede hacerse de cualquier manera. Necesitarás un programa formal de comidas —aunque no *demasiado* formal—, y habrás de atenerte a él durante dos años.

Yo divido en tres etapas estos años de mantenimiento.

Primera etapa de mantenimiento
(los cuatro meses siguientes al final del régimen)

Primer mes

Sigue el mismo régimen que has seguido para adelgazar, sin aumentar las proteínas ni las grasas, pero añade una fécula a una comida todos los días. Entiendo por fécula *una* de las siguientes cosas: 1 rebanada de pan, media taza de arroz, 1 patata, medio boniato, media taza de pasta, 1 tortita de maíz, una cuarta parte de pan ázimo, media rosca de pan, medio panecillo.

Pésate *cada día,* por la mañana después de ir al baño. Si ganas más de un kilo en un día o en varios días, vuelve a seguir el régimen sin añadirle nada. Piensa qué combinación de comidas te ha hecho ganar peso. Cuando hayas vuelto a perder este peso, vuelve al régimen de mantenimiento, pero evita los alimentos que te causaron aquel aumento rápido.

Recuerda que lo peor que puedes hacer es rehuir la báscula. Por más que te moleste, debes pesarte *todos los días.*

Segundo mes

Ahora puedes añadir azúcar dos veces por semana, en forma de postre o de plato principal. El pollo agridulce, por ejemplo, es un azúcar en forma de plato principal, y un helado es un azúcar en forma de postre. *Sigue pesándote diariamente.* Sigue las mismas indicaciones que te he dado para el primer mes.

Tercer mes

Puedes relajar un poco la disciplina en lo referente a la carne, tanto en la cantidad como en el modo de preparación. Dos veces a la semana puedes tomar carne preparada del modo que quieras (pero *no* en la misma comida en la que tomas un azúcar de postre). Prueba la ternera *saltimbocca* o el *boeuf bourguignon,* por ejemplo. *Pésate cada día.* Sigue las indicaciones de los meses anteriores.

Cuarto mes

Con cuidado, ve aderezando normalmente las ensaladas, tres veces por semana, pero sólo si de verdad te apetece, y limitando la cantidad de aderezo a dos cucharadas soperas. Pero ten en cuenta que el aderezo de régimen es siempre un buen sustitutivo y que debes intentar que llegue a gustarte. Yo prefiero que añadas a tu dieta alimentos que no tengan sustitutivos.

En esta etapa del régimen, con lo que comes ahora ya no tienes por qué sentirte excluida de la sociedad. Pesándote diariamente sabrás qué comidas te crean mayores problemas de peso y qué comidas toleras mal. Recuerda que debes hacer el máximo de ejercicio posible para mantener bajo tu nivel de citratooxidasa. La citratooxidasa es una enzima que, entre otras funciones, contribuye a que la célula de grasa se llene cuando ha sido vaciada. Cuando las personas normales adelgazan, sus niveles de esta enzima descienden, pero en las personas obesas estos niveles siguen elevados durante un período de tiempo más largo. El ejercicio ayuda a hacerlos bajar más de prisa.

Segunda etapa de mantenimiento (del quinto mes al segundo año)

Reglas

1. Cuando comas fuera de casa o asistas a una fiesta, debes elegir siempre entre consumir tus calorías en forma de comida o de bebidas alcohólicas.

2. Sigue haciendo ejercicio al menos durante veinte minutos al día.

3. Evita comer por la noche, incluso alimentos bajos en calorías.

4. Vigila ese rato, entre las 5 y las 7 de la tarde, en que sueles tener hambre. Si estás en casa, prepara la comida antes, a fin de estar fuera de la cocina a las 5. Si es necesario, prepara la cena después del almuerzo.

5. Evita esos refrigerios que vienen en bolsas de celofán.

6. Evita los restaurantes de comidas rápidas (hasta sus hamburguesas están llenas de calorías), a menos que tengan ensaladas.

7. Evita las máquinas expendedoras de comida.

8. Puedes encontrar algún tipo de comida de régimen en la mayoría de los restaurantes, incluso en los autoservicios y en los restaurantes sencillos.

9. No hay ninguna razón para comer cuando muere alguien. En un velatorio, por ejemplo, el hecho de comer no le devolverá la vida al difunto y después habrás de enfrentarte, además de al dolor, al peso que ganes.

10. Inevitablemente, caerás en la tentación de romper el régimen. Pero, cuando lo hagas, limítate a una sola clase de alimento, el primero que elijas. Después, calcula las calorías de lo que has comido y réstalas de los tres días siguientes. Y come con sensatez; consulta la lista de infracciones que te doy en el apéndice 1.

Tercera etapa de mantenimiento (a partir del tercer año)

Si has conseguido mantener el peso durante dos años, has cambiado tu metabolismo y a partir de ahora tus posibles aumentos de peso serán los de una mujer delgada. Esto significa que, si no vigilas tu dieta, aumentarás alrededor de medio kilo al mes. Esto representa seis kilos al año, un exceso fácilmente controlable. En cambio, una mujer obesa puede aumentar dos kilos y medio, o más, al mes. Y esto ya no es un aumento fácil de controlar.

Recuerda que el ejercicio, el régimen preventivo y el pesarte regularmente te ayudarán a mantenerte delgada. Si tienes alguna enfermedad o te sometes a alguna operación quirúrgica que te obligue a pasar un tiempo en la cama, come lo menos posible. En ocasiones así, muchas mujeres se echan aún más problemas encima aumentando diez o quince kilos, o más.

No permitas nunca más que tu peso se te vaya de las manos. Fíjate como límite máximo un aumento de diez kilos. Y vete enterando de los progresos que se hacen en materia de regímenes para adelgazar. El próximo gran descubrimiento puede ser el definitivo.

21

OTRO RÉGIMEN PARA ADELGAZAR

Si estás cansada de los regímenes clásicos, si te parece que ninguno te va bien, prueba mi régimen mixto, durante una semana, un mes o más. Lo llamo régimen mixto porque he combinado en él un suplemento líquido de proteínas con algunas comidas de los regímenes que he expuesto en el capítulo 19. Esto representa una reducción considerable del número de calorías (de 600 a 700 al día), pero no una reducción drástica de la cantidad de proteínas. He sustituido la carne por una proteína desprovista de grasas, con pocas calorías: esto significa 60 calorías y 9 gramos de proteínas en lugar de las 200 o 300 calorías que obtenías de la carne, el queso u otras fuentes de proteínas.

Este régimen es adecuado para las personas que de todos modos suelen saltarse comidas, que nunca saben qué comer, o que están demasiado ocupadas para prepararse comidas de régimen. También es adecuado para personas que, ya sea por falta de ejercicio o por su edad avanzada, necesitan limitarse a poquísimas calorías para perder peso.

¿Por qué buscar un régimen tan restrictivo? A la mujer de edad mediana le cuesta mucho adelgazar. Cuanto mayor es y más engorda, más lentamente adelgaza. Así pues, estamos ante un dilema: la mujer que muchas veces necesita mayor nutrición es la que necesita menos calorías para mantener su peso.

Mi régimen mixto proporciona unos niveles adecuados de proteínas y unos niveles bajos de grasas y de hidratos de carbono. He reducido las cantidades de grasa porque la ingestión de grasa, juntamente con la obesidad, tiene relación con el cáncer de mama y el de colon. Además, la grasa tiene 9 calorías por gramo, de modo que la suma total de calorías sube rápidamente. Establezco una ingestión reducida de hidratos de carbono porque creo que el defecto químico de las personas obesas está en la forma en que los queman, sobre todo los hidratos de carbono simples y refinados. Parece que todas las mujeres los queman con menor eficacia y sin duda este problema se agrava con la edad. La ingestión de demasiadas féculas en la edad mediana y avanzada puede detener completamente la pérdida de peso.

En la naturaleza, las proteínas van unidas a las grasas, como en la carne, el queso y los huevos, o bien a los hidratos de carbono, como en las alubias y los guisantes. Cuando se debe rebajar drásticamente la ingestión de alimentos para perder peso, la cantidad necesaria de proteínas es excesiva desde el punto de vista calórico: de 80 a 100 calorías por 30 gramos de carne, y de 400 a 500 calorías por una taza de alubias. ¿Existe en la naturaleza una proteína que no vaya unida a grasas ni hidratos de carbono? Sí: la clara de huevo es la única proteína pura de la naturaleza; y los suplementos líquidos, cuyo ingrediente principal es la clara de huevo pulverizada, son una forma de proteína libre de grasa y altamente digestiva.

Pensando en todo esto comencé a usar suplementos proteínicos líquidos que habían sido creados para un régimen elaborado en la Cleveland Clinic, un régimen serio muy bajo en calorías. Las proteínas líquidas están aromatizadas artificialmente (yo preferiría que estuviesen aromatizadas naturalmente). Las preparadas en forma de polvo están compuestas de claras de huevo pasteurizadas, azúcar, leche descremada en polvo, vitaminas y minerales, y se reconstituyen con agua, leche descremada o refrescos de régimen. Cada ración contiene 9 gramos de proteínas, 6 gramos de hidratos de carbono, y nada de grasa, lo que suma un total de 60 calorías. Son unas proteínas bajísimas en calorías.

Hace unos años, algunas compañías farmacéuticas de poco prestigio preparaban una proteína líquida usando un colágeno derivado de pezuñas de animales y fibra muscular no digerible. No incluían ningún hidrato de carbono, de modo que proporcionaban una proteína de baja calidad sin ningún otro elemento nutritivo. Esto dio lugar a graves problemas. Sin azúcar y con sólo la proteína de peor calidad, el cuerpo, en su afán de encontrar el combustible más accesible, usaba el azúcar del músculo (el glucógeno) además de la grasa. El músculo del corazón se veía también atacado y abundaron las arritmias cardíacas. Prácticamente, los preparados proteínicos a base de colágeno ya no se elaboran, pero aseguraos de examinar las etiquetas y evitad los que contienen «gelatina hidrolizada» o «colágeno animal hidrolizado». Estos productos no os perjudicarán si un día sustituís por ellos una comida, pero *nunca* confiéis en ellos exclusivamente para satisfacer vuestras necesidades de proteínas.

Actualmente se añaden también hidratos de carbono a todos los preparados serios. Si en un preparado están presentes hidratos de carbono, hay menos probabilidades de que el organismo los extraiga de los músculos cuando estén agotadas otras reservas. Creo que los fabricantes pueden haberse excedido un poco en la cantidad de hidratos de carbono que incluyen hoy en día, pues las nuevas proteínas líquidas dejan algo más hambrientas a las consumidoras (la proteína pura inhibe el apetito). Pero, como se han observado pocos, o nulos, efectos negativos, parece justificado el uso de 6 gramos de hidratos de carbono.

El régimen mixto

Desayuno. 2 decilitros de zumo de naranja, 1 suplemento proteínico líquido (mezclado con agua, refresco de régimen, agua de seltz o leche descremada), café o té descafeinados.

Almuerzo. Un suplemento proteínico líquido (mezclado como he indicado antes), 1 ensalada pequeña aliñada con zumo de limón y vinagre, café o té descafeinados.

Cena. 120 gramos de carne o de pescado, 2 tazas de ensalada con 2 cucharadas soperas de aliño de régimen, 1 taza de verdura cocida (excepto maíz o guisantes; si quieres tomar maíz o guisantes, limítate a media taza).

La comida del régimen normal (especificada en el capítulo 19) puedes tomarla como almuerzo o como cena, y puedes obtener mejores resultados si la tomas como almuerzo.

Debes tomar diariamente los siguientes suplementos: vitamina A (4.000 U.I.), complejo B-C (1 tableta), calcio (1.000 miligramos) junto con vitamina D (250 miligramos) —toma el calcio y la vitamina D antes de acostarte si no te causan molestias digestivas—, vitamina E (400 U.I.), potasio (800 miligramos).

Este régimen te asegura una pérdida semanal de un kilo a un kilo y medio, que quizá tú no consideres nada extraordinario; pero, con un régimen equilibrado normal de tres comidas al día, sólo perderías de un cuarto de kilo a medio kilo por semana.

Este tipo de régimen es especialmente útil para la mujer de edad avanzada que come sola, que no tiene demasiado apetito o que no está motivada para guisar mucho, y que necesita pocas calorías muy digestivas y una cantidad adecuada de proteínas. La mujer de más edad debe incluir en el almuerzo una cucharada sopera de salvado sin procesar, espolvoreado en la ensalada.

Si tienes más de sesenta años, *debes* hacerte un reconocimiento físico antes de empezar un régimen como éste.

Este régimen mixto puede continuarse hasta que se pierda el peso deseado. Pero la primera etapa de mantenimiento (un mes) debe incluir dos comidas normales de régimen al día y una comida con un suplemento proteínico.

22

EL RÉGIMEN PREVENTIVO

El régimen preventivo es bueno para todo el mundo. Y es obligatorio para la mujer que ha sido obesa. Esta mujer tiene una marcada tendencia a engordar rápidamente, aunque sólo coma cantidades más grandes de alimentos bajos en calorías, o relaje un poco su vigilancia sobre los hidratos de carbono. La dieta preventiva es interesante también para las personas de peso normal que saben que van a comer muy bien durante un cierto período de tiempo, como una época de fiestas o unas vacaciones.

Las personas obesas (las que lo son y las que lo han sido) suelen hacer régimen en épocas poco adecuadas. Pocas veces se ve a mujeres gruesas disfrutando de la comida en las cenas festivas, en que los platos son deliciosos, o durante las grandes celebraciones, o en vacaciones. Se les ocurre hacer régimen en estos días excepcionales. Después, esta privación que se imponen a sí mismas las deprime tanto que, cuando vuelven a casa, se ponen a comer sin limitaciones los alimentos corrientes.

No hay que malgastar las calorías en comidas que no valen la pena. Seamos sinceras: una patata al horno no es más que una patata al horno, y un pan cualquiera no es más que un pan cualquiera. Por lo general, lo que comemos no vale las calorías que nos cuesta. Los momentos en que hay que comer son aquellos en que se puede obtener un gran placer de la comida en una compañía y un ambiente agradables. El momento de comer no es cuando estás sola en casa, a las 12 de la noche, cuando te atracas de galletas de paquete o de espaguetis fríos, ni cuando engulles patatas fritas frías en un restaurantillo atestado de gente.

Las fiestas no son momentos para hacer régimen. El régimen debería hacerse antes de las fiestas, para poderse permitir después un poco de libertad. Dos cosas agradables de las comidas de las fiestas son los platos diferentes y las pocas cosas que nos distraen de la comida. Son días para relajarse un poco, para mantener el peso en lugar de intentar perderlo. La semana anterior a unas fiestas, esos días en que estás tan ocupada, se presta a hacer un poco de régimen.

Las grandes celebraciones (como por ejemplo Navidad) son momentos en que hay que tener cuidado (puedes engordar hasta seis o siete kilos si no te controlas), pero en que no hay que privarse de todo. Son días llenos de alegría y de comida (y la comida puede ser sinónimo de alegría para muchas personas), y debes estar en condiciones de disfrutarlos. No quiero decir que debas atracarte, sino saborear las cosas sin sentirte culpable, o comer un poco más sin angustiarte por tu peso. Las personas normales, delgadas, comen más durante las fiestas, y en cambio yo he visto a muchas mujeres obesas que no quieren comer nada en esos días porque han estado comiendo demasiado durante los días anteriores.

Por esto considero tan importante el régimen preventivo. La idea de régimen preventivo se basa en el hecho de que casi todo el mundo come con exceso en algunas ocasiones. Si se toman unas precauciones, las consecuencias de esto serán menos graves. Las vacaciones, las fiestas y las ocasiones especiales pueden hacerte engordar un par de kilos si tu peso es normal, y seis o siete si ya pesabas demasiado. (Comiendo las mismas cosas, las personas obesas engordan el doble en la mitad de tiempo.)

Un régimen preventivo no es un régimen de choque. El régimen de choque se encamina a la pérdida rápida de unos cinco kilos, y después te permite volver a la misma dieta que seguías antes. Como el 80 por 100 del adelgazamiento que se produce en las dos primeras semanas del régimen es una pérdida de agua, es lógico que, si se deja de hacer régimen y se vuelve a comer hidratos de carbono (que es lo que se suele reducir en un régimen), el cuerpo recupere inmediatamente su volumen de líquidos más algo de grasa, y de los cinco kilos recupere cuatro. La gracia del régimen preventivo es el *retorno gradual a la alimentación normal,* de modo que el cuerpo puede readaptarse a la pérdida de grasa y a la de líquido, y, cuando llegan los días de las comidas festivas, la persona ha adelgazado realmente de tres a cinco kilos. Además, si el régimen se abandona gradualmente, se tiende menos a comer demasiado después.

Para hacer un régimen preventivo, utiliza los que te indico en el capítulo 19. Durante la primera semana, sigue el régimen «muy bajo en calorías»; durante la segunda y la tercera semanas, sigue el «bajo en calorías»; y durante la cuarta semana, si lo necesitas, sigue el «régimen normal».

Al hacer este régimen preventivo debes observar unas normas:

1. No comas pan durante la cena. Cómelo en el almuerzo o renuncia a él.
2. Come toda la carne de una vez. No guardes una parte para después.
3. No guardes las dos frutas para la noche.

Si sólo te sobran dos o tres kilos, haz las semanas primera y tercera.

Si te sobran cinco kilos, haz las semanas primera, tercera y cuarta.

Si quieres perder más de cinco kilos, haz las cuatro semanas.

Si has hecho el régimen preventivo y el mantenimiento preventivo, puedes comerte tus buenos trozos de pastel. Si no has seguido el régimen y has engordado, necesitas sacudir tu cuerpo para volver a adelgazar después de tantos atracones. Prueba mi régimen «volver a empezar».

El régimen «volver a empezar»

Día 1. Nada, excepto gelatina de régimen y líquidos: café, té, refrescos de régimen, zumo de tomate, leche descremada, caldo. Ve bebiendo durante todo el día o divide las bebidas en tres «comidas», si lo prefieres.

Día 2. Añade un cuarto de kilo de carne o pescado (ni cordero, ni cerdo), a la parrilla, al horno o hervidos. Divídelos en dos comidas, por lo menos, y sigue bebiendo los líquidos.

Día 3. Añade 2 ensaladas grandes con 2 cucharadas soperas de aliño de régimen a la comida de los días 1 y 2.

Día 4. Añade un desayuno compuesto por 2 decilitros de zumo de naranja, 2 huevos y una tostada fina.

Día 5. Añade un pieza de fruta fresca.

Días 6-14. Añade otra pieza de fruta fresca, de modo que, los ocho días siguientes, comas todos los alimentos permitidos en los días 1-6.

El cambio de preferencias en la comida

Por suerte, a medida que el metabolismo se hace más lento, muchas mujeres pierden el gusto por algunos alimentos de gran contenido calórico y «desarrollan» un gusto por otros alimentos de menos calorías.

Es interesante señalar este cambio de preferencias que ocurre con la edad. En muchas mujeres, el deseo de comer dulces da paso al deseo de comer féculas. Es frecuente oírles decir: «Los dulces ya no me hacen ilusión, pero daría cualquier cosa por un pedazo de pan». Lo malo es que esta nueva preferencia no lleva al adelgazamiento, pues ninguna mujer vive de pan solo: el pan siempre va con mantequilla, con queso, con mermelada, con margarina o con algún fiambre. No obstante, la mujer que engorda más suele ser la que sigue prefiriendo los dulces a los demás alimentos.

El gusto por las carnes rojas disminuye considerablemente en las mujeres de edad madura. Esto es un problema para la que hace régimen y tiene que comer fuera de casa. Hasta en los restaurantes baratos pueden servirle una hamburguesa y una ensalada, pero si ella ha perdido el gusto por la carne de vacuno y no quiere pedir un par de huevos por temor al colesterol, el hacer una comida rápida puede convertirse en un problema.

Junto con el gusto por la ternera disminuye el gusto por el chocolate. Bueno, quizá no el gusto, pero sí la capacidad de atracarse sin problemas digestivos. El chocolate es demasiado graso. Tanto en la carne de vacuno como en el chocolate, el contenido de grasa es alto y los dos alimentos pueden llenar demasiado el estómago. Una mujer sabe que se está haciendo mayor cuando aún sueña con helados de chocolate pero sabe que los sueños son mejores que los helados.

El zumo de uva, que nunca es el preferido de las adolescentes, pasa a primer plano entre las mujeres adultas. El zumo de uva y el de limón son dos cítricos altamente digestivos, y hay quien cree en el delicioso mito de que «queman» el tejido adiposo («el ácido disuelve la grasa»). Lamento decir que, aunque se inyectase directamente zumo de uva o de limón en una acumulación de grasa, no se disolvería ni una sola célula. Lo que sí es cierto es que la uva es una fruta interesante en un régimen de adelgazamiento, pues su nivel de hidratos de carbono es bajo con relación a las demás frutas, y no provoca una respuesta insulínica tan intensa como una manzana o una naranja, por ejemplo. Recuerda que la ingestión de azúcar (un hidrato de carbono simple) eleva los niveles de insulina. Y los niveles altos de insulina bloquean la combustión de la grasa.

La principal ventaja de la uva es que llena el estómago y es baja tanto en calorías como en hidratos de carbono.

El gusto por las setas aumenta con el paso de los años. Muchas veces, la mujer que en su juventud rechazaba este alimento, aprende más adelante a valorar su versatilidad y su leve sabor a moho... y el hecho de que cinco tazas contengan sólo 100 calorías.

Cuanto mayores nos hacemos, parece que nos agradan más los alimentos de sabor y textura poco corrientes: las espinacas y el hígado, por ejemplo. Esto se debe, probablemente, a que el gusto por estos alimentos necesita tiempo para desarrollarse y los jóvenes no se entretienen en estas cosas. En cambio, al hacernos mayores nos vamos dando cuenta de que ciertas comidas son más sanas que otras; son bajas en calorías y fáciles de digerir, y se pueden preparar de muchas maneras. Y entonces *sí* que nos interesamos por ellas.

He descubierto que existe una sorprendente relación entre la edad y el gusto por las espinacas, independientemente del clima. Cierto día que hacía mucho frío, estaba yo comiendo en un lujoso club y conté hasta diez mujeres que comían espinacas, mientras los hombres comían los platos «sustanciosos» que era lógico comer en un día como aquél, como, por ejemplo, estofado de buey y potaje de alubias. Un día, mientras preparaba un caprichoso plato a base de pescado y marisco empanados, se me terminaron el pescado y el marisco. Miré por la cocina buscando algo para sustituirlos y lo único que encontré fueron dos paquetes de espinacas congeladas. Llené la masa con espinacas, después de haberlas sazonado bien, y esperé que nadie se diese cuenta. No se dieron cuenta, pero la versión del plato con espinacas tuvo más éxito que la versión original a base de pescado.

¿Por qué gustan tanto las espinacas? Creo que la razón es que, en un cierto momento de su vida, las mujeres empiezan a aceptar el hecho de que hay muy pocos alimentos que no engorden o no causen problemas digestivos o ictericia. Y las espinacas son uno de estos alimentos. Se digieren muy bien; no causan ni irritación intestinal, como la lechuga, ni gases, como la familia de las coles. Y contienen mucho potasio, que es energético.

¿Qué le ocurre a una mujer entre la adolescencia y los cuarenta años, que pierde su repugnancia ante la palabra *hígado* y se le hace inmediatamente la boca agua, sobre todo cuando está poco frito y acompañado de cebolla, tocino, manzanas y no sé cuántas cosas más? El hígado es nutritivo, contiene mucho potasio y proteínas, es bajo en calorías, y más digestivo que las carnes rojas; pero no olvides que también contiene mucho colesterol.

El salvado y las ciruelas constituyen otras dos preferencias de la mujer adulta. Las adolescentes los desdeñan, seguramente porque están asociados con el estreñimiento, y el estreñimiento se asocia siempre con la edad avanzada. Las jovencitas se ríen, confusas, con sólo ver una de esas dos cosas en un mostrador. Y los autores de comedias, con su amor a los chistes escatológicos, nunca se han podido resistir a señalar esa relación.

Sea como fuere, es buena cosa que lleguemos a tener una preferencia instintiva por aquellos alimentos que menos perjudican nuestro cuerpo.

23

TÚ ERES EL MÉDICO

Una revista médica de gran prestigio se hizo famosa porque cada semana presentaba un caso clínico diferente. El lector debía reflexionar sobre los datos que se le daban y hacer un diagnóstico. Después leía cómo habían enfocado el problema los expertos y cómo habían llegado a sus diagnósticos; así podía comparar. A menudo el ejercicio era difícil para el lector y el resultado humillante. Vamos a intentarlo aquí. Lee los tres casos que te expongo a continuación, y piensa qué tratamiento aplicarías tú a cada una de estas mujeres, y por qué, basándote en la información que contiene este libro.

Caso número 1. Helen era una mujer de cincuenta y tres años, y tenía tres problemas: estaba obesa, estaba deprimida y había sido objeto de una histerectomía total. Su psiquiatra creía que necesitaba un antidepresivo, su ginecólogo creía que necesitaba estrógenos, y su endocrinólogo pensaba que necesitaba perder peso. Conociendo los efectos de los estrógenos y de los antidepresivos sobre el peso, ¿qué harías tú?

Caso número 2. Carolyn, de cuarenta y ocho años, de 80 kilos de peso y metro sesenta de estatura, llegó a mi consulta y me explicó que tomaba cuatro medicamentos: propranolol (un beta-bloqueante) para controlar su ritmo cardíaco demasiado rápido, un diurético para bajar su tensión arterial y contrarrestar la retención de líquido que le causaba el propranolol, y tres granos de tiroidina. Era un caso «frontera» de diabetes, tomaba una medicación oral antidiabética, y se le había dicho que debía tomar antiinflamatorios para sus múltiples episodios de tendinitis. Su reconocimiento físico y su electrocardiograma dieron resultados normales, y los análisis de sangre revelaron una pequeña elevación de la glucosa en la sangre. A pesar de los dolores y molestias que sufría, y a pesar de su depresión, Carolyn conservaba su trabajo de ocho horas. Cada vez que le decía a su médico que quería adelgazar, él le respondía que no se preocupase por aquello, que tenía problemas más urgentes.

Caso número 3. Ruth, cincuenta y cinco años, metro cincuenta y cinco de estatura, y 90 kilos de peso cuando vino a mi consulta. Yo la había visto a los cuarenta y cinco años y pesaba lo mismo. Pero a los cuarenta y cinco años su reconocimiento físico, sus análisis de sangre y su electrocardiograma eran normales. En aquel momento, Ruth estaba educando a cuatro activos hijos, y, a pesar de su obesidad, se la veía fuerte y vital. Pero ahora, a sus cincuenta y cinco años, las cosas habían empeorado mucho. Estaba tomando nitroglicerina para los dolores cardíacos, medicación oral antidiabética, propranolol para la tensión arterial, y un diurético muy enérgico para la retención de líquido. Se le había dicho que tenía casi bloqueada la arteria coronaria posterior, pero que no se preocupase, porque, si le sobrevenía un ataque cardíaco, sería leve. Su examen físico reveló una presión arterial de 160/100 (alta), su electrocardiograma mostró anomalías y el análisis de sangre indicó que su nivel de azúcar en la sangre estaba, por lo menos, 100 miligramos por encima de lo normal. Pero lo más preocupante de todo era que la cantidad de grasa de su plasma sanguíneo era tan alta, que el suero en un tubo de ensayo parecía nata.

Estas tres mujeres son ejemplos del derrumbamiento que sufre la mujer madura y obesa. A la mujer que está en sus años fértiles, la naturaleza la protege de las enfermedades crónicas graves, pero, cuando esos años fértiles han pasado, los mecanismos necesarios para mantenerla en buena salud se deterioran rápidamente, dejándola tan debilitada como si hubiese tenido problemas físicos durante toda la vida.

En el caso de Helen, tendrías razón, en teoría, dijeses lo que dijeses. El psiquiatra quería tratar la depresión, el ginecólogo quería tratar la deficiencia hormonal, y el endocrinólogo quería tratar la obesidad. En este caso, los tres hubieran tenido que ser capaces de coexistir en paz. Pero, antes de decidir sobre el *orden* del tratamiento, tendrías que haber formulado varias preguntas. ¿Qué fue primero, la depresión, la histerectomía o la obesidad? Si fue primero la depresión, no tuvo relación con la histerectomía, pero pudo estar relacionada con la deficiencia hormonal. ¿Era una depresión realista o una depresión no específica? ¿Qué gravedad tenía? ¿Había peligro de suicidio? ¿Podía Helen llevar una vida normal? ¿Padecía graves síntomas premenopáusicos después de la operación? (Cuando se conservan los ovarios, ya no se tiene la menstruación, pero aún se puede sufrir una alteración hormonal cíclica.) ¿Los síntomas le impedían dormir bien? ¿Alteraban gravemente su estado general? ¿Cuál era exactamente su exceso de peso? ¿Era simplemente una mujer delgada que quería adelgazar más o era una mujer obesa?

Helen estaba deprimida antes de la operación porque estaba obesa. No tuvo síntomas menopáusicos inmediatamente después de la intervención, pero ganó bastante peso y esto la deprimió aún más. No mostraba tendencias suicidas, aunque se hubiera podido argumentar que pretendía comer hasta matarse. ¿El tratamiento prioritario? El régimen, naturalmente. Inició mi régimen «muy bajo en calorías», perdió casi treinta kilos, y se encontró mucho mejor. Se sintió menos deprimida, pero empezó a mostrar agudos síntomas menopáusicos, incluyendo accesos de calor. En aquel momento se le prescribió la dosis más pequeña posible de estrógenos. Esto dio paso a un aumento de peso de cinco kilos, pero Helen se lo tomó con calma: los estrógenos le aliviaban los accesos de calor y ella seguía estando mucho más delgada que antes.

Este caso muestra que, muchas veces, la adecuación del tratamiento depende de la elección de los momentos. Sólo la propuesta del psiquiatra resultó superflua. También se puede observar, en el caso de Helen, cómo los médicos tienden a centrarse en lo que conocen mejor y a no ver al paciente como un todo. Una mujer es algo más que la suma de sus partes. La grasa de Helen le proporcionaba los estrógenos suficientes para que no fuesen demasiado graves sus síntomas menopáusicos; si le hubiesen prescrito estrógenos *antes* del régimen adelgazante, habría engordado aún más y esto habría aumentado su depresión.

¿Qué has pensado sobre Carolyn? Si crees que antes que nada debe perder peso, tienes razón. Y después se le podrían retirar gradualmente los medicamentos. A cada pérdida de cinco kilos se le podría retirar algo. Primero se habría eliminado el diurético pues, después de perder cinco kilos, su tensión arterial habría vuelto a la normalidad. Después de perder cinco kilos más, se le habría podido rebajar un grano de tiroidina. Después de otros cinco kilos, se habría podido pensar en retirarle el propranolol pues, habiendo perdido peso, haciendo más ejercicio y tomando menos tiroidina, la velocidad de su pulso habría debido volver a la normalidad. Con los siguientes cinco kilos, se le habría podido retirar completamente la tiroidina a pesar de sus protestas. (Y después se la vigilaría, naturalmente, para ver si de veras necesitaba tiroidina.) Todo esto es lo que hizo su internista. Al cabo de tres semanas, los análisis de sangre mostraban que su función tiroidea era normal. Pero ella se quejaba tanto de que no se le prescribiese tiroidina que, finalmente, el internista le permitió tomar un grano. ¿El final de la historia? Carolyn acabó pesando 62 kilos; tenía buen aspecto y se encontraba bien. De tomar siete píldoras al día por necesidades imperiosas, pasó a tomar una sola, casi por capricho. Un nuevo análisis de tolerancia a la glucosa mostró que no padecía diabetes.

Y por fin, ¿qué opinas del caso de Ruth? Si has creído necesario ingresarla en un hospital, estabas en lo cierto. Ruth estaba muy enferma y corría peligro inminente de ataque cardíaco. Si hubiese sido hombre, el ataque ya le habría sobrevenido. Pero también para ella la piedra angular del tratamiento fue el régimen y el ejercicio. Cuando hubo perdido catorce kilos, su angina de pecho se manifestó con menor intensidad. Pudo abandonar la medicación antidiabética, aunque hubo de seguir tomando el beta-bloqueante y la nitroglicerina.

Lo que quiero que aprendáis de estos tres casos es que la obesidad influyó en el curso de los tres procesos patológicos.

24

CÓMO ENCONTRAR UN BUEN MÉDICO

Para la mujer mayor de cuarenta años, la vida degenera a veces en una larga guerra con la naturaleza, y las mujeres deben aprender a crecerse con cada batalla. Una buena lucha y un poco de dolor pueden convertirte en un ser humano mucho más interesante y consciente. Además, la ciencia está haciendo todo lo que puede para proporcionarte unas armas extremadamente sofisticadas para esta lucha. Si las *otras* armas sofisticadas que también ha inventado la ciencia no dejan este planeta desierto como la luna, puedes esperar vivir muchos y productivos años.

Para esto es necesario que te mantengas lo más sana posible, física y mentalmente. Esto significa respetar tu cuerpo y cuidarlo mediante el ejercicio, el descanso y una buena alimentación; significa no correr riesgos absurdos envenenándolo con tabaco, alcohol o con demasiada comida; y significa esforzarte siempre por aprender y por crecer y no estancarte nunca en la ignorancia y la complacencia. Todas estas cosas puedes hacerlas por ti misma, y espero haberte dado en este libro la suficiente información para que comprendas los cambios que van a producirse en tu cuerpo y puedas prepararte para ellos.

Otro factor del mantenimiento de la salud es una buena atención médica. Quizás, a lo largo de estas páginas, te he aconsejado demasiadas veces que acudieses al médico para que este libro pueda considerarse realmente un manual de «autoayuda». Pero tengo una gran fe en la medicina moderna —por eso la practico—, y sólo desearía que los cuidados médicos de primera calidad fuesen accesibles a todas las personas que los necesitan. En los Estados Unidos —a diferencia de lo que ocurre en otros países que tienen una atención médica más o menos estatalizada— se paga más, pero también se recibe mejor servicio, y se puede *exigir* más. Por desgracia, demasiadas mujeres se conforman con unos médicos que las cuidan mal, y que además las tratan con frialdad e indiferencia. Muchas se dejan tiranizar por ellos y viven temerosas de «hacerles enfadar» sin querer. Conozco a un médico que amenazó a una paciente que quería volver a su antiguo ginecólogo para que le hiciese el examen pélvico anual. Le dijo: «Si va a hacerse el examen a algún otro lugar, no la atenderé si algún día mc avisa con urgencia». Ella creyó lo que le dijo aquel monstruo, y se quedó muerta de miedo. Lo cierto es que no tenía por qué preocuparse, pues en un caso de verdadera urgencia de todas formas la llevarían a algún hospital donde siempre hay alguien que le atiende a uno.

Siento decir que esta táctica de infundir miedo está muy extendida entre los médicos, y que sólo la emplean con mujeres. (Nunca he oído decir que un médico le prohibiese a un hombre acudir a otro médico.) La vanidad masculina es frágil en los asuntos sexuales y en los asuntos médicos, y un médico desdeñado se vuelve peligroso. Una amiga mía no pudo satisfacer una exigencia irracional de su psiquiatra, y, cuando le telefoneó llorando para decirle lo disgustada que estaba, él le colgó el auricular. Mi amiga no podía creerlo. «Después del dinero que me he gastado con él, ni siquiera se ha despedido de mí», me dijo.

¿Qué tipo de médico quieres? Sí, ya sé que quieres una persona amable, afectuosa, inteligente, experta, razonable y que no cobre demasiado. Ahora volvamos a la realidad.

La situación

En primer lugar has de decidir dónde quieres que esté tu médico, geográficamente hablando. Recuerda que es cómodo tenerle cerca, pero no es absolutamente necesario si no estás enferma muy a menudo. Si vives en un pueblo aislado, si no sabes conducir y en el pueblo sólo hay un médico, no tienes mucho donde elegir. Pero, si ese médico es intolerable, toma un autobús y vete a ver a otro. Si por tu estado de salud necesitas visitas frecuentes, es cómodo tener al médico cerca, pero ésta no es razón para seguir con un médico incompetente.

Yo tengo pacientes que vienen a verme desde lugares lejanos. Esto es absurdo, porque a un dietista hay que visitarle *a menudo, regularmente* y durante *un período de tiempo largo.* Aunque a mí me halaga muchísimo que una paciente tome un avión para venir a verme, esto no es práctico ni lógico y, lo que es peor, no es útil desde el punto de vista médico. Estas relaciones de larga distancia sólo son útiles cuando es necesaria una sola consulta, cuando el paciente puede volverse a su ciudad y seguir el tratamiento con la supervisión de su médico de allí. Por mucho interés que se tenga por un médico, si se trata de una terapia de larga duración, el entusiasmo se verá apagado por la distancia.

Hombre o mujer

El sexo puede ser un criterio importante a la hora de elegir un médico. Las mujeres son excelentes médicos, sobre todo cuando han recibido una buena formación. (Gracias, gracias.) Una de las cosas que afectaban a la formación de las mujeres médicos en el pasado es que a muchas se les negaban buenas residencias hospitalarias, que no completaban su formación o que se veían obligadas a interrumpir la práctica de su profesión debido a compromisos familiares.

Pero en esta década las mujeres médicos son más decididas y no se apartan de su camino por muchos obstáculos que encuentren. Creo que, en parte, esto es posible porque existe un nuevo tipo de hombres jóvenes que están encantados con que las mujeres tengan una profesión y están dispuestos a ayudarlas en el difícil problema de compaginar la profesión y la vida familiar. El problema de elegir a un médico mujer es que todavía no hay muchas, sobre todo en las especialidades de asistencia primaria como la medicina interna, y la ginecología y obstetricia.

La edad

Yo prefiero a los médicos de edad mediana, porque no tienen que aprender con sus pacientes, y porque vivirán más o menos lo que vivan sus pacientes de edad mediana. No me interpretéis mal; los médicos jóvenes saben mucho. Un médico nunca sabe más que cuando sale de la universidad. Éste es el problema. Saben tanto que no se dan cuenta de lo que no saben; no han aprendido a ser humildes. Oí hablar de una mujer que solicitó formar parte del comité de admisiones de una prestigiosa escuela de medicina. Cuando se le preguntó por qué quería un trabajo tan ingrato, respondió: «Porque los estudiantes de cuarto curso de... son tan insoportables que quiero saber si antes ya eran así o si la escuela los ha vuelto así».

No pienses que el médico de edad avanzada desconoce los últimos progresos de la medicina. En el mundo médico actual, el «reciclaje» ha de ser constante, al menos en las especialidades. Las sociedades y colegios médicos insisten en que los médicos obtengan cada año un cierto grado de formación postuniversitaria y el nivel de esta formación en seminarios, reuniones anuales y cursos intensivos es muy elevado. En algunos países, las juntas médicas ofrecen exámenes periódicos para asegurarse de que el médico está al día en medicina general. Pero, de vez en cuando, se les escapa algún doctor antes muy respetado y que ahora ha perdido facultades. Así pues, si tu médico es una persona anciana, presta atención a posibles incoherencias o fallos de memoria.

La formación

Quizá desees elegir a tu médico por la escuela en que ha estudiado o por el hospital en que ha hecho su residencia. Esto te asegura casi la relación con un médico brillante, pues a la mayoría de esas residencias prestigiosas es casi imposible acceder, sobre todo en los hospitales de las ciudades grandes. Y el proceso de eliminación que sufren los residentes es muy duro. Si inician un programa diez residentes, por ejemplo, al final sólo hay cinco puestos, de modo que cinco personas serán eliminadas. La persona que sobrevive suele ser dura y calculadora. Y, si esa persona ha pasado sus años de estudio saboteando los experimentos de otros (para reducir la competencia) y ha llegado a ser jefe de residentes, ¿qué humanidad pucde quedarle?

Hoy en día, los futuros médicos parecen decidir mucho antes la especialidad a la que quieren dedicarse. Un día le pregunté a un repelente niño de diez años lo que quería ser cuando fuese mayor. «Oftalmólogo —me respondió—, porque es una combinación interesante de medicina y cirugía, no hay muchas llamadas nocturnas y se gana mucho dinero.» Compadezco a sus futuros pacientes.

El jefe del departamento (el profesor)

Siempre hay pacientes que desean ser atendidos por el «jefe del departamento» y por nadie más. A los jefes de departamento les encanta este tributo a su vanidad, pero a menudo les agrada menos atender a los pacientes. Son buenos para una consulta, si se les puede localizar entre una conferencia y un seminario, si les interesa el problema concreto del paciente y si el departamento les compensa económicamente bien el tiempo y el esfuerzo extraordinarios que dedican a un enfermo. Pero recordad que los jefes de departamento y los profesores están donde están porque les gusta investigar, enseñar, tener unas largas vacaciones de verano, tomarse años sabáticos y asistir a congresos por todo el mundo. Esto no deja mucho tiempo para la atención a pacientes y mucho menos para una atención continuada.

Muchas veces, la única razón por la que aceptan algún paciente privado es que el departamento les permite quedarse con el dinero, o bien porque necesitan hacerlo para justificar su salario. No siempre son los mejores médicos prácticos. Muchos viven aislados en su mundo. Yo he tenido dos pacientes que se empeñaron en visitarse con jefes de departamento y que dejaron por ello a otros médicos muy competentes. Una de ellas acabó con una histerectomía total cuando en realidad le bastaba una intervención menor, de veinticuatro horas en el hospital, y la otra hubo de someterse a cirugía discal, no una vez, sino dos. «Esto es porque tu médico era el doble de bueno que cualquier otro», le digo yo en broma.

La especialidad

Es agradable tener un médico de asistencia primaria, que te conozca a fondo y que pueda darte unos cuidados razonablemente generales. Al elegir este médico, puedes preguntarle qué especialidades serán más útiles para tratarte a ti. En mi opinión, los especialistas a elegir son un buen ginecólogo con conocimientos de psiquiatría y de medicina, o un buen internista con conocimientos de psiquiatría y ginecología. Depende de tu edad: el ginecólogo es más necesario antes de la menopausia, y el internista en la vida posreproductiva.

Por desgracia, la ginecología ha perdido el tren porque se ha convertido en una especialidad *quirúrgica*. En teoría, la ginecología es la especialidad que podría atender de manera más continuada a la mujer, de la pubertad a la menopausia. Los ginecólogos podrían participar en el cuidado general de la salud de la mujer, en su asesoramiento sexual, psicoterapia, control del peso y tratamiento de sus enfermedades sencillas. Pero no lo hacen. Cuando se les saca de sus hemorragias uterinas se quedan totalmente desorientados. Esto me recuerda una vez que seguí un curso de ginecología para médicos de cabecera, en Boston. Durante un día entero acompañé al jefe de residentes y no hicimos otra cosa que adaptar diafragmas, colocar DIU, examinar hemorragias vaginales y observar infecciones cervicales. No vi el rostro de una sola paciente. Al final, cuando reconocíamos a la última, el hombre se volvió hacia mí y me preguntó con toda seriedad: «¿Cómo puede usted aguantar ver gente gorda todo el santo día?». Dicen que sobre gustos no hay nada escrito.

Dado que, en general, los ginecólogos no cumplen esta función, el mejor médico para la mujer de edad mediana será, probablemente, el internista que pueda practicar también la medicina general. Es posible que el internista tenga además una subespecialidad, un terreno en el que sea muy experto o experta, como por ejemplo el aparato digestivo (gastroenterología), las glándulas de secreción interna (endocrinología), las articulaciones (reumatología), los riñones (nefrología), etcétera. Será práctico que elijas un médico con una subespecialidad en un terreno en el que hayas tenido algún problema. Por ejemplo, si has tenido siempre el estómago sensible, sería interesante que escogieses a un internista que se hubiese dedicado especialmente a las afecciones gastrointestinales. Esto te limita bastante el campo de elección, pero te evitará tener que buscar a un superespecialista si el estómago te molesta otra vez.

Cómo encontrarle (a él o a ella)

¿Cómo ponerse a buscar un médico? De los métodos impersonales y objetivos, los mejores son consultar una guía médica o preguntar en la asociación o colegio médico de la localidad en la que vivas.

Este organismo local te podrá dar una lista de varios especialistas, lista que suele ir cambiando de manera rotativa, por razones de equidad. Esto, al menos, elimina a los charlatanes, pero no te dice gran cosa sobre el médico aparte de su currículum.

Consultar anuncios es la peor manera de elegir un médico. Tal vez un día de éstos algún astuto ginecólogo iniciará la moda de los anuncios con citas, al estilo de Broadway: «¡La mejor histerectomía que me han hecho nunca!» (Jane Jorgins, Springfield). «¡Qué manitas las del doctor Jacob! ¡Estoy deseando volver!» (Dottie McGee, Watertown).

Te recomiendo que consultes con una amiga inteligente, o con una enfermera. No se te ocurra preguntarle a un hombre; casi siempre es distinto el modo con que un médico trata a un hombre y a una mujer. Una enfermera de hospital (de la «planta» del médico en cuestión) tiene la oportunidad de observar durante meses y años el trabajo de un médico, así como su forma de tratar a los y a las pacientes. Entre ellas, las enfermeras comentan mucho las actuaciones de los médicos y están en buena posición para juzgar su competencia y su personalidad.

Supongamos que has escogido un médico y que vas a la primera visita. ¿Cómo juzgar su competencia? Su cargo en un buen hospital y/o las recomendaciones de personas de confianza son indicios probables de competencia. Pero, si notas que le huele el aliento a alcohol o ves que tiene pinchazos en el antebrazo, es posible que esté «descompensado». Vigila si camina con paso inseguro, si farfulla al hablar o si tiene las pupilas contraídas.

¿Te cae bien tu médico? No sigas con un médico por

respeto, por temor o porque te da pereza cambiar. Tu médico debe inspirarte *simpatía.* El otro día hablé con una paciente que se quejaba tristemente de su ginecólogo, debido a que éste la insultaba porque estaba obesa. La paciente tenía ahora vaginitis y le pregunté a quién iba a consultar.

—Ah, pues volveré a verle a él —contestó, refiriéndose, por supuesto, al mencionado ginecólogo.

—¿Por qué? —le pregunté—. ¿Por qué volver con él, si no puede soportale?

—Es que tiene mi historial —replicó ella débilmente.

Pero los historiales pueden pasar de un médico a otro. Es importante que te sientas cómoda con tu médico, que te comuniques bien con él, o con ella. Y, ¿cuál es su actitud hacia ti? ¿Sincera? ¿Hipócrita? ¿Está dispuesto a darte explicaciones o tienes que sacarle las palabras de la boca? ¿Sus visitas duran unos minutos o son visitas de verdad? ¿Es una persona posesiva e insegura (combinación nefasta en un médico)? ¿Te gusta ver una consulta llena de gente, como una fábrica, con unas enfermeras enérgicas, esbeltas e impersonales, o prefieres una consulta más tranquila, con un personal menos homogéneo y más informal?

El personal de la consulta es un buen exponente de la actitud del médico. En general, estas personas son un reflejo de sus jefes. No permitas que nadie te diga que el médico no sabe lo que hace su enfermera o su médico ayudante. Un médico responsable sólo necesita un indicio de conducta incorrecta, de grosería o de indiferencia hacia los pacientes; si de veras es responsable, se ocupará de que la cosa cambie. Los mejores médicos que conozco tienen un personal amabilísimo, y a la inversa.

Una conducta inadmisible en un médico varón es insinuarse a una paciente que no desea tal actitud, o hablarle groseramente porque pesa demasiado. En *todos* los médicos, sean varones o mujeres, son conductas inadmisibles el no devolver las llamadas telefónicas, el no dejar un suplente cuando se marchan de viaje y el ser demasiado difíciles de localizar.

APÉNDICES

APÉNDICE 1

LISTA DE ALIMENTOS PARA PICAR

Si sientes la necesidad incontrolable de picar o comer fuera del régimen, hazlo del modo que te propongo. Las reglas de mi lista son:

1. Debes empezar por el principio.
2. No debes saltarte ningún alimento.
3. Una vez hayas comido alguna cosa de la lista, puedes volver a comer alimentos anteriores.

Por ejemplo: para llegar a la fruta, has de comer algo de los ocho alimentos anteriores. Si sólo llegas hasta la fruta, no aumentarás de peso, o aumentarás muy poco. Si llegas hasta el batido, engordarás medio kilo o un kilo por semana. Pero recuerda que sólo debes recurrir a esta lista si *necesitas* picar o comer fuera del régimen; el propósito de esta lista no es animarte a picar, sino ayudarte a que lo hagas con un cierto orden. Así pues, cuando no puedas evitar picar entre comidas, empieza por el principio de la lista, es decir, por las hortalizas crudas. La mayoría de mis pacientes llegan hasta el número 4 o 5 y después dejan de comer, aburridas, pues les parece demasiado trabajo llegar a lo que realmente desearían comer.

Si sigues esta lista, es probable que salgas triunfante de

la lucha contra el deseo súbito e irracional de romper el régimen.

1. Hortalizas crudas
2. Verduras cocidas
3. Huevos
4. Quesos curados
5. Quesos blandos
6. Pescado en lata, o frito
7. Carne sin salsa
8. Fiambres
9. Fruta
10. Palomitas de maíz
11. Pan integral
12. Arroz
13. Patatas
14. Zumo de fruta
15. Galletas saladas
16. Batido o sorbete
17. Helado
18. Cacahuetes
19. Patatas fritas, etcétera
20. Platos con salsas
21. Fideos
22. Galletas
23. Pastel
24. Empanada

APÉNDICE 2

LA DIETA RICA EN FIBRAS

Una dieta rica en fibras debe ser una dieta normal con especial atención a los alimentos que conservan mayor volumen en el aparato digestivo, como por ejemplo la celulosa. Forman parte de esta dieta todos los cereales integrales, las frutas y hortalizas crudas, y las legumbres. La fibra reduce el tiempo de tránsito intestinal, favorece la regularidad de las evacuaciones y da volumen a las heces.

Pan y galletas saladas. 3 raciones o más al día, integrales o enriquecidos con salvado.

Cereales. 1 ración al día, preferiblemente integrales.

Postres. Preferiblemente frutas frescas.

Patatas o equivalentes. 1 ración o más de patatas o boniatos, macarrones, fideos, arroz, espaguetis; estos últimos, preferiblemente integrales.

Sopa. Al gusto, preferiblemente de legumbres.

Verduras y zumos vegetales. 2 raciones o más al día, una de las cuales debe ser una verdura color verde oscuro o amarillo oscuro; dar preferencia a las hortalizas crudas y a las legumbres.

Salvado. De 2 cucharaditas de café a 2 cucharadas soperas al día de salvado sin procesar, mezclado con la comida o con un zumo de fruta.

APÉNDICE 3

LOS ANÁLISIS DE SANGRE MÁS FRECUENTES

Estos análisis de sangre se realizan con carácter rutinario para facilitar al médico la valoración de la salud del paciente. En mi consulta suelo prescribir el ASM-24 (Análisis Secuencial Múltiple de 24 canales) y el hemograma.

g = gramo
mg = miligramo
mEq = miliequivalente
u = unidad
l = litro
dl = decilitro
μg = microgramo
U.I. = Unidad Internacional

1. *Hemograma*

a) *Recuento de hematíes.* Un hematíe, o glóbulo rojo, es una célula que contiene hemogloblina, la cual lleva oxígeno a los tejidos y origina el color rojo de la sangre. El recuento de hematíes es también un indicador de la anemia. Valores normales: mujeres, 4,8; varones, 5,4.

b) *Hemoglobina.* Es el pigmento de los glóbulos rojos que lleva el oxígeno. Valores normales: mujeres, 14 g %; varones, 16 g %.

c) *Hematócrito.* Es el porcentaje de glóbulos rojos en el total de la sangre. Valores normales: mujeres, 42 %; varones, 47 %.

d) *Recuento leucocitario.* Un leucocito, o glóbulo blanco, no contiene hemoglobina y tiene la función de proteger el cuerpo contra las infecciones. Valores normales: mujeres y varones, 7,8.

Fórmula leucocitaria

a) *Leucocito polimorfonuclear.* Valor normal de 50 a 75 %.

b) *Linfocitos.* Leucocitos mononucleares producidos por el tejido linfático; contribuyen a la inmunidad que proporcionan las células. Valor normal, 20-40 %.

c) *Monocitos.* Leucocitos mononucleares fagocíticos. Valor normal, 0-10 %.

d) *Acidófilos o eosinófilos.* Leucocitos con inclusiones citoplásmicas que destacan en las alergias. Valor normal, 0-5 %.

e) *Basófilos.* Leucocitos granulares. Valor normal, 0-3 %.

2. *Análisis de la función hepática.* Son los siguientes:

a) *Albúmina.* Una proteína importante del plasma sanguíneo humano. Índice importante de la gravedad y del pronóstico de las afecciones hepáticas crónicas. Valor normal, 3,0-5,5 g/dl.

b) *Fosfatasa alcalina.* Enzima que sintetiza los fosfatos esterificados de los hidratos de carbono. Su cantidad aumenta cuando están obstruidos los conductos biliares del hígado. Valor normal, 30/115 u/l.

c) *Bilirrubina.* Pigmento biliar que normalmente circula en el plasma combinado con la albúmina. Valor normal, 0,2-1,2 mg/dl.

d) *LDH: lactodeshidrogenasa.* Enzima ampliamente distribuida en el hígado, que cataliza la oxidación del ácido láctico en ácido pirúvico. Valor normal, 60-200 u/l.

e) *SGOT: transaminasa oxalacética.* Enzima del hígado que pasa al suero sanguíneo a consecuencia de un daño en los tejidos; su concentración puede aumentar cuando están gravemente dañadas las células hepáticas. Valor normal, 0-41 u/l.

f) *Globulina.* Grupo de proteínas. Valor normal, de 1,5 a 3,5 g/dl.

g) *SGPT: transaminasa glutamicopirúvica.* Enzima hepática que pasa al suelo sanguíneo a consecuencia de un daño en los tejidos; su concentración puede aumentar cuando están gravemente dañadas las células hepáticas. Valor normal, 1-45 u/l.

h) *Proteínas totales.* Valor normal, 6,0-8,5 g/dl.

3. *Determinaciones de lípidos en la sangre.* Se realizan mediante los análisis siguientes:

a) *Colesterol.* Alcohol blanco, semejante a la grasa, que se encuentra en las grasas y aceites animales, la bilis, la sangre, el tejido cerebral, la leche, la yema de huevo, el hígado, los riñones y las glándulas suprarrenales. El cuerpo debe producir una cierta cantidad de colesterol. Valor normal, 150-250 mg/dl. (Algunos médicos consideran que un nivel de colesterol superior a los 200 mg/dl es demasiado elevado.)

b) *Triglicéridos.* Grasas neutras sintetizadas de los hidratos de carbono, que se almacenan en las células adiposas. Al descomponerse, liberan en la sangre ácidos grasos. Valor normal, 30-175 mg/dl.

c) *Electroforesis lipoproteínica.* Es la técnica utilizada para medir y dividir las lipoproteínas en HDL y LDL.

I. Las *HDL (lipoproteínas de alta densidad)* son los

«barrenderos» del colesterol del cuerpo. Contribuyen a limpiar el colesterol de las células y a conducirlo al hígado para ser excretado. Nivel normal:

HDL en suero (mg/dl)	*Riesgo de CHD*
25 o menos	riesgo muy alto
26-35	riesgo alto
36-44	riesgo moderado
45-59	riesgo medio
60-74	riesgo inferior al medio

II. Las *LDL (lipoproteínas de baja densidad)* contribuyen a llevar el colesterol a las placas arteriales. El colesterol de las LDL se une a las mismas superficies celulares que el colesterol de las HDL. Por tanto, si existe una concentración mayor de HDL, habrá menos LDL disponible para la absorción y la acumulación.

4. *Determinaciones analíticas renales.* Se realizan para valorar la función renal.

a) *Determinación de la urea.* La urea es el producto final del metabolismo de las proteínas. Valor normal, 10-26 mg/dl.

b) *Creatinina.* Compuesto que contiene nitrógeno y que se encuentra en la orina y en el músculo. La mayor parte se produce en el cuerpo. Valor normal, 0,7-1,5 mg/dl.

5. *Electrólitos*

a) *Sodio.* Mineral del líquido extracelular del cuerpo, que, junto con otros electrólitos, regula el equilibrio del agua. El sodio es también necesario para llevar sustancias nutritivas a través de la membrana de las células y para la absorción de la glucosa. Valor normal, 136-146 mEq/l.

b) *Potasio.* Mineral que se encuentra en el líquido intracelular; tiene una función importante en el metabolismo de la energía. Los niveles de potasio bajos causan debilidad. Valor normal, 3,5-5,0 mEq/l.

c) *CO_2 (dióxido de carbono).* Gas inodoro que se forma en los tejidos y que se elimina por los pulmones. Valor normal, 24-32 mEq/l.

d) *Cloruro.* Se combina con el sodio en el líquido extracelular y contribuye a mantener el equilibrio de los líquidos y de las bases en el cuerpo. Valor normal, 96-106 mEq/l.

6. *Ácido úrico.* Producto del metabolismo de las proteínas. Se da un aumento en los casos de gota. Valores normales: mujeres, 2,2-7,7 mg/dl; varones, 3,9-9,0 mg/dl.

7. *Determinación paratiroidea.* Valoración de la función paratiroidea.

a) *Calcio.* Se encuentra en los huesos y en los dientes, a los que da fuerza y rigidez. También determina la relajación y contracción de los músculos. Valor normal, 8,5-10,5 mg/dl.

b) *Fósforo.* Lo precisan todas las células del cuerpo; forma parte del DNA y del RNA (determinantes del código genético). Valor normal, 2,5-4,5 mg/dl.

8. *Hierro.* Uno de los componentes de la hemoglobina (da color a los glóbulos rojos). Interviene en el transporte de oxígeno a la sangre. Valor normal, 40-50 mg/dl.

9. *Determinación tiroidea.* Valoración de la función tiroidea.

a) *T4 (tiroxina).* Hormona que contiene yodina, segregada por la glándula tiroidea. Su función principal es aumentar la velocidad del metabolismo celular. Valoración normal, 4,5-12,5 g %.

b) *T3 (triyodotironina)*. Hormona que contiene yodina. Tiene varias veces la actividad biológica de la tiroxina. Valor normal, 25-35 %.

c) *TSH (hormona tirotropa)*. Hormona producida por la glándula pituitaria cuando en el suero sanguíneo desciende la cantidad de hormona tiroidea. Esto hace que la glándula tiroides produzca más células y aumente de tamaño, a fin de producir mayor cantidad de hormona. Valor normal, 1,0-10,0 U.I./ml.

10. *Glucosa en la sangre*. Es la principal fuente de energía de los organismos vivos. Es el resultado de la descomposición incompleta de las féculas. En las afecciones que causan niveles altos de grasa en la sangre, a menudo se metaboliza mal la glucosa. Valor normal, 70-120 mg/dl.

APÉNDICE 4

GUÍA DE LOS MEDICAMENTOS MÁS CORRIENTES

Ansiolíticos

Se denominan también tranquilizantes menores, y se utilizan para controlar estados neuróticos de ansiedad.

Benzodiacepina. La benzodiacepina actúa en múltiples mecanismos del sistema nervioso central. Su efecto es principalmente el de inhibición.

1. *Orfidal* (lorazepán).
2. *Tranxilium* (clorazepato dipotásico).
3. *Valium* (diacepam).
4. El alprazolán es un medicamento nuevo; se afirma de él que es extremadamente eficaz en los estados de pánico.

Meprobamato. Algunos estudios han mostrado que actúa en muchos puntos del sistema nervioso central.

1. *Equanil* (meprobamato).
2. *Miltown* (meprobamato).

Antidepresivos

Tres tipos generales de medicamentos usados como antidepresivos son los tricíclicos, llamados así por su configuración química; el litio, un mineral; y los IMAO (inhibidores de la monoamina oxidasa).

Tricíclicos. No se conoce con exactitud el mecanismo de acción de los antidepresivos tricíclicos.

1. *Triptizol* (clorhidrato de amitriptilina).
2. *Sinequan* (clorhidrato de doxepina).
3. *Tofranil* (clorhidrato de imipramina).
4. *Mutabase* (perfenacina amitriptilina).

Litio. No se conoce con exactitud el mecanismo bioquímico del litio, pero algunos estudios han mostrado que puede alterar el transporte del sodio a las células musculares y nerviosas.

1. *Carbonato de litio.*

IMAO. Los inhibidores de la monoamina oxidasa se interfieren con ciertas enzimas de las terminaciones nerviosas. Su efecto se combina negativamente con el de la tiramina y la dopamina, haciendo que las terminaciones nerviosas liberen norepinefrina, lo que causa hipertensión aguda y a veces la muerte. Para prevenirlo se deben evitar los alimentos que contienen tiramina y dopamina. Estos alimentos son:

Bebidas: bebidas alcohólicas, incluso el vino y la cerveza.

Grasas: nata agria.

Panes y galletas: panes hechos en casa con grandes cantidades de levadura, panes o galletas que contengan queso.

Frutas: plátanos, ciruelas rojas, aguacates, higos, uvas (permitidas en las dietas que no limitan la dopamina).

Verduras: habas (las vainas contienen tiramina), berenjenas, vainas de la judía verde.

Carnes, pescados y quesos: hígado, carnes en conserva, caza curada, salami, salchichas; pescado seco y salado como el arenque y el bacalao; quesos curados: azul, Boursault, Brie, Camembert, Cheddar, Colby, Roquefort, Stilton, Emmental, Gouda, Mozzarella, Parma, Provolone, Romano.

Otros: concentrados de levadura, extractos de levadura, productos hechos con levadura concentrada, jugos o extractos comerciales de carne, sopas que contengan alguno de los alimentos indicados en esta lista, salsa de soja, cualquier alimento proteínico que no haya sido correctamente almacenado o que pueda estar estropeado, es decir, todos excepto aquellos que han sido debidamente preparados.

1. *Nardelzine* (sulfato de fenelcina).
2. *Parnate* (sulfato de tranilcipromina).

Los anorexígenos no anfetamínicos

Se emplean comúnmente para controlar el apetito durante períodos de tiempo cortos (hasta doce semanas), cuando su uso va acompañado de un régimen adelgazante.

1. *Mirapront* (clorhidrato de fentermina).
2. *Celutén* (tartrato de fendimetracina).
3. *Ponderal* (clorhidrato de fenfluramina).
4. *Teronac* (mazindol).
5. *Lipomín* (clorhidrato de dietilpropiona).

Anorexígenos vendidos sin receta: contienen un antihistamínico de leve efecto reductor del apetito.

1. *Triominic* (fenilpropanolamina con cafeína).

Los diuréticos

Son medicamentos que eliminan agua del cuerpo.

Espironolactona:

1. *Aldactone* (espironolactona): hace que los riñones excreten cantidades de sodio y agua superiores a las normales, reteniendo el potasio; por esto, se recomienda precaución cuando se toman suplementos de potasio. Su efecto es diurético y también antihipertensivo.

Tiacidas:

1. *Saluretil* (clortiacida).
2. *Esidrex* (hidroclortiacida).
3. *Hidrosaluretil* (hidroclortiacida).
4. *Urocaudal Tiazida* (triamterén e hidroclortiacida): combinación de efectos diuréticos y antihipertensivos. Es una combinación de una tiacida y una espirolactona, por lo cual se recomienda precaución si se toma potasio.

Otros tipos:

1. *Higrotona* (clortalidona): diurético oral de acción prolongada (48-72 horas).
2. *Seguril* (furosemida): diurético oral de acción rápida que inhibe la absorción del sodio y de cloruro.

Medicamentos antiinflamatorios no esteroideos

Se usan para una variedad de afecciones inflamatorias articulares y musculares, entre ellas la bursitis, la tendinitis y la artritis. No se conoce con exactitud el mecanismo de acción de estos medicamentos. Se cree que inhiben las prostaglandinas.

Fenilbutazonas:

1. *Butazolidina* (fenilbutazona).
2. *Tanderil* (oxifenbutazona).

Otros:

1. *Sulindal* (sulindac).
2. *Neobrufen* (ibuprofén).
3. *Naproxyn* (naproxén).
4. *Midocil* (tolmetina sal sódica).

La tiroidina

Tiroidina natural:

1. *Tiroides Armour*: preparada, mediante un proceso especial, a partir de glándulas tiroides de animales, frescas y deshidratadas; así es posible disponer en su estado natural de las hormonas tiroideas L-tiroxina (T4) y L-triyodotironina.

2. *Diotroxin*: levotiroxina (T4) y liotironina (T3), combinadas en una proporción constante de 4 a 1, a fin de simular lo mejor posible los efectos fisiológicos y metabólicos de la tiroides normal.

3. *Proloide* (tiroglobulina): se obtiene de un extracto purificado de tiroides de cerdo.

Tiroidina sintética:

1. *Tironina Abelló* (L-triyodotironina): contiene sólo liotironina; 24 g equivalen, aproximadamente, a 1 grano de tiroides deshidratada y a 0,1 mg de L-tiroxina. Sus efectos metabólicos persisten durante unos días después de la interrupción de la toma.

2. *Diotroxín* (levotiroxina): la L-tiroxina es la principal hormona que segrega la glándula tiroides normal.

Otros

1. *Catapresán* (clorhidrato de clonidina): un alfa-bloqueante usado para tratar la hipertensión y para la desintoxicación del alcohol.

2. *Tagamet* (cimetidina): un bloqueante de la histamina que inhibe la secreción ácida gástrica.

GLOSARIO

Adenoma. Tumor benigno.

Adiposo. Relativo a las células de grasa.

Afrodisíaco. Cualquier sustancia que estimule el instinto sexual.

Anemia. Deficiencia de la sangre en glóbulos rojos.

Antígeno. Sustancia que, al ser introducida en el cuerpo, estimula la producción de un anticuerpo.

ASM. Análisis secuencial múltiple; se usa para designar una serie de análisis de sangre.

Colágeno. Tejido conectivo, también llamado tejido conjuntivo.

Colecistectomía. Extirpación quirúrgica de la vesícula biliar.

Colesterol. Alcohol esteroideo presente en los líquidos del cuerpo; interviene de modo importante en los procesos del organismo y se cree que puede constituir una de las causas de la arteriosclerosis.

Disuria. Micción dolorosa o difícil.

Diuresis. Secreción de orina mayor de la normal.

Diurético. Sustancia que incrementa la secreción de orina.

Ectomía. Excisión de un órgano o de parte del mismo.

Electrochoque (terapia electroconvulsiva). Inducción de convulsiones mediante el paso de una corriente eléctrica por el cerebro.

Enfermedad. Proceso patológico definido con unos síntomas característicos; puede afectar a todo el organismo o a parte de él.

Enzima. Cualquiera de las numerosas proteínas complejas que producen las células vivas y que catalizan determinadas reacciones bioquímicas.

Estrógenos. Término general con el que se designa el conjunto de sustancias hormonales que regulan el ciclo reproductivo de la mujer.

Flatulento. Que produce gases en el intestino o el estómago.

Glándula. Célula o grupo de células que toman selectivamente algunos materiales de la sangre y los segregan para su posterior utilización en el organismo.

Hematócrito. Porcentaje de glóbulos rojos en la totalidad de la sangre; valores normales: mujer, 42; varón, 47.

Hemoglobina. La parte de los glóbulos rojos que lleva el oxígeno; valores normales: mujer, 4,8; varón, 5,4.

Hiper-. Prefijo que significa 'por encima de', 'más allá de', o 'excesivo', como por ejemplo en *hipertiroidismo.*

Hipo-. Prefijo que significa 'por debajo de' o 'deficiente', como por ejemplo en *hipotiroidismo.*

Hipoglucemia. Descenso anormal del nivel de azúcar en la sangre, que puede dar lugar a temblores, sudores fríos y dolores de cabeza, y que puede ir acompañado de confusión, alucinaciones y conducta extraña. El nivel de azúcar en la sangre que define la hipoglucemia suele ser el inferior a los 55 miligramos.

Histerectomía. Extirpación quirúrgica del útero, realizada a través de la pared abdominal o bien por la vagina. En la *histerectomía* total se extirpan completamente el útero y el cuello del útero. En la *histerectomía parcial* se extirpa sólo el útero y se deja intacto el cuello del útero.

Hormona. Sustancia producida por unas células vivas, que circula en los líquidos del organismo y causa un efecto específico en la actividad de unas células específicas.

-itis. Sufijo que significa inflamación (*gastritis*: inflamación del estómago).

Mamografía. Radiografía de un pecho.

Papanicolaou, frotis de. Método para colorear frotis de varias secreciones de los aparatos respiratorio, digestivo y especialmente del aparato genital femenino. Tiene por objeto el descubrimiento y el diagnóstico de varias dolencias, sobre todo malignas y premalignas.

Placebo (efecto placebo). Nombre dado a las preparaciones farmacéuticas que contienen productos inertes y que se prescriben para lograr un efecto psicoterapéutico.

Primario. Primero en orden o en momento de aparición; principal.

Raspado. Dilatación del cuello del útero y extirpación de tumores o de otros cuerpos de la pared del útero.

Riesgo alto. Exposición importante a un azar o peligro.

Secundario. Segundo o inferior en tiempo, lugar o importancia; derivado de un hecho o cosa primaria; por ejemplo, primaria: menopausia, secundaria: depresión.

Síndrome. Conjunto de síntomas que aparecen juntos.

Síntomas. Señales subjetivas de dolencia o alteración física; por ejemplo, un resfriado es una dolencia, y la tos es un síntoma.

Velocidad metabólica basal. La velocidad con que desprende calor un organismo en estado de completo reposo.

VPR. Vida posreproductiva, denominación que la autora da a la menopausia o climaterio.

Esta obra publicada por
EDICIONES GRIJALBO, S. A.
terminose de imprimir en los talleres
de Hurope, S. A., el día 23 de abril
de 1985.

Colección
«AUTOAYUDA Y SUPERACIÓN»

Títulos publicados

Actitud mental... un camino hacia el éxito, La. *Hill & Stone.*
Alivio rápido del dolor de cabeza sin medicamentos. *H. D. Kurland.*
Aprenda a hablar en público. *Jack Valenti.*
Bon Ton. *Lina Sotis.*
Cielo es el límite, El. *Wayne W. Dyer.*
Cómo alcanzar sus objetivos con éxito. *Joyce Brothers.*
Cómo hacer que la gente haga cosas. *R. Conklin.*
Cómo ser su propio médico. *Keith W. Sehnert.*
Cómo vencer el tartamudeo. *Ann Irwin.*
Cómo vencer la timidez. *Michel Girodo.*
Crisis de la edad adulta, Las. *Gail Sheehy.*
Cuando digo no, me siento culpable. *Manuel J. Smith.*
Depresión. *W. Sturgeon.*
Diccionario de la salud infantil. *Ratel/Richard/Saglier.*
Dieta contra el envejecimiento, La. *Benjamin S. Frank.*
Dieta de la superenergía, La. *Robert C. Atkins.*
Dones del cielo y de la tierra, Los. *Palaiseul.*
Efecto mente cuerpo, El. *Herbert Benson.*
Enfermera y la comunidad, La. *Geneviève Burton.*
Evite ser utilizado. *Wayne W. Dyer.*
Hombre en forma, El. *Rusell L. Rhodes.*
Introducción al tratamiento de grupo. *Eric Berne.*
Libérese de sus miedos. *Manuel J. Smith.*
Libro de cocina de la dieta del Dr. Atkins, El. *Gare & Monica.*
Libro de cocina de la dieta que salvará su vida, El. *D. & B. Reuben.*
Libro de la TM (Meditación Trascendental). *Denniston & MacWilliams.*
Manual de digitopuntura. *Tan Poh Choon.*
Manual Pritikin de pérdida permanente de peso. *Nathan Pritikin.*
Más allá de los 60. *Allan Fromme.*
Método Mannix (Adelgazar sin dieta). *Jeffrey Mannix.*
Nadie es perfecto. *Weisinger/Lobsenz.*

No digas sí cuando quieras decir no. *Baer & Fensterheim.*
Nueva guía de los hidratos de carbono.
Otra medicina, La. *Tymowski.*
Programa Pritikin, El. *N. Pritikin.*
¿Qué dice usted después de decir hola? *Eric Berne.*
¿Quién cree usted que es? *Oliver Gillie.*
Regalos de Eykis, Los. *Wayne W. Dyer.*
Respuestas de los 9 meses, Las. *Canon Yannotti.*
Revolución dietética, La. *Robert C. Atkins.*
Revolución nutritiva, La. *Robert C. Atkins.*
Salud de la mujer, La. *Barbara Edelstein.*
Sea el número 1. *Robert J. Ringer.*
Sistema infalible para triunfar, El. *W. Clement Stone.*
Superaprendizaje. *S. & L. Ostrander.*
Técnicas efectivas de asesoramiento psicológico. *Wayne W. Dyer.*
Toda mujer debe saber sobre los hombres, Lo que. *Joyce Brothers.*
Tus zonas erróneas. *Wayne W. Dyer.*
Vendedor más grande del mundo, El. *Og Mandino.*
Viva sin temores. *Baer & Fensterheim.*
Yo estoy bien, tú estás bien. *Thomas A. Harris.*